Vaardig communiceren in de gezondheidszorg

Vaardig communiceren in de gezondheidszorg

Een evidence-based benadering

Tweede druk

Jonathan Silverman
Suzanne Kurtz
Juliet Draper

Nederlandse bewerking
Jan van Dalen

Boom Lemma uitgevers – Den Haag

Oorspronkelijke titel: *Skills for communicating with Patients*
© 2005 Jonathan Silverman, Suzanne Kurtz en Juliet Draper
Oxon: Radcliffe Medical Press ltd
ISBN 1 85775 640 1
Vertaalkantoor Trador, Wijk bij Duurstede en Geeske Bouman

ISBN-10   90-5931-451-4
ISBN-13   978-90 5931-451-1
NUR 890
www.boomlemma.nl

Omslagontwerp en typografie: Haagsblauw, Den Haag

Voorwoord

'Wie niet kan communiceren, heeft niets aan al zijn kennis'

Deze wijze woorden, die Chris Gardner in 1982 voor het eerst tegen me zei, vatten samen hoe belangrijk het is dat communicatievaardigheden in gezondheidszorgopleidingen worden onderwezen en getest. Sinds de jaren '70 is vrijwel iedereen het erover eens dat de kwaliteit van de communicatie tussen hulpverleners en hun patiënten en tussen professionals in de gezondheidszorg onderling ook de kwaliteit van de gezondheidszorg beïnvloedt. In de jaren '80 werden er langzamerhand lesmethoden voor ontwikkeld. Er was nog maar weinig bekend over communicatievaardigheden, althans in de geneeskunde. Vaak gingen docenten af op hun intuïtie, wat tot allerlei verschillende en soms creatieve methoden leidde.

De afgelopen decennia is er een schat aan onderzoeksresultaten gepubliceerd, die een solide basis vormen voor het onderwijzen, testen en aanleren van communicatievaardigheden. We weten nu tamelijk nauwkeurig welke vaardigheden de voorkeur hebben, waarom dat zo is en hoe we ervoor kunnen zorgen dat studenten dit ook gaan inzien. Op basis daarvan kunnen we onderwijsprogramma's ontwikkelen voor communicatievaardigheden in beroepsopleidingen in de gezondheidszorg.

De eerste editie van *Skills for Communicating with Patients* in 1998 kunnen we beschouwen als een mijlpaal. Hierin werd een uitgebreid overzicht gegeven van alle onderzoeksresultaten over communicatie in de gezondheidszorg en hoe communicatietechnieken worden onderwezen, gestructureerd volgens de Calgary-Cambridge Observatielijst. In een klap hadden docenten en onderzoekers als ikzelf evidence-based richtlijnen voor het onderwijs in communicatietechnieken. Ik ben er trots op dat ik heb mogen bijdragen aan een Nederlandse vertaling.

Er zijn allerlei redenen waarom we deze twee boeken als enig in hun soort beschouwen. De eerste reden ligt voor de hand: de nadruk op bewijs uit onderzoek en praktijk. Vroeger was communicatie in de geneeskunde sterk gebaseerd op idealisme en overtuiging. Geen wonder dus dat deze discipline soms belachelijk werd gemaakt: we hadden maar weinig argumenten om een rationeel debat aan te gaan. Maar de tijden zijn veranderd. Uit overzichten blijkt dat onze collega's hun tijd niet hebben verspild en dat communicatievaardigheden in de gezondheidszorg het beste op de praktijk gebaseerd kunnen worden.

Nog een reden voor bewondering is dat de auteurs zo consequent een parallel trekken tussen de arts-patiëntcommunicatie en de docent-studentcommunicatie.Ze tonen aan hoe nuttig de Calgary-Cambridge Observatielijst is als structurerend principe, vanwege de manier waarop vaardigheden voor communicatie tussen hulpverlener en patiënt evenals de communicatie tussen docent en leerling behandeld wordt.

En nu is er een tweede editie verschenen. Alleen al om de gemoderniseerde literatuuropgave vormen ze een welkome aanvulling, maar de auteurs zijn verder gegaan. Ze zijn zich bewust hoe snel de wereld zich ontwikkelt. We raadplegen onze hulpverleners niet meer op dezelfde manier als zes jaar geleden en mensen die in de gezondheidszorg werken worden nu anders opgeleid. In deze nieuwe editie is er meer aandacht voor het onderscheid tussen inhoudelijke communicatie en het communicatieproces. Daarnaast wordt de beoordeling daarvan uitvoeriger behandeld. Alleen met betere omschrijvingen en een praktijkgerichte aanpak kunnen we onze kennis over dit belangrijke onderdeel van de gezondheidszorg uitbreiden. Als we in aanmerking nemen wat er op het spel staat, kunnen deze boeken een kleine investering in een potentieel enorme verbetering betekenen.

Ik hoop van harte dat de auteurs hun bewonderenswaardige werk zullen voortzetten: ik kan haast niet wachten tot er over een paar jaar een derde editie is!

Jan van Dalen
Skillslab
Universiteit Maastricht
Maastricht
April 2006

Inhoud

1 Een overzicht van de leerstof

1.1 Inleiding

In ons andere boek, *Teaching and Learning Communication Skills in Medicine*, hebben we onderbouwd waarom onderwijs in communicatievaardigheden zo belangrijk is. Daarin kwam het volgende naar voren:

- *De communicatie tussen hulpverlener en patiënt vormt de kern van de medische praktijk.*
  - Artsen voeren tijdens hun beroepsleven gemiddeld 200.000 consulten. Het is dus de moeite waard om die net zo lang te verbeteren tot ze goed verlopen.
  - Er zijn vaak grote communicatiestoornissen tussen hulpverlener en patiënt.
  - Effectieve communicatie bepaalt voor een groot deel de kwaliteit van de gezondheidszorg: patiënten zijn eerder tevreden, hebben een betere herinnering aan het consult, meer begrip voor de situatie en houden zich beter aan hun therapie. Hierdoor verbeteren de resultaten van de gezondheidszorg.
- *Communicatie is een basale vaardigheid in de gezondheidszorg en een onmisbaar onderdeel van klinische competentie.*
  - Basiskennis, communicatievaardigheden, lichamelijk onderzoek en probleem oplossen vormen de vier essentiële componenten van klinische competentie, de kern van een goede klinische praktijkuitoefening.
  - Communicatievaardigheden zijn geen extraatje; zonder behoorlijke communicatievaardigheden hebben onze kennis en intellectuele inspanningen vaak geen enkele zin.
  - Met communicatie brengen we de theorie in de praktijk; hóe we communiceren is net zo belangrijk als wát we zeggen.
- *Communicatievaardigheden moeten we leren en onderwijzen.*
  - Iemand met ervaring is niet automatisch een goede leraar.

- Communicatie moet net zo nauwkeurig worden onderwezen als andere kerntaken, zoals lichamelijk onderzoek.
- De aard van de gezondheidszorg en de medische praktijk vertoont grote accentverschuivingen. Het is daardoor meer dan ooit nodig dat zelfs ervaren hulpverleners blijven werken aan hun communicatievaardigheden en kennis.
- *Voor het onderwijs in communicatievaardigheden zijn specifieke methoden nodig.*
  - Een op vaardigheden gebaseerde benadering is nodig om gedrag te veranderen.
  - Er zijn empirische leermethoden nodig waarbij gebruik wordt gemaakt van observatie, feedback en oefeningen.
  - Onderwijs in communicatievaardigheden moet gebaseerd zijn op concrete problemen.
  - Theoretische scholing en attitudeonderwijs vormen een aanvulling op het vaardigheidsonderwijs.

Met bovenstaand overzicht willen we niet alleen aantonen hoe belangrijk onderwijs in communicatievaardigheden is, maar ook dat de juiste onderwijsmethoden de vaardigheden van studenten effectief en duurzaam kunnen veranderen.

In dit boek werken we een thema uit ons andere boek verder uit: door het trainen van communicatievaardigheden kunnen we onze klinische praktijk verbeteren (zie kader 1.1).

> ## Kader 1.1 De beloning voor het trainen van communicatievaardigheden is een betere klinische prestatie
>
> - Communicatie is niet alleen maar 'aardig zijn'. Goede communicatie levert ook een effectiever consult op voor zowel de hulpverlener als de patiënt.
> - Effectieve communicatie heeft een positieve invloed op :
>   - de nauwkeurigheid, efficiëntie en de steun die geboden wordt;
>   - de uiteindelijke gezondheidstoestand van patiënten;
>   - tevredenheid van zowel de hulpverlener als de patiënt;
>   - de relatie tussen hulpverlener en patiënt.
> - Communicatie overbrugt de kloof tussen de op bewijsvoering gebaseerde geneeskunde (*evidence based medicine*) en het werken met individuele patiënten.

1.1.1 Een effectiever consult

De onderwerpen uit kader 1.1 vormen het uitgangspunt van dit boek. We onderzoeken hoe communicatievaardigheden kunnen resulteren in *effectievere* consulten voor zowel hulpverlener als patiënt. We laten zien hoe communicatievaardigheden de anamnese en de probleemoplossing *nauwkeuriger* maken en bekijken hoe aandacht voor communicatievaardigheden ons helpt de patiënten beter te *steunen*.

We zullen vooral ingaan op de manier waarop het juiste gebruik van communicatievaardigheden ons in staat stelt *efficiënter* te zijn in ons dagelijks werk. We wijden niet uit over vaardigheden die relevant zijn voor langere gesprekken dan in de huidige praktijksituatie mogelijk is. We zijn van mening dat de toepassing van de hier beschreven communicatievaardigheden de efficiëntie verhoogt en we streven ernaar daarvoor voldoende bewijs aan te dragen.

1.1.2 Een betere gezondheidstoestand is het resultaat

We zullen ook zien hoe goede communicatie de gezondheid van de patiënt aanzienlijk kan verbeteren. We leggen in dit boek verbanden tussen enerzijds het gebruik van afzonderlijke vaardigheden en anderzijds grotere tevredenheid van de patiënt, betere therapietrouw, minder last van symptomen en enkele fysiologische resultaten.

Om deze claim, een betere gezondheidszorg, waar te kunnen maken, hanteren we in dit boek een *op onderzoek gebaseerde benadering* van communicatievaardigheden. We beschrijven de vaardigheden en laten zien hoe ze in het hulpverleningsgesprek worden toegepast. Daarnaast worden theoretische en empirische bewijzen geleverd die het belang daarvan aantonen en de mogelijke voordelen voor zowel hulpverlener als patiënt documenteren.

Goede communicatie biedt ook voordelen voor hulpverleners. We zullen zien hoe het gebruik van de juiste communicatievaardigheden niet alleen tot gevolg heeft dat patiënten meer tevreden zijn over hun hulpverlener, maar er ook toe bijdraagt dat hulpverleners minder frustraties en meer voldoening hebben in hun werk.

1.1.3 Samenwerking

De vaardigheden waarover we het hier hebben, betreffen een *patiëntgerichte* benadering die de *samenwerking* tussen hulpverlener en patiënt bevordert. Dat is niet ingegeven door onze eigen opvattingen of overtuigingen, we kiezen voor deze benadering omdat zowel in de praktijk als uit onderzoek is gebleken dat die vaardigheden daadwerkelijk leiden tot betere resultaten voor hulpverlener en patiënt.

Het concept van samenwerking impliceert een meer evenwichtige verhouding tussen patiënt en hulpverlener en een verschuiving in machtspositie: minder bevoogding, meer gelijkwaardigheid (Roter & Hall, 1992; Coulter, 2002). In dit boek bestuderen we de communicatievaardigheden waarmee hulpverleners hun patiënten kunnen helpen actiever aan het consult deel te nemen en mee te werken aan een meer evenwichtige verhouding.

Dit evenwicht in de communicatie kent echter nog een belangrijke andere kant, die buiten het kader van dit boek valt: dit betreft de vraag wat *patiënten* tijdens het consult kunnen doen om de communicatie en geboden zorg te beïnvloeden. Patiënten zijn geen passieve partij die elke verandering waarvoor hulpverleners kiezen zomaar accepteert. Zij spelen een belangrijke rol in het consultverloop. We moeten ook te weten komen hoe verschillend individuele patiënten zich tijdens een consult kunnen gedragen, welke initiatieven ze zelf kunnen nemen om de hulpverlener-patiëntrelatie te veranderen en hoe ze een actievere rol in het gesprek kunnen spelen. In dit boek komt hier en daar onderzoek ter sprake waaruit blijkt hoe belangrijk het is dat patiënten vaardigheden leren waarmee ze actiever kunnen deelnemen aan het hulpverleningsgesprek. We concentreren ons echter vooral op alles wat de hulpverlener kan doen om de patiënt alle ruimte te geven.

1.2 Indeling van de hoofdstukken

In de volgende zes hoofdstukken volgen we het verloop van het hulpverleningsgesprek. We gaan in op de afzonderlijke vaardigheden die daarbij nodig zijn en we geven studenten en docenten inzicht in de vaardigheden van de medische communicatie. Voor een beter begrip van deze vaardigheden en hun toepassing geven we eerst een overzicht van de algehele leerstof. Daarom behandelen we in elk hoofdstuk de volgende kernvragen:

- *Wat zijn deze vaardigheden?*
  Kunnen we zo'n ingewikkelde, waardevolle en belangrijke taak als het hulpverleningsgesprek wel opdelen in losse onderdelen? Kunnen we wel precies aangeven en beschrijven wat de afzonderlijke vaardigheden zijn die we hulpverleners willen leren?

– *Hoe passen deze vaardigheden in elkaar?*
Kunnen we communicatievaardigheden presenteren binnen een totaal-schema, waaruit studenten en docenten kunnen aflezen om welke vaardig-heden het gaat en hoe deze in verhouding staan tot het consult als geheel?

– *Is er enig bewijs dat deze vaardigheden in de hulpverlener-patiëntrelatie een door-slaggevende rol spelen?*
Welke basis vinden we in theorie en onderzoek die deze leerstof in ons communicatieonderwijs rechtvaardigt? Bestaat er gedegen bewijs voor de doeltreffendheid van deze vaardigheden of berust alles slechts op subjectie-ve vermoedens?

1.3 Algemene typen communicatievaardigheden

In *Teaching and Learning Communication Skills in Medicine* maakten we voor het onderwijs in communicatievaardigheden onderscheid in drie algemene typen:

1 Inhoudelijke vaardigheden – *wat hulpverleners meedelen*: de inhoud van hun vragen en antwoorden, de informatie die ze verzamelen en verstrekken, de behandelingen die ze aandragen.

2 Procesvaardigheden – *hoe hulpverleners te werk gaan*: – de manieren waarop ze met patiënten communiceren; hoe ze door de anamnese lopen of infor-matie geven; hun verbale en non-verbale vaardigheden; hoe ze de relatie met de patiënt opbouwen; de manier waarop ze communicatie organiseren en structureren.

3 Zelfwaarnemingvaardigheden – *wat ze denken en voelen*: welke beslissingen hulpverleners nemen bij het klinisch redeneren en het oplossen van proble-men; in hoeverre ze zich bewust zijn van hun gevoelens en gedachten over de patiënt, de ziekte en andere zaken die hen misschien bezighouden; in hoeverre ze zich bewust zijn van hun eigen zelfbeeld en zelfvertrouwen, vooroordelen, instellingen, intenties en zaken die hen afleiden.

Inhoud, proces en zelfwaarnemingvaardigheden hangen onderling samen en moeten in het communicatievaardighedenonderwijs als een geheel worden gezien. Dit boek richt zich met name op de procesvaardigheden en op de wederzijdse beïnvloeding tussen procesvaardigheden en zelfwaarnemingvaar-digheden, en in mindere mate op inhoudelijke vaardigheden. Inhoudelijke vaardigheden, zoals de vragen naar medische gegevens van familieleden, zijn uiteraard onmisbaar, maar die zijn al in veel leerboeken uitgebreid beschreven. Hetzelfde kan worden gezegd over klinisch redeneren en medische probleem-oplossende aspecten van de zelfwaarnemingvaardigheden. We gaan daarom op deze onderwerpen nauwelijks in. Maar procesvaardigheden in de communicatie en de manier waarop de drie typen vaardigheden op elkaar inwerken, krijgen meestal weinig aandacht in lesprogramma's. Daarom staan in dit boek procesvaardigheden centraal. Daarbij besteden we aandacht aan belangrijke aspecten van inhoud en zelfwaarnemingvaardigheden die relevant zijn voor de communicatie in de gezondheidszorg. We onderzoeken nauwkeurig hoe alle drie de typen vaardigheden elkaar wederzijds beïnvloeden.

Hier volgen een paar voorbeelden.

Voorbeeld 1

Stel, u stelt vroeg in het consult een aantal gesloten vragen (proces) over een specifiek onderwerp (inhoud). Deze schijnbaar doeltreffende manier om antwoorden te krijgen op uw eigen vragen kan problemen opleveren voor een effectieve diagnose, omdat dit soort vragen geen breed beeld oplevert. Verkeerde manieren om vragen te stellen (proces) kunnen rechtstreeks leiden tot een zwakke hypothesevorming (waarneming).

Vergelijk

> Patiënt: De laatste tijd moet ik er 's nachts steeds uit om te plassen.
> Arts: Ik begrijp het.
> Hoe vaak per nacht?
> Is het een zwakke straal?
> Komt de plas moeilijk op gang?
> Blijft u nadruppelen? et cetera

met

> Patiënt: De laatste tijd moet ik er 's nachts steeds uit om te plassen.
> Arts: Ja ...
> Patiënt: En ik heb ook steeds dorst.
> Arts: Aha.
> Patiënt: Mijn moeder heeft diabetes. Denkt u dat ik het misschien ook heb?

Voorbeeld 2

Het is heel interessant om het verband tussen iemands gedachten en gevoelens enerzijds en diens communicatie met anderen te bestuderen. Gedachten en gevoelens over een patiënt (waarneming) kunnen ons normale gedrag in de weg staan en onze communicatie blokkeren. Bijvoorbeeld:

– Irritatie over de persoonlijkheid van een patiënt (waarneming) kan ertoe leiden dat we niet goed luisteren en zo belangrijke aanwijzingen missen (proces).

– Fysiek aangetrokken worden tot een patiënt (waarneming) kan ertoe leiden dat we niets over seksuele kwesties (inhoud) durven vragen, ook al is die informatie belangrijk voor het stellen van de juiste diagnose.

Voorbeeld 3

Aannames die niet zijn gecontroleerd (waarneming) kunnen effectieve informatie-inwinning blokkeren en het gesprek de verkeerde kant op sturen. Bijvoorbeeld:

– Als we aannemen dat een patiënt is teruggekomen voor controle van een bestaande klacht, komen we er soms pas laat in het consult achter dat hij een belangrijker of nieuw symptoom wil bespreken.

1.3.1 De moeilijkheid om inhoud—en procesvaardigheden te scheiden in onderwijs van het medische gesprek*

Vanzelfsprekend moeten we inhoud, proces en waarneming opnemen in ons lesprogramma, want het zijn allemaal belangrijke klinische vaardigheden. Toch worden deze drie typen vaardigheden vaak afzonderlijk behandeld. Dat is niet effectief. Keer op keer is gebleken dat het problemen veroorzaakt als inhoud en procesvaardigheden in het medische gesprek los van elkaar worden gezien. Een ongelukkig gevolg daarvan is bijvoorbeeld dat studenten op allerlei niveaus geconfronteerd worden met twee schijnbaar tegenstrijdige modellen van het medische gesprek. Het eerste model omvat de 'traditionele anamnese' (zie kader 1.2), met een schema van de informatie die artsen gewoonlijk inwinnen bij het opnemen van iemands anamnese en op basis waarvan ze een diagnose formuleren. Dit is de *inhoud* van een consult.

> ### Kader 1.2 Traditionele anamnese
>
> – voornaamste klacht;
> – geschiedenis van de huidige klacht;
> – medische geschiedenis;
> – familiegeschiedenis;
> – persoonlijke en sociale geschiedenis;
> – geschiedenis van drugs en allergieën;
> – informatie over functioneren/conditie.

*Materiaal in deze paragraaf is oorspronkelijk gepubliceerd in Kurtz, Silverman, Benson & Draper (2003).

17

Het tweede type model wordt gewoonlijk een 'communicatiemodel' genoemd. Dergelijke modellen leveren een alternatief kader voor vaardigheden waarmee artsen een consult leiden, een relatie opbouwen, de benodigde informatie inwinnen zoals beschreven in de traditionele anamnese en ten slotte hun bevindingen en alternatieve voorstellen bespreken met patiënten. Dit is kortom het *proces* van het medische gesprek.

Verwarring over het proces

Als we te maken krijgen met deze twee modellen (traditionele anamnese waarin de inhoud wordt beschreven en communicatievaardigheden die het proces beschrijven), zien we die gemakkelijk los van elkaar. We weten niet waarom allebei de modellen nodig zijn. We zien niet in hoe belangrijk het is om de vaardigheden van het communicatieproces te leren. We gebruiken dan het traditionele anamnesemodel niet alleen als richtlijn voor de inhoud, maar helaas ook voor het gespreksproces. We vallen in dat geval terug op gesloten vragen en een strakke ondervragingsstructuur die wordt ingegeven door ons onderzoek naar biomedische informatie.

Verwarring over de inhoud

Nog een bron van verwarring betreft de inhoud. Communicatiemodellen worden gewoonlijk gezien als modellen die uitsluitend zijn gericht op procesvaardigheden, maar vaak beschouwen hulpverleners ze als een nieuw inhoudelijk onderdeel van de anamnese: het gezichtspunt van de patiënt op zijn klacht (McWhinney, 1989). Zoals we in hoofdstuk 3 uitgebreid bespreken, concentreert de traditionele anamnese zich op de ziekteleer, Dit gaat ten koste van de zeer individuele behoeften en gezichtspunten van de patiënt. Het gevolg is dat veel informatie die nodig is om de problemen van de patiënt te begrijpen en op te lossen, nooit boven tafel komt. Onderzoek naar tevredenheid van patiënten, therapietrouw, herhalingsbezoeken en psychologische resultaten onderbouwt dat een hulpverlener zich niet mag beperken tot een biologisch perspectief, maar in bredere zin ook rekening moet houden met de leefwereld van de patiënt (Stewart e.a., 1995).

Het feit dat de ideeën, zorgen en verwachtingen van de patiënt geen onderdeel vormen van de traditionele anamnese, leidt er dikwijls toe dat deze in de praktijk niet aan de orde komen (Tuckett e.a., 1985). In richtlijnen voor het communicatieproces worden deze inhoudelijke aspecten opgenomen als een afzonderlijk gebied dat als tegenwicht dient voor pathologische gegevens. Een gevaar hiervan is dat hulpverleners dan geneigd zijn te denken dat ze ofwel de ideeën en zorgen van de patiënt moeten onderzoeken ofwel een volledige en nauwkeurige biomedische anamnese moeten opnemen. Het is echter nodig om informatie over *allebei* te krijgen.

1.4 Een algemeen leerprogramma communicatievaardigheden voor hulpverleners

Proces, inhoud en waarnemingsvaardigheden, die in de vorige paragraaf zijn besproken, vormen een breed onderwijsgebied. Maar wat zijn nu de specifieke vaardigheden in de hulpverlener-patiëntcommunicatie? Hoe benoemen we de afzonderlijke vaardigheden die we in het leerprogramma willen opnemen? Hoe zorgen we dat docenten en studenten gemakkelijker inzicht krijgen in die vaardigheden en de inhoud van het leerprogramma beter begrijpen? En hoe brengen we het programma zo dat studenten de afzonderlijke vaardigheden beter onthouden, en begrijpen hoe deze zich verhouden tot elkaar en tot het consult als geheel?

We presenteren ons overzicht van de leerstof in de vorm van de Calgary-Cambridge Observatielijst, het uitgangspunt voor onze benadering van het onderwijs in communicatievaardigheden. Deze leidraad geeft een beknopte en toegankelijke samenvatting van ons onderzoek en fungeert als een geheugensteuntje voor de in het boek behandelde afzonderlijke vaardigheden.

De observatielijst is nadrukkelijk niet beperkt tot een opsomming van *wat* de leerstof inhoudt, maar bepaalt ook voor een belangrijk deel *hoe* communicatievaardigheden worden toegepast. In ons andere boek geven we meer gedetailleerd aan hoe dit instrument voor dit onderwijs wordt gebruikt. In dit hoofdstuk herhalen we de opzet en de benadering van deze lijst.

1.4.1 De Calgary-Cambridge Observatielijst (zoals gepresenteerd in de vorige editie)

De Calgary-Cambridge Observatielijst (Kurtz & Silverman, 1996; Kurtz e.a., 1998; Silverman e.a., 1998) is ontworpen als een concreet, beknopt en toegankelijk antwoord op de voorgaande vragen. Deze observatielijst vormde de kern van de eerste edities van dit en het andere boek, *Teaching and Learning Communication Skills in Medicine*. De lijst behandelt vier belangrijke aspecten van communicatievaardigheden die van invloed zijn op wat er in een lespro-

19

gramma communicatievaardigheden aan bod moet komen:
- structuur: hoe organiseren we communicatievaardigheden?
- vaardigheden: welke vaardigheden zijn belangrijk?
- validiteit: welke bewijzen zijn er dat deze vaardigheden van invloed zijn op de arts-patiëntcommunicatie?
- reikwijdte: waar is het lesprogramma communicatievaardigheden op gericht en wat valt erbuiten?

De observatielijst had twee globale doelstellingen:
- docenten en studenten helpen de leerstof te begrijpen en structureren;
- hulp bieden aan de verantwoordelijken in de onderwijsinstellingen die dit soort trainingsprogramma's moeten opzetten.

De observatielijst bestond slechts uit enkele bladzijden, maar bood:
- een ordening van de vaardigheden voor professionele communicatie die correspondeert met de manier waarop we het consult structureren en die zo het onderwijs, de studie en de hulpverleningspraktijk ondersteunt';
- een beschrijving van de afzonderlijke vaardigheden die samen een effectieve arts-patiëntcommunicatie vormen;
- een beknopte samenvatting van de vaardigheden voor zowel docenten als studenten, die in de dagelijkse praktijk gebruikt kan worden als geheugensteun en als handleiding voor de structurering van observatie, feedback en evaluatie;
- vaste termen voor het benoemen van en verwijzen naar specifiek gedrag;
- een degelijke basis voor de inhoud van trainingsprogramma's, die voor samenhang en consistentie kan zorgen in het onderwijs;
- een algemene basis voor communicatieonderricht op alle niveaus – beginnende studenten, coassistenten, stagiaires en deelnemers aan verdere bijscholing – door de beschrijving van een aantal basisvaardigheden voor de communicatie tussen hulpverlener en patiënt, die in al deze contexten geldig en toepasbaar zijn.

In het verleden is al vaker op papier gezet wat onderwezen moet worden en er zijn al talloze gidsen en lijsten, waaronder onze eigen eerdere versies (Stillman e.a., 1976; Cassata, 1978; Sanson-Fisher, 1981; Riccardi & Kurtz, 1983; Cohen-Cole, 1991; Van Thiel e.a., 1991; Novack e.a., 1992; Van Thiel & Van Dalen, 1995), maar de Calgary-Cambridge Observatielijst in de vorige editie bood de volgende belangrijke extra kwaliteiten:
- verwijzing naar de lijst van vaardigheden die uit onderzoek en theorie naar voren zijn gekomen;

- een verschuiving naar patiëntgerichtheid, waarbij samenwerking tussen hulpverlener en patiënt vooropstaat;
- meer nadruk op het belangrijke terrein van uitleg en planning (Carroll & Monroe, 1979; Riccardi & Kurtz, 1983; Tuckett e.a., 1985; Maguire e.a., 1986b; Sanson-Fisher e.a., 1991). In recentere literatuur ligt het accent meer op dit terrein (Towle & Godolphin, 1999; Edwards & Elwyn, 2001);
- concrete richtlijnen voor de belangrijke vaardigheden in hulpverlenings-communicatie, met daarin voldoende ruimte voor eigen stijl en persoonlijkheid.

We danken met name dr. Rob Sanson-Fisher (Australië) voor zijn bijdrage aan de structurering van de leidraad, evenals de artsen Vincent Riccardi (vs) en Catherine Heaton (Canada). Deze Calgary-Cambridge Observatielijst, die zich blijft ontwikkelen, dient al vijfentwintig jaar als basis voor onderwijs in communicatievaardigheden aan de faculteit geneeskunde van de University of Calgary in Canada (Riccardi & Kurtz, 1983; Kurtz, 1989). Tegenwoordig wordt deze leidraad ook breder gebruikt, bijvoorbeeld bij de opleiding van andere hulpverleners of door gevestigde hulpverleners. We zijn dr. Meredith Simon dankbaar voor zijn recente medewerking aan de verdere ontwikkeling van de observatielijst in Calgary.

Ook in Groot-Brittannië wordt de observatielijst inmiddels gebruikt door huisartsen in opleiding en hun docenten in de East Anglian Region. Daar is de observatielijst verfijnd door een proces van experimenten die artsen en docenten in workshops hebben uitgevoerd. Met de hulp van dr. John Benson is de lijst een belangrijk onderdeel geworden in het lesprogramma van de School of Clinical Medicine aan de University of Cambridge.

Sinds de publicatie van de observatielijst in 1998 gebruiken allerlei andere organisaties op alle niveaus in het medisch onderwijs binnen een breed scala aan specialismen de lijst als onderbouwing van hun lesprogramma's voor communicatievaardigheden. Instituten in landen als Australië, Canada, Italië, Scandinavië, Zuid-Afrika, Spanje, Groot-Brittannië, de vs en Argentinië gebruiken de lijst als een belangrijk les-, toetsings- of researchinstrument. In ons andere boek bestuderen we de lijst als les- en toetsingsinstrument en bespreken we hoe gegrond, betrouwbaar en educatief deze is in de context van de bredere kwesties bij het ontwikkelen van een lesprogramma en de beoordeling van communicatievaardigheden.

1.4.2 De verbeterde Calgary-Cambridge Observatielijst*

Doordat de versie uit 1998 steeds meer werd gebruikt binnen onze en andere instituten, zijn er een aantal belangrijke kwesties duidelijk geworden. De eerste kwestie is hoe studenten leren inzien hoe waardevol en nuttig de observatielijst is, zonder meteen ontmoedigd te raken door de zeventig afzonderlijke vaardigheden waaruit het communicatieproces bestaat. We begrijpen dat dit op het eerste gezicht een gigantisch aantal lijkt, maar tegelijkertijd willen we medische communicatie niet te veel vereenvoudigen: het *is* een complex en lastig terrein en we zouden er geen recht aan doen als we de observatielijst zouden beperken tot een paar vaardigheden.

De tweede kwestie is: hoe kunnen we de inhoud en het proces van communicatie explicieter integreren in de Calgary-Cambridge Observatielijst?

Een derde kwestie hangt nauw samen met de andere twee: hoe kunnen we ervoor zorgen dat het doceren en leren van communicatievaardigheden aan medische faculteiten niet beperkt blijft tot het studieprogramma, maar ook wordt geïntegreerd in stage- en bijscholingsprogramma's?

In antwoord op deze kwesties en op basis van onze ervaringen sinds 1998 hebben we een nieuwe versie ontwikkeld van de Calgary-Cambridge Observatielijst (Kurtz e.a., 2003), met daarin de volgende verbeteringen:

- een schema van drie diagrammen. Daarin worden de communicatievaardigheden visueel en conceptueel duidelijker en plaatsen we de vaardigheden van het communicatieproces in een begrijpelijke klinische methode;
- een nieuwe inhoudelijke observatielijst voor medische gesprekken, die beter aansluit op de structuur en procesvaardigheden van onderwijs in communicatievaardigheden;
- het perspectief van de patiënt op zowel het proces als inhoudelijke aspecten van het medische gesprek.

Met deze verbeteringen kunnen we de observatielijst in drie duidelijke stappen onderverdelen. Ten eerste een serie van drie diagrammen die het kader van de communicatieleerstof vormen, dat we in de context van een begrijpelijke klinische methode plaatsen. In deze diagrammen wordt het kader grafisch en steeds gedetailleerder weergegeven. Ze bieden een logisch en organisatorisch schema voor zowel de interacties tussen hulpverlener en patiënt als voor het onderwijs in communicatievaardigheden.

---

* De volgende uitleg en diagrammen van de Calgary-Cambridge guides zijn oorspronkelijk gepubliceerd in Kurtz e.a (2003).

Ten tweede leveren we een overzichtelijke lijst met zeventig communicatievaardigheden die in het proces aan de orde komen en die in dit kader passen. Als studenten die vaardigheden één voor één volgen, krijgen ze een eerste kennismaking met de 'belangrijkste elementen' zoals die zijn weergegeven in het basismodel. Dan volgt er een uitgebreidere lijst met specifieke vaardigheden die relevant zijn voor alle bredere terreinen. Wie de versie van 1998 kent, zal ook merken dat er wijzigingen en verbeteringen zijn aangebracht in de beschrijving van enkele specifieke vaardigheden in de observatielijst zelf.

In de derde, laatste stap bieden we richtlijnen bij de inhoud van een medisch consult, met daarin een nieuwe methode om een beeld te vormen van de informatie die tijdens het consult ingewonnen wordt en die wordt vastgelegd in het patiëntendossier.

Dit overzicht van de inhoud sluit meer aan op de specifieke communicatievaardigheden in de Calgary-Cambridge Observatielijst. Door deze 'aansluiting' versterken de observatielijsten elkaar en zijn ze bevorderlijk voor de integratie van inhoud in de procesvaardigheden. Door deze combinatie kunnen de elementen die de inhoud en het proces van het consult betreffen worden opgenomen in een enkel model voor een klinische methode die ook echt in de praktijk kan worden gebracht. De verbeterde Calgary-Cambridge Observatielijst vormt net als de versie uit 1998 de kern van dit boek.

Drie schema's: het kader van de verbeterde Calgary-Cambridge Observatielijst

Met deze drie schema's van de verbeterde Calgary-Cambridge Observatielijst krijgen studenten en docenten een beter beeld van :
- wat er gebeurt tijdens een medisch consult;
- hoe vaardigheden in communicatie en lichamelijk onderzoek onlosmakelijk met elkaar zijn verbonden.

In de drie schema's staan de communicatievaardigheden binnen een uitgebreide klinische methode geplaatst.

Het basiskader

Figuur 1.1 is een schematische weergave van het medisch consult. Zowel communicatieve taken als lichamelijk onderzoek zijn erin opgenomen. Daarom geeft dit basisoverzicht de stroom van deze taken aan die plaatsvindt in de praktijk:

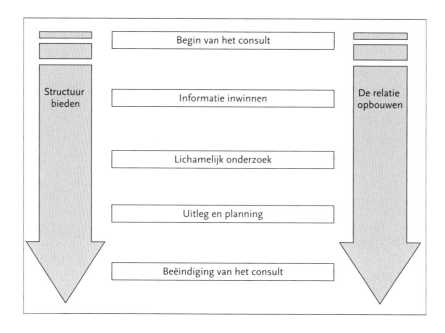

Figuur 1.1 Basiskader

In de voorgaande observatielijst ordenden we de vaardigheden rond vijf kernta-ken van hulpverleners en patiënten in de dagelijkse klinische praktijk: begin van het consult, informatie inwinnen, de relatie opbouwen, uitleggen, advise-ren en plannen, en ten slotte het consult beëindigen. Gevoelsmatig was er een logisch verband tussen de taken, die dan ook een bruikbaar schema leverden, zowel voor de interacties tussen hulpverlener en patiënt als voor het onderwijs in communicatievaardigheden. Deze structuur werd in 1983 voor het eerst gebruikt door Riccardi en Kurtz en komt overeen met de bevindingen van Cohen-Cole in 1991.

In het schema van het basiskader in de verbeterde observatielijst zijn twee ver-anderingen aangebracht. In plaats van communicatie op zichzelf in kaart te brengen, is er in het schema ook aandacht voor lichamelijk onderzoek als een van de vijf voornaamste taken die hulpverleners achtereenvolgens uitvoeren tij-dens een volledig consult. Met de weergave van lichamelijk onderzoek op de juiste plaats in de opeenvolgende onderdelen wordt beter weerspiegeld wat er in de praktijk gebeurt. Zo zien we eerder het verband tussen lichamelijk onder-zoek en andere communicatietaken.

De tweede verandering is dat er een scherper onderscheid is gemaakt tussen de vijf taken die min of meer opeenvolgend worden uitgevoerd tijdens een medisch consult en de twee taken die in het gehele consult nodig zijn: het opbouwen van een relatie en het structureren van het gesprek. Eerder was dit laatste weergegeven als een onderdeel van het inwinnen van informatie. Nu zien we in dat het structureren van het consult – net als het opbouwen van een relatie – een taak is die het hele consult door loopt en niet op zichzelf staat. Beide continue taken zijn essentieel om de vijf opeenvolgende taken met succes te kunnen uitvoeren.

Met deze veranderingen kunnen we ons een nauwkeuriger beeld vormen van het communicatieproces zelf en het verband tussen de verschillende taken dat het proces omvat.

Het uitgebreide schema

In figuur 1.2 wordt het basiskader uitgebreid met de doelstellingen die binnen elk van de zeven communicatietaken behaald moeten worden. Dit uitgebreide schema van taken en doelstellingen biedt een overzicht dat ons helpt de talloze vaardigheden van het communicatieproces in de complexere Calgary-Cambridge Observatielijst te kunnen onthouden en ordenen. Vervolgens worden de specifieke evidence-based vaardigheden behandeld die nodig zijn om alle doelstellingen te behalen.

De complete observatielijst bevat ook een extra sectie 'opties' onder de taak uitleg en planning, die hier niet staan afgebeeld. De sectie bevat zowel inhoud- als procesvaardigheden van het onderdeel uitleg en planning: het bespreken van onderzoeken en procedures, de mening van de hulpverlener, de betekenis van problemen en het overleggen over een handelingsplan. De communicatievaardigheden die moeten garanderen dat de patiënt met respect behandeld wordt en tijdens het lichamelijk onderzoek op de hoogte wordt gehouden, vallen onder relatie opbouwen, structureren, uitleg en planning.

25

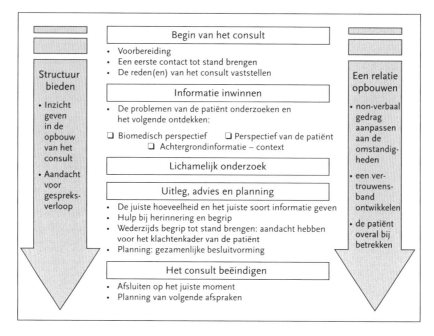

Figuur 1.2 Uitgebreid schema

Een voorbeeld van de wederzijdse relatie tussen inhoud en proces

In het derde schema (zie figuur 1.3) nemen we een taak – informatie inwinnen – als voorbeeld. Hiermee laten we gedetailleerd zien hoe inhoud en proces in een consult met elkaar samenhangen.

Samen vormen de schema's in figuur 1.1, 1.2 en 1.3 een kader dat een beeld geeft van de taken tijdens een ontmoeting tussen hulpverlener en patiënt en van de manier waarop zo'n consult chronologisch verloopt. Met dit kader kunnen studenten (en docenten die minder bekend zijn met het lesgeven in communicatievaardigheden) zich een betere voorstelling maken van de relatie tussen afzonderlijke elementen van communicatie-inhoud en -proces.

Steeds vaker proberen communicatieprogramma's zich niet te beperken tot formele communicatiecursussen, maar integreren die ook in allerlei opleidingen in de gezondheidszorg. In deze contexten hebben alle docenten weer een andere opleidings- en kennisbasis. Ze hebben allemaal verschillende ervaringen. Bovendien doceert de een communicatievaardigheden gemakkelijker dan de ander. De drie schema's bieden manieren om een beeld te vormen van communicatievaardigheden in het hulpverleningsconsult.

Vervolgens zijn er meer gedetailleerde richtlijnen nodig voor inhoud en proces. Deze helpen ons om behalve effectief na te denken over de doelstellingen van de interactie tussen hulpverlener en patiënt, ook in te zien welke vaardigheden deel uitmaken van het communicatieproces en hoe we die kunnen gebruiken. Zo ontdekken we hoe de inhoud van een medisch consult eruit hoort te zien en hoe we die kunnen overbrengen.

Informatie inwinnen

Procesvaardigheden tijdens het onderzoeken van de problemen van de patiënt
- Het verhaal van de patiënt
- Vraagstijl: open versus gesloten
- Aandachtig luisteren
- Aanmoedigend reageren
- Signalen opvangen
- Verduidelijking
- Timing
- Tussentijdse samenvatting
- Juist taalgebruik
- Andere vaardigheden om het gezichtspunt van de patiënt te leren kennen

Welke inhoud moet aan de orde komen

HET BIOMEDISCH GEZICHTSPUNT – ZIEKTE
  Opeenvolging van gebeurtenissen
  Analyse van de symptomen
  Bespreken relevante conditie/functioneren

GEZICHTSPUNT VAN DE PATIËNT – KLACHT
  Ideeën en overtuigingen
  Bezorgdheid
  Verwachtingen
  Invloed op zijn leven
  Gevoelens

ACHTERGRONDINFORMATIE – CONTEXT
  Medische geschiedenis
  Drugs- en allergieëngeschiedenis
  Familiegeschiedenis
  Persoonlijke en maatschappelijke geschiedenis
  Bespreken conditie/functioneren

Figuur 1.3 Een voorbeeld van de wederzijdse relatie tussen inhoud en proces

Calgary-Cambridge Observatielijst: vaardigheden in het communicatieproces

De observatielijst biedt de nodige details van de vaardigheden voor het communicatieproces. De lijst beschrijft kort 71 belangrijke, evidence-based communicatievaardigheden die passen in het kader van taken en doelstellingen in figuur 1.2. Onze ervaring is dat studenten en docenten in de gezondheidszorg die de kaders in figuren 1.1, 1.2 en 1.3 begrijpen, meer inzicht hebben in de complexiteit van de hulpverlener-patiëntcommunicatie. Ook hebben zij een goed beeld van alle details van de vele vaardigheden uit de observatielijst. Ze nemen die eerder in zich op en onthouden ze beter. De richtlijnen bieden een repertoire aan vaardigheden die waar nodig gebruikt kunnen worden en niet slaafs opgevolgd hoeven worden. De verbeterde Calgary-Cambridge Observatielijst voor het communicatieproces vertoont grote gelijkenis met die uit 1998, maar een aantal vaardigheden is gewijzigd en verbeterd. De veranderingen hebben we voornamelijk aangebracht om de al beschreven vaardigheden te verhelderen of om de richtlijnen gebruiksvriendelijker te maken voor lesprogramma's en evaluaties. De voornaamste veranderingen komen voor in het onderdeel over gezamenlijke besluitvorming, waarvoor we punt 48 tot 52 hebben aangepast. We hebben geen nieuwe vaardigheden toegevoegd of ingrijpende veranderingen aangebracht in de interpretatie. De literatuur die sinds 1998 is gepubliceerd, biedt alleen maar meer bewijs voor het belang van deze vaardigheden. Ze moeten dus eerder benadrukt dan veranderd of aangevuld worden.

VAARDIGHEDEN VAN DE CALGARY-CAMBRIDGE OBSERVATIELIJST

Begin van het consult

Een eerste contact tot stand brengen

1 de patiënt begroeten en zijn naam vragen;
2 uzelf voorstellen en duidelijk maken wat uw rol is;
3 interesse en respect tonen; ervoor zorgen dat de patiënt zich fysiek zo prettig mogelijk voelt.

De reden(en) voor het consult vaststellen

4 de beginvraag: vaststellen welke problemen of onderwerpen de patiënt wil aankaarten (bijvoorbeeld: 'Waarover wilt u vandaag praten?');
5 luisteren naar de eerste opmerkingen van de patiënt: aandachtig en zonder deze te onderbreken of door suggestieve vragen in een bepaalde richting te sturen;
6 globale oriëntatie: de lijst van problemen of onderwerpen nogmaals doornemen (bijvoorbeeld: 'Dus u hebt veel hoofdpijn en u bent steeds moe. Is er nog meer dat u vandaag zou willen bespreken?');
7 het verloop van het consult vastleggen: overleg over volgende afspraken en de inhoud van verdere gesprekken, daarbij rekening houdend met de behoeften van zowel patiënt als hulpverlener.

Informatie inwinnen

Problemen verhelderen

8   het verhaal van de patiënt: de patiënt aanmoedigen zijn problemen te
vertellen, vanaf het eerste optreden van de klachten tot nu toe, in zijn
eigen woorden (waarbij duidelijk wordt wat de aanleiding tot het huidige bezoek is);

9   vraagstijl: open- en gesloten-vraagtechnieken gebruiken, deze op de
juiste momenten afwisselen;

10 luisteren: aandachtig luisteren, de patiënt laten uitpraten; de patiënt
ruimte geven om na te denken alvorens te antwoorden of om na een
pauze verder te gaan;

11 aanmoedigend reageren: de uitingen van de patiënt verbaal en non-
verbaal ondersteunen, bijvoorbeeld aanmoediging, stiltes, herhaling,
parafrasering, interpretatie;

12 signalen: verbale en non-verbale signalen registreren (lichaamstaal,
manier van spreken, gezichtsuitdrukking, houding) en waar nodig ter
sprake brengen;

13 verheldering: doorvragen op uitlatingen die vaag zijn of andere toelichting behoeven, bijvoorbeeld: 'Wat bedoelt u met "licht in het
hoofd"?';

14 voorlopige samenvatting: van tijd tot tijd het relaas samenvatten om
te verifiëren of het verhaal van de patiënt goed begrepen is; de patiënt
vragen de interpretatie te corrigeren en aanvullende informatie te
geven;

15 taalgebruik: beknopte, gemakkelijk te begrijpen vragen en antwoorden gebruiken; jargon vermijden of anders goed uitleggen;

16 vaststellen wanneer de klachten zijn begonnen.

Het gezichtspunt van de patiënt leren kennen

17 actief vaststellen en onderzoeken:
  – de ideeën van de patiënt (wat hij zelf denkt over de oorzaak);
  – de zorgen omtrent zijn probleem;
  – de verwachtingen van de patiënt: welke hulp hij wil en denkt te
    krijgen;
  – effecten op het leven van de patiënt.

18 gevoelens en gedachten van de patiënt: de patiënt stimuleren zijn
gevoelens en gedachten te uiten.

29

Structuur in het consult aanbrengen

Een open sfeer bevorderen

19 tussentijdse samenvatting: na elk onderdeel van het gesprek het gezegde samenvatten om te controleren of alles duidelijk is geworden; pas daarna doorgaan;
20 markeren: overgangsopmerkingen maken, waarbij het motief voor dat volgende onderwerp wordt aangegeven.

Verloop van het gesprek

21 het gesprek een logische structuur geven;
22 timing: de tijd in het oog houden en zorgen dat niet van het onderwerp wordt afgedwaald.

De relatie opbouwen

Gepast non-verbaal gedrag vertonen

23 gepast non-verbaal gedrag vertonen:
– oogcontact, gezichtsuitdrukking;
– houding en positie, beweging;
– letten op stemgebruik, bijvoorbeeld tempo, volume en intonatie.
24 gebruik van aantekeningen: bij lezen, schrijven of computergebruik dit zó doen dat de dialoog of het contact met de patiënt niet verstoord wordt;
25 zelfvertrouwen uitstralen.

Het ontwikkelen van een goede verstandhouding

26 erkenning: de denkbeelden en gevoelens van de patiënt erkennen en accepteren, zonder te oordelen of te veroordelen;
27 inlevingsvermogen om begrip en erkenning van de gevoelens of de toestand van de patiënt over te brengen; openlijke erkenning van de gevoelens en meningen van de patiënt;
28 ondersteuning bieden: zorg, begrip, hulpvaardigheid uitdrukken; pogingen van de patiënt accepteren om de situatie het hoofd te bieden;

29 gevoeligheid: respectvol en tactvol omgaan met gênante en lastige onderwerpen en fysieke pijn, ook bij lichamelijk onderzoek.

De patiënt bij de gang van zaken betrekken

30 hardop denken: met de patiënt meedenken om zijn betrokkenheid te stimuleren (bijvoorbeeld: 'Ik denk dat u...');
31 motieven noemen: uitleggen waarom bepaalde vragen moeten worden gesteld of lichamelijk onderzoek moet plaatsvinden dat misschien onlogisch lijkt;
32 onderzoek: tijdens lichamelijk onderzoek de gang van zaken uitleggen en toestemming vragen.

Uitleg, advies en planning

De juiste hoeveelheid en het juiste soort informatie geven

Doelen: begrijpelijke en geschikte informatie geven.
Aansluiten bij de persoonlijke behoefte aan informatie van elke patiënt: niet te veel, maar ook niet te weinig informatie geven.

33 informatie bij stukjes en beetjes verstrekken en steeds controleren: informatie op de juiste manier doseren; controleren of de patiënt het begrijpt; de reactie van de patiënt bepaalt het verloop van het gesprek;
34 vaststellen wat de patiënt al weet: alvorens informatie te geven de patiënt vragen waarvan hij al op de hoogte is (nagaan hoeveel de patiënt wil weten);
35 de patiënt vragen welke andere informatie nuttig zou zijn, bijvoorbeeld etiologie, prognose;
36 op de juiste momenten uitleg geven: geen advies of informatie geven of geruststellingen uiten als de patiënt daar nog niet aan toe is.

Bevorderen dat informatie wordt begrepen en onthouden

Doelen: zorgen dat informatie voor de patiënt gemakkelijker te onthouden en te begrijpen is.

37 de uitleg ordenen: deze opdelen in kleine porties; een logische volgorde aanhouden;
38 een duidelijke categorisering of markering gebruiken, bijvoorbeeld:
'Er zijn drie belangrijke punten die ik wil bespreken', of 'Goed, zullen
we dan nu verder gaan met ...';
39 herhalingen en samenvattingen gebruiken: om informatie goed te
laten doordringen;
40 taal: beknopte, gemakkelijk te begrijpen uitspraken doen: jargon vermijden of dit duidelijk uitleggen;
41 visuele methoden gebruiken voor informatieoverdracht: grafieken,
modellen, geschreven informatie en instructies;
42 controleren of de patiënt de gegeven informatie (of het behandelplan) begrijpt: bijvoorbeeld door hem te vragen de informatie in zijn
eigen woorden te herhalen: indien nodig bepaalde informatie
opnieuw uitleggen.

Aandacht voor het gezichtspunt van de patiënt

Doelen: Uitleg geven die gerelateerd is aan het gezichtspunt van de
patiënt.
Nagaan wat de patiënt denkt en voelt na de gegeven informatie. Interactie nastreven en eenrichtingsverkeer vermijden.

43 de uitleg afstemmen op de toestand en de opvattingen van de
patiënt: rekening houden met eerder geuite ideeën, zorgen en verwachtingen;
44 de patiënt de gelegenheid geven en stimuleren om aan het gesprek
deel te nemen: door vragen te stellen, om opheldering te vragen of
twijfels te uiten; deze bijdragen op de juiste manier honoreren;
45 verbale en non-verbale signalen opmerken, bijvoorbeeld als de
patiënt iets zou willen vertellen of vragen, als hij de informatie niet
kan verwerken of als de zenuwen hem de baas worden;
46 de patiënt gedachten, reacties en gevoelens ontlokken over de gegeven informatie of de gebruikte termen; deze serieus nemen en indien
nodig nader bespreken.

Planning: gezamenlijke besluitvorming

Doelen: Ervoor zorgen dat de patiënt het besluitvormingsproces begrijpt.
De patiënt, voor zover hij dit wenst, bij dit proces betrekken.
Ervoor zorgen dat de patiënt zich bij de plannen betrokken voelt.

47 de eigen gedachten uiten: ideeën, denkprocessen en dilemma's, voor zover dit mogelijk is;
48 de patiënt erbij betrekken:
  - suggesties doen en keuzen bieden in plaats van voorschrijven wat te doen;
  - hem stimuleren om zijn gedachten en suggesties te uiten.
49 onderzoeken welke plannen mogelijk zijn;
50 vaststellen in hoeverre de patiënt betrokken wil worden bij de besluitvorming;
51 een plan maken dat voor beiden acceptabel is:
  - als tegenwicht aangeven welke opties de eigen voorkeur hebben;.
  - vaststellen wat de voorkeuren van de patiënt zijn.
52 met de patiënt nagaan:
  - of het plan acceptabel is;
  - of alle problemen aan de orde zijn geweest.

Het consult beëindigen

Planning voor de toekomst

53 afspraken maken over de volgende stappen voor hulpverlener en patiënt;
54 vangnet: voor mogelijke onverwachte gevolgen waarschuwen; wat te doen als het plan niet werkt; wanneer hulp zoeken en waar.

Zorgen voor een passend afsluitingspunt

55 het consult kort samenvatten en het verdere behandelplan verhelderen;
56 consultevaluatie: controleren of de patiënt het met het plan eens is en of het hem bevalt, of hij nog vragen en opmerkingen heeft of iets wil corrigeren.

33

Verdere mogelijkheden bij uitleg, advies en planning (ook over inhoud- en procesvaardigheden)

Als meningen en het belang van problemen besproken worden

57 mening geven over wat er gaande is en deze indien mogelijk nader benoemen;

58 motieven voor de mening geven;

59 oorzaken, ernst van de situatie, het verwachte resultaat en de consequenties op korte en lange termijn uitleggen;

60 nagaan wat de patiënt denkt en waarover hij zich zorgen maakt naar aanleiding van de gegeven mening.

Bij het opstellen van een gezamenlijk behandelplan

61 opties bespreken, bijvoorbeeld geen verdere behandelingen, onderzoeken, medicijnen of operaties, of behandeling zonder medicijnen (fysiotherapie, krukken of looprekje, psychotherapie), preventieve maatregelen;

62 informatie geven over de geboden behandeling: bijvoorbeeld de naam, de te volgen stappen, hoe het werkt, de voor- en nadelen, mogelijke bijwerkingen;

63 de mening van de patiënt vragen over de behoefte aan behandeling, de voordelen en barrières die hij ervaart, motivatie;

64 de standpunten van de patiënt accepteren: indien nodig alternatieven aandragen;

65 vragen naar de reacties en de zorgen van de patiënt over de plannen en de behandelingen, ook nagaan in hoeverre de patiënt die accepteert;

66 aandacht voor de manier van leven van de patiënt, zijn geloofsovertuiging, zijn culturele achtergrond en zijn mogelijkheden;

67 de patiënt stimuleren om aan de uitvoer van de plannen deel te nemen, zelf verantwoordelijkheid te nemen en op zichzelf te vertrouwen;

68 de patiënt vragen naar mogelijke mantelzorg; andere beschikbare vormen van zorg bespreken.

Bij de bespreking van onderzoeken en procedures

69 duidelijke informatie geven over de procedures, bijvoorbeeld over wat de patiënt te wachten staat en hoe de resultaten worden meegedeeld;

70 het verband duidelijk maken tussen de procedures en het behandelplan: belang en doel;

71 vragen uitlokken over mogelijke angsten of negatieve resultaten en de antwoorden serieus bespreken.

Calgary-Cambridge Observatielijst: communicatie-inhoud

De herziene inhoudelijke aspecten in figuur 1.4 bieden een nieuwe methode van *conceptualiseren* en *vastleggen* van informatie tijdens het consult en in het patiëntendossier. De traditionele manier om medische informatie vast te leggen is behouden (zie kader 1.2), maar verbeterd met de volgende punten:

– een lijst met problemen die de patiënt graag wil bespreken (niet slechts één 'klacht');
– het verloop van de gebeurtenissen;
– de 'nieuwe' inhoud: het gezichtspunt van de patiënt;
– mogelijke behandelingsalternatieven die de hulpverlener overweegt;
– een verslag van wat de hulpverlener aan de patiënt heeft verteld;
– het besproken handelingsplan.

Met deze uitbreidingen komt de inhoud van de nieuwe observatielijst dichter in de buurt van de medische praktijk dan de traditionele benadering.
Studenten krijgen het gemakkelijker om zowel de 'oude' als de 'nieuwe' inhoud in de praktijk van alledag toe te passen. Deze uitbreidingen leveren verbeteringen op in onderwijs en praktijk, als het gaat om registratie van patiëntgegevens (voor gebruik in de praktijk kan elk punt in de observatielijst worden gevolgd door een ruimte waarin studenten de ingewonnen informatie kunnen noteren tijdens een consult. Ze kunnen dan hun aantekeningen later uitschrijven in een patiëntendossier).
De kopjes in de inhoudelijke observatielijst en de opeenvolging van taken in het medische consult komen vrijwel overeen met:
– de problemen die de patiënt aan het begin van het consult heeft opgesomd;
– het onderzoeken van de problemen die de patiënt heeft, wat correspondeert met informatie inwinnen;
– lichamelijk onderzoek is in beide kaders gelijk.

35

De overige kopjes van de inhoudelijke observatielijst hebben betrekking op de uitleg en planning.

1.5 Noodzaak tot structureren

Een belangrijk element van de hiervoor beschreven leerstof is de noodzaak van een heldere, algemene structuur waarbinnen de afzonderlijke communicatievaardigheden worden geordend. We zullen in het hele boek herhaaldelijk naar dit conceptuele schema verwijzen. Waarom is een nauwkeurige omschrijving van zo'n allesomvattende structuur zo belangrijk?

– Voor *hulpverleners* voorkomt een vaste structuur dat het consult oeverloos wordt en dat belangrijke punten gemist worden. Communicatievaardigheden worden niet willekeurig gebruikt: er wordt doelbewust een beroep gedaan op bepaalde vaardigheden op verschillende momenten van het consult. Daarom is het van belang de structuur in de gaten te houden. We houden zo de verschillende fasen in het oog. In de fase waarin we informatie verzamelen bijvoorbeeld, moeten we zowel registreren hoe de patiënt zijn klacht opvat als wat de medische en zorgaspecten van de ziekte zijn. Als dit over het hoofd wordt gezien, kan de uitleg-, advies- en planningfase wel eens te vroeg beginnen, zodat de werkelijke zorgen van de patiënt misschien niet aan de orde komen. Natuurlijk kan het werken aan de hand van een structuur niet zonder enige flexibiliteit: consulten kennen geen vaste, door de hulpverlener uitgestippelde route die de patiënt maar moet volgen. Zonder structuur kan de communicatie echter gemakkelijk onsystematisch en weinig productief worden.

– Voor *studenten* is een lijst van de afzonderlijke communicatievaardigheden niet genoeg. Studenten hebben een algemeen concept nodig dat de vaardigheden ordent tot een gemakkelijk te onthouden en bruikbaar geheel. In ons andere boek behandelen we het belang van empirische methoden voor het onderwijs in communicatievaardigheden voor studenten. Alles wat ze uit ervaring moeten leren, is per definitie aan willekeur onderhevig. Met een structuur waarin het doel van de vaardigheden duidelijk is, kunnen studenten deze vaardigheden meer doordacht en doelgericht gebruiken. Dan wordt duidelijk hoe al deze afzonderlijke stukjes samen in een consult passen.

– *Docenten* weten misschien ook niet altijd zo goed hoe ze de afzonderlijke vaardigheden, die elk een belangrijk studiegebied vormen, in één schema moeten onderbrengen. De talloze vaardigheden van het professionele gesprek maken vaak de indruk van een rommelige trukendoos. Een heldere algemene structuur biedt een overzicht. Bijkomend voordeel is dat de docent voor een resultaatgerichte benadering kan kiezen (zie hoofdstuk 4). Hij kan twee centrale vragen stellen: 'Waar bevindt u zich nu in het gesprek?' en 'Wat proberen u en de patiënt te bereiken?' Als eenmaal is vastgesteld welke richting het gesprek opgaat, helpen de afzonderlijke vaardigheden bij de volgende vraag: 'Hoe denkt u dat doel te bereiken?'

We gebruiken het model om structuur aan te brengen in de gewenste communicatie. Deze werkwijze is analoog aan die van beginnende hulpverleners; zij gebruiken het schema bij het oplossen van problemen, zodat ze systematisch toegang hebben tot kennis of vaardigheden. Daarnaast dient het schema als geheugensteun. Stukjes informatie die anders willekeurig en onbruikbaar zouden zijn, bevinden zich nu in een samenhangend, geordend geheel.

HERZIENE RICHTLIJNEN VOOR DE INHOUD VAN EEN MEDISCH CONSULT

Lijst met problemen van de patiënt

Onderzoeken problemen van de patiënt

Biomedisch perspectief – ziekte Opeenvolging gebeurtenissen Analyse van de symptomen Relevante conditie/functioneren	*Perspectief patiënt – klacht* Ideeën en overtuigingen Zorgen Gevolgen voor het leven Gevoelens

Achtergrondinformatie – context
(Medische) geschiedenis
Drugs- en allergiegeschiedenis
Familiegeschiedenis
Persoonlijke en maatschappelijke geschiedenis
Onderzoeken van conditie/functioneren

Lichamelijk onderzoek

Differentiële diagnose – hypotheses
Zowel met betrekking tot de ziekte als de klachten

Handelingsplan van de hulpverlener
Onderzoek
Alternatieve behandelingen

Uitleg aan de patiënt en gezamenlijke planning
Wat de patiënt moet weten
Besproken actieplan

Figuur 1.4 Herziene richtlijnen

1.6 Keuze van vaardigheden voor de communicatieleerstof

We horen de lezers nu al zeggen dat 'het zeker een grap is: 71 vaardigheden te moeten leren en zich eigen maken, dat is onmogelijk'. Moet het echt zo ingewikkeld? Kunnen we niet een paar vaardigheden weglaten of combineren? Is het echt nodig om al deze vaardigheden in elk consult op te nemen?

Ons (onaardige) antwoord is dat het hulpverleningsgesprek nu eenmaal heel complex is, en niet even in een paar algemeenheden kan worden samengevat. Communicatie bestaat uit een reeks aangeleerde vaardigheden. Willen we nieuw gedrag in onze praktijk kunnen identificeren, praktiseren en opnemen, dan zullen we het consult in deze afzonderlijke vaardigheden moeten ontleden. Alle vaardigheden in de Calgary-Cambridge Observatielijst kunnen zeer waardevol zijn voor het proces en de uitkomst van het gesprek. Alle vaardigheden (zoals we verderop zullen zien) zijn bovendien door theorie of onderzoek onderbouwd. Ze verdienen het daarom, met aandacht gelezen te worden.

Dit betekent echter niet dat alle 71 vaardigheden bij elke gelegenheid aan de orde zijn. Hoewel bijvoorbeeld de meeste vaardigheden voor het verzamelen van informatie in elk consult op hun plaats zijn, hangt het gebruik van diverse vaardigheden in de uitleg- en adviesfase af van de bijzondere omstandigheden van het gesprek. Niettemin is het een voordeel als u met alle vaardigheden bekend bent. U kunt er dan in ieder geval bewust op terugvallen als het gesprek moeizaam wordt of uit de hand dreigt te lopen.

Maar waarop is de keuze voor deze vaardigheden in de Calgary-Cambridge Observatielijst gebaseerd? Is het belang van elk item aan te tonen of zijn dit slechts subjectieve veronderstellingen? Waar komen bewijzen voor deze theorie vandaan?

1.6.1 Onderzoeken en theorieën die aan de afzonderlijke vaardigheden ten grondslag liggen

Het is allang duidelijk dat het onderwijs in communicatievaardigheden veel meer inhoudt dan studenten er even op wijzen dat communicatie tijdens een consult belangrijk is. En het is ook niet alleen maar een kwestie van verschillende benaderingen uitwisselen, het aantal beschikbare mogelijkheden uitbreiden of alle suggesties als even belangrijk beschouwen. Van bepaalde vaardigheden en methoden is aangetoond dat deze de hulpverlener-patiëntrelatie en daarmee de gezondheidstoestand van de patiënt sterk beïnvloeden.

De afgelopen dertig jaar is er een schat aan onderzoeksmateriaal en theorieën opgebouwd. Deze stelt ons in staat in kaart te brengen welke vaardigheden

nodig zijn. Onderzoek toont aan hoe het gebruik van afzonderlijke vaardigheden de tevredenheid van de patiënt, zijn therapietrouw, het verminderen van
symptomen en de fysiologische resultaten aanzienlijk kan bevorderen. We
raden daarom aan deze vaardigheden op te nemen in lesprogramma's en in de
praktijk te gebruiken. We zijn ervan overtuigd dat deze vaardigheden gegrond
zijn en zullen de mening dat communicatievaardigheden slechts subjectief
zijn, in dit boek weerleggen.

De leerstof is niet statisch en mag dat ook niet zijn; er blijven onderzoeken
plaatsvinden die onze vooronderstellingen op de proef stellen en de grenzen
verleggen. Zo hebben recente onderzoeken ervoor gezorgd dat de leerstof in
twee belangrijke richtingen is verschoven. In de eerste plaats wordt nu meer de
nadruk gelegd op het belangrijke, maar eerder vaak verwaarloosde gebied van
uitleg en advisering (informatieverschaffing). In de tweede plaats is men zich
sterker gaan richten op een benadering waarbij de patiënt en de samenwerking
met de patiënt meer centraal staan.

In dit hoofdstuk hebben we eenvoudig een leerstofprogramma opgesteld door
een lijst te maken van alle vaardigheden. In de volgende hoofdstukken verdiepen we ons verder in de vaardigheden en in het onderzoeksmateriaal en de
theorie die aan alle afzonderlijke vaardigheden ten grondslag ligt.

1.6.2 Kenmerken van communicatie op basis waarvan de vaardigheden zijn gekozen

Naast de onderzoeksresultaten geven drie onmiddellijke *doelen* en *kenmerken*
van communicatie de doorslag bij de keuze van deze vaardigheden. Samen vormen ze een eenvoudige en samenhangende theoretische basis voor de Calgary-
Cambridge Observatielijst en de ontwikkeling van communicatieleerstof die
moet leiden tot betere communicatie in de gezondheidszorg.

De *doelen* die hulpverleners en patiënten tijdens hun communicatie met elkaar
willen bereiken, staan in kader 1.3. Met de resultaten hopen we de communicatievaardigheden van hulpverleners te kunnen verbeteren.

Kader 1.3 Doelen van medische communicatie

Verbetering van:
- nauwkeurigheid
- efficiëntie
- steun

Deze doelen moeten leiden tot grotere tevredenheid bij hulpverlener en patiënt, doordat de gezondheidsresultaten verbeteren en samenwerking tussen beiden wordt bevorderd (relatiegerichte zorg).

De keuze van vaardigheden is ook beïnvloed door de vijf kenmerken van effectieve communicatie die in kader 1.4 staan beschreven. Deze kenmerken zijn altijd en overal van toepassing en verduidelijken hoe een effectieve communicatie tot stand komt (Kurtz, 1989).

Kader 1.4 Kenmerken van effectieve communicatie

Effectieve communicatie:

1 Betreft interactie en geen eenrichtingsverkeer. Als communicatie wordt gezien als eenrichtingsverkeer, kan degene die spreekt ervan uitgaan dat zijn verantwoordelijkheid als spreker erop zit als de boodschap is geformuleerd en afgegeven. Zien we communicatie echter als een interactief proces, dan is de communicatie pas voltooid als de spreker heeft vastgesteld hoe de luisteraar de boodschap interpreteert, of hij de boodschap heeft begrepen en hoe hij erop reageert. Alleen informatie verstrekken of alleen maar luisteren is niet genoeg: feedback geven en krijgen is ook nodig. De nadruk komt meer te liggen op de wederzijdse afhankelijkheid van zender en ontvanger, de bijdragen en initiatieven van beiden worden *even belangrijk* (Dance & Larson, 1972). Doel van de communicatie wordt het afbakenen van een gebied waarop beiden elkaar begrijpen en gelijkwaardig zijn (Baker, 1955; Schouten, 1985). Voor het bereiken van overeenstemming en bevestiging is interactie nodig.

2 Beperkt onnodige onzekerheden. Onzekerheid leidt de aandacht af en gaat ten koste van de nauwkeurigheid, efficiëntie en het opbouwen van een relatie. Blijvende onzekerheden, op welk gebied dan ook, kunnen leiden tot gebrek aan concentratie en angsten, die op hun beurt effectieve communicatie in de weg staan. Een patiënt kan zich

onzeker voelen omdat hij niet weet waar een gesprek op uit draait, wat het belang van een serie vragen of de rol van een aanwezige verpleegkundige is, of waar een bepaalde houding goed voor is en of de vragensteller betrouwbaar is. Het beperken van onzekerheden over de diagnose of de verwachte uitslag is uiteraard belangrijk, hoewel enige onzekerheid in hulpverleningssituaties vaak onontkoombaar is. Maar zelfs dan is een open discussie over situaties waar kennis tekortschiet of waar niemand zeker is van de juiste behandeling, het beste middel om onzekerheid te beperken.

3 Vereist planning. De beste manier om te beoordelen of communicatie geslaagd is, is door in termen van uitkomsten en gevolgen te denken. Als ik kwaad ben en de door mij gewenste uitkomst is stoom af te blazen, dan sla ik die richting in. Zoek ik echter een uitkomst waarbij de problemen of misverstanden worden opgelost die mijn kwaadheid veroorzaken, dan moet ik een andere richting kiezen om effectief te zijn.

4 Vertoont flexibiliteit. Wat voor de ene situatie geschikt is, kan voor een andere verkeerd zijn – de behoeften van verschillende mensen en hun omstandigheden veranderen voortdurend. Wat de patiënt gisteren nog zo goed begreep, lijkt zijn verstand vandaag te boven te gaan. Juist als een onderwerp bijna geheel duidelijk lijkt te zijn, doemt de volgende onduidelijkheid alweer op. Grote flexibiliteit is vereist om met deze dynamiek om te gaan.

5 Volgt het spiraalvormige model. Het spiraalvormige communicatiemodel (Dance, 1967) heeft twee implicaties: (1) wat ik zeg beïnvloedt wat jij zegt, op een spiraalvormige manier, zodat onze communicatie zich geleidelijk tijdens onze interactie ontwikkelt; (2) herhaling, elke keer langs de spiraal terugkeren naar een iets ander niveau. Dit is nodig om effectief te kunnen communiceren.

1.7 Vaardigheden en individualiteit

Elke vaardigheid in de lijst is slechts een aanwijzing voor studenten en docenten dat dit een gebied is waarop specifiek gedrag en taalgebruik ontwikkeld moeten worden. De lijst alleen is nog niets; elke student moet voor zichzelf ontdekken hoe hij elke vaardigheid in praktijk kan brengen. De lijst stelt waardevolle vaardigheden vast op basis van onderzoek en ervaring, maar verklaart nog niet hoe die specifiek in de praktijk worden gebracht. Het communicatieonderwijs wil de deelnemers in de gelegenheid stellen uitspraken en gedragsvormen

41

die bij hun persoonlijkheid passen uit te proberen, binnen een zo breed moge-lijk repertoire aan vaardigheden. In het onderwijs moeten dan ook de volgende onderdelen aan de orde komen:

– *structuur*: in welke fase van het consult ben ik en wat wil ik bereiken?
– *specifieke vaardigheden*: hoe kom ik daar?
– *uitspraken of gedrag*: hoe kan ik deze vaardigheden inbedden in mijn eigen stijl en persoonlijkheid?

De stap van specifieke vaardigheden naar persoonlijkheid is de echte uitdaging van onderwijs op basis van ervaring. We kunnen en mogen niemand voor-schrijven wat in bepaalde omstandigheden de beste woorden zijn. Bepaalde vaardigheden kunnen we wel aanbevelen als effectiever dan andere. De twee concepten, vaardigheden en individualiteit, kunnen worden gecombineerd door steeds weer alternatieven uit te proberen, rollenspelen uit te voeren met andere studenten of door met zogenaamde of echte patiënten te oefenen. De lijst met vaardigheden op zich is alleen maar een uitgangspunt. Om elke vaar-digheid juist te leren gebruiken, zijn oefening en feedback nodig en tijdens dit proces zet elke student zijn eigen persoonlijke stempel op het communicatie-proces.

42

1.8 Vaardigheden voor specifieke situaties

De vaardigheden in de Calgary-Cambridge Observatielijst vormen de basis voor effectieve communicatie tussen hulpverlener en patiënt in veel verschillende hulpverleningsomstandigheden. De lijst omvat echter niet alle mogelijke situ-aties: er zijn omstandigheden waarbij andere, meer specifieke vaardigheden vereist zijn, zoals bij een slechtnieuwsgesprek, rouwen, situaties waarin sekse of culturele achtergronden een rol spelen, preventie en motivatie. Deze situa-ties verdienen natuurlijk speciale aandacht. In hoofdstuk 8 gaan we daar dan ook nader op in. We willen echter benadrukken dat de vaardigheden in de Calgary-Cambridge Observatielijst de *kern* vormen van communicatievaardig-heden in al deze omstandigheden. Ze bieden een basis waaraan meer specifie-ke vaardigheden kunnen worden toegevoegd.

1.9 Samenvatting

In dit hoofdstuk hebben we de leerstof vastgesteld voor communicatievaardig-heden in de gezondheidszorg. We hebben beschreven welke vaardigheden tot de leerstof horen en welke theorie en onderzoeksresultaten deze keuze verant-woorden. We hebben de leerstof in een verbeterde Calgary-Cambridge Observatielijst gepresenteerd. Deze somt niet slechts alle vaardigheden op, maar biedt ook een structuur, een kader, waarmee studenten de vaardigheden gemakkelijker begrijpen en in het consult als geheel plaatsen.

In de volgende hoofdstukken worden deze vaardigheden meer gedetailleerd besproken. Hoe kiezen we voor diverse vaardigheden tijdens het consult? Hoe gebruiken we al deze vaardigheden? Welke bewijzen zijn er voor hun werk-zaamheid? In de komende zes hoofdstukken worden deze vragen uitgebreid behandeld. Het boek volgt de structuur van de Calgary-Cambridge Observatielijst; in alle zes volgende hoofdstukken worden de vaardigheden beschreven uit een sectie van de leidraad. We beginnen met de vaardigheden die bij het begin van het consult vereist zijn.

2 Begin van het consult

2.1 Inleiding

Het begin van een consult is een veelomvattend onderdeel van het programma communicatievaardigheden. In de eerste minuten krijgen en geven we immers de eerste indrukken. We beginnen met het creëren van een verstandhouding en we proberen vast te stellen welke problemen de patiënt wil bespreken en langs welke lijn het gesprek zal gaan verlopen. Daar wordt de toon gezet voor het verdere verloop van het consult. Uit onderzoek weten we dat veel communicatieproblemen juist in deze beginfase van het gesprek optreden. Het blijkt zelfs dat hulpverleners soms de belangrijkste reden voor het bezoek van de patiënt geheel niet in de gaten hebben.

Hulpverleners hebben de neiging de potentiële moeilijkheden en mogelijkheden van die eerste paar minuten te onderschatten. In bijna elke cursus die we hebben gegeven, bleken de deelnemers zich aan het begin vooral zorgen te maken over het beëindigen van het consult en het bewaken van de tijd. In de loop van de cursus kwam het echter nog wel eens voor dat niet het einde, maar het begin van het gesprek de bron van problemen blijkt te zijn.

Hulpverleningsconsulten vinden in allerlei verschillende omstandigheden plaats: een eerste afspraak of een controle, in het ziekenhuis of in de eerstelijnspraktijk, in een spreekkamer of op de rand van het bed, in een verpleegtehuis of thuis. Hoewel deze omstandigheden op het eerste gezicht grote verschillen met zich meebrengen voor het begin van het gesprek, zijn de algemene doelen en de benodigde vaardigheden opmerkelijk consistent. De problemen voor zowel hulpverleners als patiënten in de beginfase van een gesprek zijn in al deze verschillende situaties vrijwel dezelfde.

De specifieke communicatievaardigheden die hulpverleners bij de aanvang van een consult nodig hebben, houden meer in dan sociaal zijn en aardig doen; ze beïnvloeden in belangrijke mate de nauwkeurigheid en de efficiëntie van het gesprek en de aard van de hulpverlener-patiëntrelatie. Daarom behandelen we deze beginfase als een afzonderlijke taak en wijden we een compleet hoofdstuk aan iets dat in werkelijkheid slechts een paar minuten in beslag neemt.

2.2 Communicatieproblemen

Een van de doelstellingen aan het begin van elk consult is vaststellen waarover de patiënt wil praten. Op dit punt kunnen een aantal onderzoeksresultaten ons goed van pas komen:

- Stewart e.a. (1979) hebben aangetoond dat 54% van de klachten van patiënten en 45% van hun zorgen niet ter sprake kwamen.
- Starfield e.a. (1981) constateerden dat in 50% van de artsbezoeken patiënt en dokter het niet eens werden over de aard van het voornaamste probleem.
- Burack en Carpenter (1983) ontdekten dat in maar 76% van de somatische problemen en in slechts 6% van de psychosociale aandoeningen patiënten en hulpverleners het eens konden worden over de belangrijkste klachten.
- Beckman en Frankel (1984) toonden aan dat artsen patiënten bij hun inleidende verhaal vaak al zo snel onderbraken – gemiddeld al na achttien seconden! – dat andere, minstens even belangrijke zorgen onuitgesproken bleven.
- Byrne en Long (1976) stelden vast dat gesprekken vooral dreigen te mislukken als er in het consult niet genoeg aandacht is voor het waarom: de reden waarom de patiënt een dokter bezoekt.

Het is duidelijk: zelfs een uitstekend diagnostisch vermogen of een indrukwekkende feitenkennis schieten tekort als het belangrijkste probleem van de patiënt u ontgaat!

2.3 Doelstellingen

We beginnen ons onderzoek van de beginfase van het gesprek met een bespreking van de doelen die we hopen te bereiken. Een van de principes van effectieve communicatie uit hoofdstuk 1 is dat *communicatie planning vereist en dat vanuit de uitkomst gedacht moet worden*. Daarvoor moeten we ons bewust worden van onze doelstellingen. Doelstellingen roepen vragen op als 'waar willen we heen?' Werken aan afzonderlijke vaardigheden levert strategieën voor 'hoe komen we daar?'

De doelstellingen zijn:
- een ondersteunende omgeving creëren en een eerste contact tot stand brengen;
- de emotionele toestand van de patiënt leren begrijpen;
- voor zover mogelijk *alle* problemen of onderwerpen onderkennen die de patiënt wil bespreken;
- met de patiënt een voor beiden acceptabel plan opstellen voor het verdere consult;
- een verstandhouding met de patiënt ontwikkelen, zodat de patiënt aan een samenwerkingsproces kan deelnemen.

Deze doelen omvatten veel van de taken die ook in andere bekende handleidingen worden genoemd:
- Pendleton e.a. (1984, 2003):
  - vaststellen waarom de patiënt de arts bezoekt;
  - een relatie met de patiënt creëren of onderhouden.
- Neighbour (1987):
  - verbondenheid: een verstandhouding met de patiënt opbouwen;
  - samenvatten: 'heb ik nu echt begrepen waarom de patiënt mij bezoekt?'
- AAPP Three-Function Model (Cohen-Cole, 1991):
  - gegevens verzamelen om de problemen van de patiënt te begrijpen;
  - een verstandhouding ontwikkelen en reageren op de emoties van de patiënt.
- Bayer Institute for Health Care Communication E4 model (Keller & Carroll, 1994):
  - de patiënt overal bij betrekken.
- Het SEGUE-model voor het doceren en beoordelen van communicatievaardigheden (Makoul, 2001):
  - het verloop van het consult voorbereiden.
- De Maastricht MAAS Globaal (Van Thiel & Van Dalen, 1995):
  - begin van het gesprek;
  - uitleg van het verloop.
- Essential Elements of Communication in Medical Encounters: Kalamzoo Consesnsus Statement (deelnemers aan de Bayer-Fetzer Conferentie over de communicatie tussen hulpverlener en patiënt in medisch onderwijs, 2001):
  - voorbereiding op het gesprek;
  - openen van het gesprek;
  - informatie verzamelen.
- Patiëntgerichte hulpverlening (Stewart e.a., 2003):
  - zowel de ziekte als de ervaren klacht onderzoeken.

2.4 Vaardigheden

Om de doelstellingen van de beginfase te bereiken, zijn de volgende vaardigheden nodig. De hier volgende lijst met vaardigheden komt uit de Calgary-Cambridge Observatielijst (zie hoofdstuk 1).

Kader 2.1 Vaardigheden om het consult te beginnen en een relatie op te bouwen

Voorbereiding

- De voorgaande taak wegleggen; ontspannen.
- De aandacht op de nieuwe taak richten en u op het volgende consult voorbereiden.

Een eerste contact tot stand brengen

- De patiënt begroeten en zijn naam vragen.
- Uzelf voorstellen en duidelijk maken wat uw rol is.
- Interesse en respect tonen; ervoor zorgen dat de patiënt zich fysiek zo prettig mogelijk voelt.

De reden(en) voor het consult vaststellen

- De beginvraag: vaststellen welke problemen of onderwerpen de patiënt wil aankaarten (bijvoorbeeld: 'Waarover wilt u vandaag praten?' of 'Waar hoopt u vandaag een antwoord op te krijgen?').
- Aandachtig luisteren naar de eerste opmerkingen van de patiënt, zonder hem te onderbreken of door suggestieve vragen in een bepaalde richting te sturen.
- De lijst van problemen of onderwerpen nogmaals doornemen (bijvoorbeeld: 'Dus u hebt veel hoofdpijn en u bent steeds moe. Is er nog meer dat u vandaag zou willen bespreken?').
- Het verloop van het consult vastleggen: overleg over volgende afspraken en de inhoud van verdere gesprekken, daarbij rekening houdend met de behoeften van zowel patiënt als uzelf.

48

2.5 Wat moeten we doceren en leren over het begin van het gesprek – onderbouwing van de vaardigheden

2.5.1 Voorbereiding

Zoals we in hoofdstuk 1 al hebben gezien, kunnen ongenoemde onzekerheden en angsten leiden tot gebrek aan concentratie. Dit blokkeert vervolgens een effectieve communicatie. In de praktijk gebeurt het gemakkelijk dat uw gedachten nog bij een andere patiënt of een ander telefoongesprek, bij de drukke wachtkamer of op persoonlijke zaken gericht zijn. Misschien bent u als de volgende patiënt binnenkomt nog bezig gegevens in de computer op te zoeken of een patiëntenkaart in te vullen. Deze gedachten, gevoelens en acties kunnen de concentratie bij het begin van het gesprek behoorlijk in de weg staan. Het is verstandig u voor te bereiden, zodat u de patiënt uw volledige aandacht kunt schenken en op dit cruciale moment niet wordt afgeleid door andere zaken. Voor de hulpverlener mag dit consult dan tot de routine van alledag behoren, voor de patiënt is het misschien een uiterst belangrijke en veelbetekenende aangelegenheid. De patiënt is gewoonlijk volkomen gericht op het komende gesprek; het is dan uiteraard prettig als de hulpverlener zich op zijn beurt ook volledig op de patiënt concentreert.

Enkele suggesties voor het voorbereiden en bereiken van volledige concentratie:

- *de voorgaande taak terzijde leggen*: ervoor zorgen dat het voorgaande consult het volgende niet beïnvloedt en onopgeloste zaken voor latere verwerking terzijde leggen;
- *ervoor zorgen zelf in goede conditie te zijn*: erop letten dat honger, warmte of slaperigheid de concentratie in het volgende consult niet belemmeren;
- *de gedachten op het huidige consult richten*: naar behoefte voorbereiden door aantekeningen te lezen, resultaten op te zoeken of over de anamnese van de patiënt na te denken;
- *al deze activiteiten uitvoeren voordat de patiënt begroet wordt*: om deze ontspannen en zo persoonlijk mogelijk tegemoet te kunnen treden.

Dit soort voorbereiding gaat veel verder dan beleefdheid en respect. Een onderzoek naar de opvattingen van huisartsen ten aanzien van door henzelf toegegeven klinische fouten (Ely e.a., 1995) laat zien dat haast en afleiding het vaakst worden genoemd als oorzaak voor hun vergissingen.

49

2.5.2 Een eerste contact tot stand brengen

Er is maar weinig onderzoek verricht naar het effect van verschillende manieren van begroeten – misschien omdat het allemaal zo vanzelfsprekend lijkt, maar de volgende elementen verdienen toch enige aandacht:
– de patiënt begroeten;
– uzelf voorstellen;
– uitleggen wie u bent en wat u doet;
– naar de naam van de patiënt vragen;
– interesse en respect tonen; ervoor zorgen dat de patiënt zich fysiek prettig voelt.

De eerste kennismaking wordt vaak overgeslagen! Een veel voorkomende klacht van patiënten is dat ze een 'witte jas' voor zich hadden, die zich niet eens had voorgesteld. Ze wisten niet met wie ze eigenlijk van doen hadden of welke functie deze persoon binnen het team had.

De patiënt begroeten en uzelf voorstellen

Als u een patiënt nog niet eerder hebt ontmoet, is het betrekkelijk eenvoudig deze te verwelkomen en uzelf voor te stellen met een combinatie van een hand geven, oogcontact maken en glimlachen. Hierbij hoort een toepasselijke verbale uiting:

Dag, ik ben dokter Wiels. Neemt u plaats.

Ervaren dokters kennen hun patiënten vaak goed en hoeven zich dus niet bij elk consult opnieuw voor te stellen. Soms gaan ze er echter ten onrechte vanuit dat de patiënt weet wie hij voor zich heeft en blijft de verbale introductie helaas achterwege. Ze nemen dan aan dat als ze een patiënt al eerder hebben gezien, deze nog wel weet wie deze dokter ook al weer was en dat plichtplegingen overbodig zijn. Misschien lijkt het ook wat raar om u voor te stellen aan iemand die u waarschijnlijk al eens eerder hebt ontmoet, maar die u zich niet meer kunt herinneren. We moeten manieren vinden om dit soort problemen te vermijden:

Goedemorgen, komt u binnen, neemt u plaats. Klopt het dat we elkaar nog niet eerder hebben ontmoet? Mijn naam is dokter Wiels.

Uitleggen wie u bent en wat u doet

Onzekerheid over de persoon en de rol van de hulpverlener kan voor de patiënt heel verontrustend zijn. Toch wees een onderzoek onder vijftig studenten medicijnen (Maguire & Rutter, 1976) uit dat 80% niet duidelijk genoeg was bij de introductie en bij de uitleg over de beoogde behandeling. Zou het voor de student niet handig zijn als hij uitlegt wat zijn positie binnen het team is, hoeveel tijd hij voor het gesprek met de patiënt uittrekt, wat hij met de verkregen informatie doet en hoe hij deze informatie doorgeeft aan de behandelaar van de patiënt?

Zou het niet beter zijn als direct wordt verteld dat het gesprek vooral de student ten goede komt als dat het geval is of dat, in de tegenovergestelde situatie, dit de enige gelegenheid is dat de patiënt zijn verhaal kan vertellen en vragen kan stellen? Studenten in de gezondheidszorg moeten leren hoe belangrijk het is dat ze oprechte toestemming krijgen:

> *Dag, mijn naam is Johanna Drenth. Ik ben hier coassistente en ik werk met dokter Kraats. Ik leer momenteel hoe ik met patiënten een vraaggesprek moet houden. Dokter Kraats heeft u, meen ik, verteld dat ik een kwartier met u zal praten? Daarna komt hij zelf en kunt u uw problemen met hem bespreken. Vindt u dat goed?*

Voor ervaren hulpverleners is een dergelijke introductie overbodig, met name in bijvoorbeeld een gezondheidscentrum waar zowel de fysiotherapeut als de patiënt weten waar het consult over gaat en hoe dit soort contacten dient te verlopen. Maar stelt u zich de situatie in een academisch ziekenhuis voor. Als allerlei verschillende hulpverleners zich met een patiënt bezighouden, kan verwarring worden vermeden als ieder zijn rol en het doel van het gesprek duidelijk uitlegt.

> *Dag, ik ben Jan de Vries. Kan ik hier gaan zitten? Ik ben een van de diëtisten in dit ziekenhuis. Uw huisarts, dokter Wiels, heeft me gevraagd met u te spreken.*

De naam van de patiënt vragen

Als u de patiënt goed kent, is het natuurlijk overbodig naar zijn naam te vragen. Maar als er ook maar de kleinste kans op verwarring bestaat, moet u controleren of u de correcte naam (en de juiste uitspraak van die naam) hebt en of deze overeenkomt met de naam op de kaart. Vermijd veronderstellingen over de huwelijkse staat of de manier van aanspreken:

Goedemorgen, ik ben dokter Wiels. Ik ben een van de vier artsen in deze maatschap. Neemt u plaats. Uw naam is ... mevrouw Tutaheru, is het niet? (Pauze) ... Ik geloof niet dat we elkaar al eens eerder hebben ontmoet; hoe wilt u dat ik u aanspreek?

Interesse en respect tonen, ervoor zorgen dat de patiënt zich fysiek zo prettig mogelijk voelt

We kunnen het niet genoeg benadrukken: het is nodig vanaf het begin van het gesprek een goede relatie op te bouwen. Interesse, zorg en respect voor de patiënt tonen door verbaal en non-verbaal gedrag zijn onmisbaar als basis voor een productieve relatie en een zinvolle samenwerking.

Het gedrag en het optreden van de hulpverlener bepalen mede of de patiënt zich geaccepteerd, gewaardeerd en gerespecteerd voelt. Als u vroeg vertrouwen weet te wekken en een goede verstandhouding probeert te creëren, legt dit een stevige basis voor een efficiënte en nauwkeurige uitwisseling van informatie in dit en volgende consulten. Omdat deze aspecten bij de eerste kennismaking en verderop in de gesprekken zo belangrijk zijn, is hoofdstuk 5 ('De relatie opbouwen') geheel aan dit onderwerp gewijd. Daar gaan we in detail in op de onderzoeksresultaten die het belang van deze vaardigheden en van non-verbale communicatie aantonen.

Vrijwel alles wat we hier over het begin van het gesprek aan de orde stellen, draagt bij aan het opbouwen van een relatie. We stimuleren de patiënt zijn gedachten te verwoorden en proberen een samenwerking tot stand te brengen. Aan één belangrijk aspect willen we wat extra aandacht besteden: hoe kunnen we ervoor zorgen dat de patiënt zich fysiek zo prettig mogelijk voelt?

Fysiek en psychologisch comfort worden onder meer door omgevingsfactoren bepaald. Deze beïnvloeden onze positie, lichaamshouding en oogcontact, onze waarneming, instelling en ons concentratievermogen. Is de temperatuur zodanig dat een patiënt in pyjama en ochtendjas zich prettig voelt? Is de verlichting niet te fel of te sfeervol? Zitten patiënt en dokter zó tegenover elkaar dat geen van beiden tegen het licht in kijken? Liggen er tijdschriften of informatieve folders, ter afleiding, in de wachtkamer?

Tenzij pijn, duizeligheid of blessures de behandeling bepalen, voeren de meeste patiënten gemakkelijker een gesprek als ze gewoon in een stoel zitten; liggend of met bungelende benen zittend op een onderzoekstafel wordt dat een stuk moeilijker. Het is ook prettig als de hulpverlener eveneens zit; dat creëert een situatie van gelijkwaardigheid, vergemakkelijkt het maken van aantekeningen en suggereert dat de hulpverlener bereid is alle tijd voor de patiënt te nemen.

Het is ook aan te bevelen het meubilair zo te plaatsen dat hulpverlener en patiënt niet direct naast elkaar of juist pal tegenover elkaar zitten. Een kleine hoek is beter: als twee mensen die moeten communiceren tegenover elkaar aan een bureau zitten, blijkt dit vaak gevoelens van intimidatie, competitie of blokkade op te roepen (Sommer, 1971). Mensen willen graag oogcontact, maar dan wel zo dat ze er ook aan kunnen 'ontsnappen'.

Praat zo veel mogelijk met de patiënten als ze gekleed zijn. Komen er persoonlijke onderwerpen aan de orde, sluit dan deuren of trek een gordijn tussen de bedden dicht. Als privacy onmogelijk is, geef dan aan dat u dit betreurt. Wees u ervan bewust dat de omgeving de patiënt zo onzeker kan maken dat hij verkeerde of onvolledige informatie geeft. Bedenk ten slotte dat al deze omgevingsaspecten waarschijnlijk niet alleen de patiënt, maar ook de hulpverlener beïnvloeden.

2.5.3 De reden(en) voor het consult vaststellen

Na de eerste kennismaking moet worden vastgesteld waarover de patiënt wil praten. Waarom is hij hier vandaag? En als de hulpverlener zelf de patiënt bezoekt (in een ziekenhuis of thuis) moeten naast de motieven van de patiënt ook de motieven van de hulpverlener duidelijk zijn.

McKinley en Middelton (1999) bijvoorbeeld, hebben in een studie in huisartsenpraktijken in Groot-Brittannië aangetoond dat bijna alle patiënten van tevoren specifieke verzoeken aan hun dokter hadden geformuleerd. Bijna de helft had specifieke vragen, 55% wilde een bepaalde behandeling, 60% had eigen ideeën over de oorzaak van zijn kwalen en 40% maakte zich gericht zorgen over symptomen. Patiënten komen beslist met een goeddoordachte agenda bij hun dokter.

Wat een open deur, zult u denken, maar in feite is dit alles veel ingewikkelder dan het op het eerste gezicht lijkt. U herinnert zich nog dat hulpverleners dikwijls niet in de gaten hebben wat de patiënt wil bespreken en dat hulpverleners en patiënten achteraf vaak van mening verschillen over de aard van de klachten. Dit is een probleem dat nadere aandacht verdient. De benadering en het gedrag van de hulpverlener tijdens de eerste fase van het gesprek kunnen vergaande gevolgen hebben voor het verloop van het consult, waarbij niet alleen in de structuur en de timing van de verdere behandeling, maar ook in de opvatting van de besproken problemen grote verschillen kunnen optreden. In een kwalitatief onderzoek in huisartsenpraktijken ontdekten Barry e.a. (2000) dat slechts vier op de vijfendertig patiënten hun volledige agenda ter sprake wisten te brengen tijdens een consult. Bij alle veertien consulten die problematisch eindigden, had ten minste één klacht te maken met een agendapunt dat niet aan de orde was gekomen. Het is duidelijk dat we iets aan dergelijke klachten moeten doen.

Het is heel boeiend om een vergelijking te maken van de onderzoeksresultaten naar dingen waar hulpverleners aan het begin van een gesprek zoal van uit-gaan. In de praktijk blijken deze aannames namelijk vaak onterecht:

- Verscheidene onderzoekers hebben aangetoond dat patiënten niet altijd maar één probleem te bespreken hebben: in diverse situaties (onder ande-re bij de huisarts, kindergeneeskunde en interne geneeskunde) varieerde het aantal onderwerpen van 1,2 tot 3,9, zowel in een eerste consult als in volgende bezoeken (Starfield e.a., 1981; Good & Good, 1982; Wasserman e.a., 1984, Greenfield e.a., 1985). Deze onderzoeken waarschuwen ervoor, het eerstgenoemde probleem als het enige op te vatten.

- In een onderzoek naar coassistenten in interne geneeskunde en eerstelijns-artsen hebben Beckman en Frankel (1984) aangetoond dat:

  - de volgorde waarin patiënten hun problemen presenteren niet overeen-komt met de klinisch juiste volgorde: het eerstgenoemde probleem is lang niet altijd het probleem dat patiënt of arts als het belangrijkste beschouwen;

  - hulpverleners vaak ten onrechte aannemen dat de eerste klacht de enige klacht is;

  - artsen in volgende bezoeken dikwijls ervan uitgaan dat het consult alleen maar een vervolg is van het voorgaande, zodat ze de eerste fase overslaan en zich direct concentreren op de in eerdere gesprekken genoemde klachten.

Als de eerstgenoemde klacht niet per definitie de belangrijkste is, waarom doen we dan toch alsof die het enige gespreksonderwerp vormt? We herinneren ons allemaal consulten waarin deze benadering tot gevolg had dat het werkelijke probleem veel te laat op tafel kwam (nadat veel kostbare tijd aan een veel min-der belangrijk onderwerp was verspild). En het kan nog erger: soms kan ons de voornaamste reden voor een consult totaal ontgaan en heeft de patiënt aan het einde van het gesprek nog steeds niet de moed gevat om zijn tweede, veel belangrijkere klacht aan de orde te stellen. Belangrijker is zelfs nog de vraag waarom we vaak het eerstgenoemde symptoom onderzoeken zonder aandacht te besteden aan alle andere symptomen die de patiënt heeft genoemd, ook al kan dat, zoals we in hoofdstuk 3 zullen zien, leiden tot een beduidend minder effectieve klinische conclusie.

Hoe voorkomen we dit? Hoe kunnen we een route uitstippelen voor een consult, in plaats van maar blindelings de eerste de beste straat in te slaan? We bespreken hierna drie vaardigheden waarmee een hulpverlener niet alleen beter kan begrijpen welke motieven de patiënt voor zijn bezoek heeft, maar ook zo goed mogelijk openstaat voor alles wat de patiënt wil bespreken:

1   de beginvraag;
2   luisteren;
3   globale oriëntatie en vaststellen van het verdere verloop.

De beginvraag

Nieuwe consulten

Aan het begin van het gesprek is het belangrijk de patiënt een open vraag te stellen, zoals: 'Wat wilt u bespreken?' We hebben allemaal wel een standaard-vraag. Hier volgen een paar voorbeelden van vragen die onze cursisten keer op keer gebruiken.

> *Hoe kan ik u helpen?*
> *Vertelt u eens waarvoor u bent gekomen.*
> *Waar wilt u het over hebben?*
> *Wat kan ik voor u doen?*
> *Hoe gaat het met u?*
> *Hoe gaat het zoal?*
> *Wil het een beetje?*

De openingswoorden van een coassistent in een academisch ziekenhuis mogen niet altijd hetzelfde zijn als die van de arts die verantwoordelijk is voor de patiënt. De student moet, in eerste instantie voor zijn eigen bestwil, uitvinden welke problemen een pas opgenomen patiënt naar het ziekenhuis heeft gebracht, hoewel deze patiënt al 'in het systeem zit'. Artsen gaan vaak te werk in hun hoedanigheid van diagnosticus. Zij maken dan opmerkingen als 'Vertelt u eens wat uw klachten zijn', 'Wat kan ik voor u doen' of 'Een brief van uw huisarts, dokter Patel, heeft me al een beetje voorbereid, maar vertelt u eens in uw eigen woorden wat de klachten zijn.'

De woorden die we gebruiken, kunnen een soort automatisme worden. Maar wat we zeggen in deze eenvoudige beginfase, heeft een enorme invloed op de sfeer van het verdere gesprek. De woordkeus kan het soort antwoord dat de patiënt op de vraag geeft op een subtiele manier beïnvloeden.

Algemene vragen als 'Hoe gaat het met u?' bieden de patiënt de gelegenheid breeduit te vertellen hoe hij zich voelt, maar brengen misschien niet het werkelijke probleem aan het licht. 'O, het gaat wel goed, alleen heb ik momenteel erg veel last van mijn reuma', kan het antwoord zijn, terwijl de patiënt eigenlijk kwam om over zijn hoofdpijn te praten. De hulpverlener moet zich ervan bewust zijn wat voor soort vraag hij stelt en niet iets veronderstellen over de reden voor het bezoek voordat hij de volgende, meer gerichte vraag heeft gesteld: 'Is dat de reden dat u mij vanmorgen wilde spreken?'

'Hoe kan ik u helpen?' is explicieter en geeft aan dat u wilt weten waar de patiënt het over wil hebben, hoewel het de gespreksonderwerpen kan beperken tot de zaken waarbij een hulpverlener nu eenmaal verondersteld wordt te kunnen helpen.

'Vertelt u eens waarvoor u gekomen bent' klinkt minder medisch, opener en suggereert misschien een bredere belangstelling van uw kant.

'Wat staat er vandaag op uw lijstje?' maakt duidelijk dat u de patiënt om een lijstje van alle klachten vraagt, maar het is een opmerking die bij sommige patiënten verkeerd kan vallen.

'En ...' of het gebruik van uw houding en gezichtsuitdrukking terwijl u verder zwijgt, zijn extreem open methoden voor het begin van een gesprek, waarbij de patiënt wel alle vrijheid krijgt, maar geen aanwijzingen; moet nu één probleem in detail verteld worden of een lijst van alle klachten?

We vinden niet dat er één openingsmethode is die voor alle gelegenheden gebruikt kan worden. Het is echter wel nodig dat hulpverleners zich bewust zijn van de consequenties van een bepaalde openingsvraag.

Volgende bezoeken

Volgende bezoeken verschillen niet zo heel veel van een eerste consult als vaak wordt gedacht. Belangrijk is hier dat u er niet zomaar van uitgaat dat u wel weet waar de patiënt voor komt, maar dat u daar eerst naar vraagt. Het is zo gemakkelijk om maar aan te nemen dat de patiënt voor de vaste controle komt en direct te vragen: 'Hoe bevallen de nieuwe medicijnen?' Misschien heeft de patiënt wel iets veel belangrijkers of een bijkomend probleem te bespreken. Wanneer u echter net als bij een eerste consult vraagt: 'Waarover wilt u praten?' kan dat klinken alsof u de patiënt niet herkent. Misschien kunt u beter beginnen met een (voorlopige) vaststelling van de reden voor het bezoek, bijvoorbeeld: 'U bent hier voor uw vaste controle, klopt dat?' of 'Ik kom even langs om te zien hoe het met u gaat en om uw wond te controleren', waarna u een vervolgvraag stelt: 'Zijn er nog andere dingen waarover u wilt praten?'

Luisteren naar de eerste opmerkingen van de patiënt

Luisteren in de eerste fase van het consult is de eerste stap naar een effi-ciënt en nauwkeurig consult

Hulpverleners staan vaak zo onder tijdsdruk dat ze de neiging hebben lange verhalen kort te sluiten door het initiatief te nemen en gerichte vragen te gaan stellen. Maar juist deze benadering leidt er vaak toe dat de hulpverlener zich richt op de eerste klacht die de patiënt noemt en dat kan, zoals we gezien heb-ben, ook averechts werken. Hoe kunnen we ervoor zorgen dat ons luisteren in de eerste fase leidt tot een efficiënter en nauwkeuriger consult?

Luisteren in plaats van vragen stellen betekent dat hulpverlener en patiënt in deze fase van het consult efficiënter communiceren

Als we de doelen van de beginfase van het consult nog eens bekijken, zien we direct wat hier van belang is. We hebben in deze fase drie doelen: (1) we moe-ten begrijpen waarover de patiënt wil praten en met de patiënt samen het ver-loop van het consult bepalen; (2) we moeten, om een goede verstandhouding te krijgen, ervoor zorgen dat de patiënt zich op zijn gemak voelt en merkt dat ook zijn rol in het hele proces van belang is; (3) we moeten peilen hoe de patiënt zich voelt; we moeten ons ervan bewust zijn dat we met een persoon, een indi-vidu te maken hebben.

Hoe krijgen we dit nu allemaal tegelijkertijd en dan ook nog zonder al te veel moeite voor elkaar? Zoals we in hoofdstuk 3 zullen zien, neigt de patiënt ertoe een passieve rol te gaan spelen vanaf het moment dat de hulpverlener zich tot gerichte vragen beperkt. De hulpverlener moet op elke gesloten vraag een andere laten volgen. Zijn gedachten zijn dan niet meer gericht op de reacties van de patiënt, maar veeleer op een eventuele diagnose. Bovendien concen-treert het gesprek zich te vroeg op één specifiek gebied. Een open beginvraag daarentegen, gevolgd door aandachtig luisteren, geeft de hulpverlener de gele-genheid te ontdekken wat de patiënt eigenlijk wil aankaarten en hoe hijzelf de situatie inschat, steun en interesse te tonen en, door zich op de patiënt te con-centreren, zijn gevoelens en zijn emotionele toestand te registreren; dat zijn zaken die anders gemakkelijk gemist worden.

Is het belang van luisteren aangetoond?

Het belang van luistervaardigheden van de hulpverlener bij de aanvang van het consult is aangetoond in twee van de meest geciteerde publicaties over communicatie: die van Beckman en Frankel (1984) en Beckman e.a. (1985).

We wisten al uit het werk van Byrne en Long (1976) dat consulten mislukken als de hulpverlener de precieze hulpvraag niet voldoende helder heeft gekregen. Een van de problemen ligt in de neiging van de patiënt om psychosociale en andere belangrijke zorgen te verzwijgen tot een later tijdstip, wanneer hij uiteindelijk besloten heeft dat de hulpverlener wel te vertrouwen is. Angst, gêne over een symptoom of ernstige bezorgdheid zijn soms de oorzaak dat de patiënt er pas na enige tijd over begint. Dit noemt men ook wel 'er een verborgen agenda op nahouden' (Barsky, 1981).

Bij deze benadering richt men zich op de patiënt en op zijn besluit om informatie te verzwijgen, nog even stil te houden of juist op tafel te leggen. De laatste tijd staat de rol van de hulpverlener echter meer centraal. De aandacht is gericht op de invloed van zijn gedrag op de manier waarop de patiënt informatie geeft, en men kwam tot de onthutsende ontdekking dat de eigen woorden en acties van de hulpverlener sterk bepalen of (en wanneer) de werkelijke reden van het patiëntenbezoek aan het licht komt. Het gedrag van de hulpverlener heeft op dit punt misschien nog wel meer invloed dan het gedrag van de patiënt.

Byrne en Long (1976) hebben aangetoond dat veel artsen slecht luisteren. Ze voeren hun gesprekken met patiënten vaak volgens een vaste routine, die weinig ruimte laat voor de variatie die patiënten soms vragen. Beckman en Frankel (1984) hebben precies geanalyseerd hoe de arts met zijn manier van spreken en vragen stellen de patiënt ervan kan weerhouden de werkelijke redenen voor zijn bezoek te noemen. Uit hun onderzoek kwam een flink aantal onthullende feiten naar voren:

- Artsen onderbraken patiënten vaak voordat deze hun openingszinnen hadden uitgesproken, soms al na 18 seconden!
- Slechts 23% van de patiënten kon zijn openingszinnen afmaken.
- In maar 51% van de gevallen dat openingszinnen werden onderbroken, konden patiënten later hun verhaal afmaken.
- 94% van alle onderbrekingen eindigde ermee dat de arts het laatste woord kreeg.
- Hoe langer de dokter wachtte met onderbreken, des te meer klachten er werden geuit.
- Als de patiënt zijn verhaal rustig kon afmaken, was de kans dat er later allerlei nieuwe problemen opdoken beduidend kleiner.

58

- Onderbrekingen waren meestal het gevolg van verklaringen of van gesloten vragen, maar ook met elke andere opmerking van de arts, speciaal bedoeld om de patiënt tot verdere uitleg te bewegen, kon het gesprek abrupt eindigen; daartoe behoorden merkwaardig genoeg ook herhalingen van de eigen woorden van de patiënt.
- In 34 van de 51 bezoeken onderbrak de arts de patiënt na het uiten van een eerste klacht, waarschijnlijk in de veronderstelling dat het belangrijkste gezegd was.
- De volgorde waarin patiënten hun problemen meedeelden, kwam niet overeen met het klinische belang.
- De meeste patiënten die hun eerste verhaal konden doen zonder onderbroken te worden, hadden daar niet meer dan zestig seconden voor nodig. Geen van hen was langer dan 150 seconden aan het woord, ook niet als patiënten werden aangemoedigd om door te vertellen.

Beckman en Frankel hebben aangetoond dat artsen niet meteen alles te horen krijgen waarover de patiënt wil praten. Dit komt meestal doordat ze zich direct via gesloten vragen op het eerste probleem storten dat ter sprake komt. De aandacht verschuift dan snel van de patiënt naar de rol van de arts. Is dat eenmaal het geval, dan neemt de patiënt vaak verder een passieve rol aan en probeert mee te werken door korte antwoorden te geven, misschien ook in de veronderstelling dat als de deskundige dokter iets wil weten, hij daar wel naar zal vragen. Het gevolg is dat ook verdere informatie inefficiënt en onnauwkeurig wordt. Niet alleen volgt het gesprek zijn vaste loop terwijl de voornaamste klacht nog niet ter sprake is geweest, maar het testen van hypothesen vindt al plaats voordat de patiënt zijn verhaal heeft voltooid of informatie heeft verstrekt die bij gesloten vragen ongezegd blijft.

Beckman en Frankel laten ook zien dat zelfs kleine onderbrekingen al tot gevolg kunnen hebben dat andere klachten verzwegen worden of dat belangrijke zaken pas veel later in het consult aan het licht komen. Door de patiënt te vragen meer over een bepaald probleem te vertellen, beperkt u zijn mogelijkheden en weerhoudt u hem ervan op een ander punt door te gaan. De patiënt heeft eigenlijk een praktisch probleem wanneer de dokter hem onderbreekt. Stel dat de patiënt heeft verteld dat hij last heeft van hoofdpijn, maar wordt onderbroken voor hij kan vertellen over hartkloppingen de laatste tijd en over zijn huwelijksproblemen. Met vragen als 'Vertel eens meer over uw hoofdpijn', of nog erger, 'Waar zit de pijn precies?' wordt het gesprek beperkt tot de hoofdpijn. Dat gaat ten koste van de andere zaken die de patiënt wil vertellen. Daarmee wordt het gesprek in zijn geheel juist ondoelmatig.

Marvel e.a. (1999) hebben het werk van Beckman en Frankel herhaald en voortgezet. In een studie van ervaren huisartsen kwamen ze tot de ontdekking dat de gemiddelde tijd waarop ze hun patiënten onderbraken nog steeds heel kort was (23,1 seconden) en dat slechts 28% van de patiënten hun openingszinnen konden afmaken. En al nemen huisartsen zich voor dat ze de patiënt later wel zijn verhaal af laten maken, dan gebeurt dat maar in 8% van de consulten. Een verheugend resultaat van de studie was overigens wel dat artsen die tijdens hun opleiding les hadden gehad in communicatie- en counselingvaardigheden, eerder naar zorgen van patiënten vroegen en hen meer lieten uitpraten. Het interessante was dat ze een andere benadering vonden om patiënten aan te moedigen al hun klachten op tafel te leggen: stel als de patiënt zijn openingszinnen heeft voltooid, een open vraag, bijvoorbeeld 'Vertelt u eens wat meer over uw zere been' en ga dan over op een andere open vraag, bijvoorbeeld 'Zou u vandaag nog iets willen bespreken?' Marvel e.a. concluderen dat er in consultplanning ruimte moet zijn voor flexibiliteit, zolang het resultaat maar is dat de complete agenda van een patiënt aan de orde komt en de problemen adequaat worden gedefinieerd.

In een studie van Rhoades e.a. (2001) spraken patiënten gemiddeld slechts 12 seconden voor ze door huisartsen of coassistenten interne geneeskunde werden onderbroken. In 25% van de gevallen deden coassistenten dat al voor de patiënten hun eerste zin hadden afgemaakt.

Langewitz e.a. (2002) hebben het werk van Marvel e.a. voortgezet, maar dan in een derdelijnspolikliniek voor interne geneeskunde in Zwitserland, een omgeving met 'moeilijke patiënten met een complexe geschiedenis'. Langewitz e.a. wilden weten of het tijdschema in het gedrang komt als patiënten zo lang mogen praten als ze willen. De groep proefpersonen bestond uit 335 patiënten die de kliniek voor het eerst bezochten en veertien internisten die getraind waren om actief te luisteren zonder de patiënt te onderbreken tot deze aangaf dat alle klachten waren genoemd. De patiënten wisten niet dat ze werden geklokt. Ondanks de complexe situaties in deze kliniek was de gemiddelde tijd dat patiënten spontaan bleven doorpraten 92 seconden en 78% van hen bleef binnen de twee minuten. Zeven patiënten praatten langer dan vijf minuten, maar de artsen vonden hun informatie belangrijk genoeg om hen niet te onderbreken.

Wissow e.a. (1994) toonden aan dat als kinderartsen aandachtig luisteren, ouders veel gemakkelijker psychosociale problemen melden. Putnam e.a. (1988) hebben laten zien dat het mogelijk is medische studenten aandachtig luisteren bij te brengen. Bovendien bleek dat patiënten zich veel opener opstelden bij artsen die daarin getraind waren, zonder dat deze gesprekken langer duurden.

Wat zijn de specifieke vaardigheden van aandachtig luisteren?

Luisteren wordt vaak gezien als 'stil zitten en niets doen'; geen actieve, maar een passieve benadering. Maar zoals Egan (1990:73-74) in *Deskundig Hulpverlenen* zegt:

> *Hoe vaak heeft iemand tegen je gezegd: 'Je luistert niet eens naar wat ik zeg.' (...) Wanneer iemand ervan beticht wordt dat hij zijn gedachten er niet bij heeft, is zijn antwoord bijna te voorspellen: 'Ik kan alles wat je gezegd hebt woord voor woord herhalen.' Aangezien dit antwoord degene die de beschuldiging uitspreekt maar weinig soelaas biedt, moet aandacht geven toch zeker meer zijn dan het vermogen om de woorden van iemand anders te herhalen. Je hebt geen behoefte aan het vermogen van de ander om zich te herinneren wat je gezegd hebt. (...) Je verlangt meer dan de fysieke aanwezigheid. Je hebt behoefte aan psychische, sociale én emotionele betrokkenheid.*

In feite is aandachtig luisteren een actieve bezigheid en een kunde. Er zijn vier specifieke terreinen van vaardigheden waarmee we ons vermogen tot luisteren kunnen ontwikkelen:

1 stiltes;
2 kleine aanmoedigingen;
3 vaardigheden in het non-verbale gedrag;
4 verbale en non-verbale signalen verstaan.

1 Stiltes

Op de juiste momenten van spreken naar luisteren overschakelen is niet eenvoudig. We betrappen ons er vaak op dat we onwillekeurig al bezig zijn de volgende vraag voor te bereiden in plaats van ons te concentreren op wat de patiënt vertelt. De formulering van de volgende vraag kan onze aandacht zo in beslag nemen dat we niet meer luisteren. Door te interrumperen gunnen we de patiënt niet genoeg tijd voor zijn antwoord. Onderzoeken uit de onderwijswereld maken duidelijk hoe positief het voor zowel hulpverlener als patiënt kan werken als de patiënt meer ruimte krijgt om na te denken voor hij antwoord geeft of na een stilte weer verder praat. Rowe (1986) heeft twintig jaar lang (niet-medische) docenten in alle mogelijke onderwijssituaties bestudeerd. Ze stelde vast dat docenten wanneer ze vragen stelden nauwelijks één seconde op het antwoord wachtten. Nadat de student was uitgesproken, wachtten ze ook maar één seconde alvorens weer verder te spreken. Werd de docenten echter geleerd om deze belangrijke stiltes tot drie seconden te verlengen, dan traden opmerkelijke veranderingen op bij studenten. Ze deden vaker een duit in het zakje, stelden meer vragen, legden beter uit hoe ze tot hun ideeën kwamen en moesten minder vaak een antwoord schuldig blijven. Moeilijke of 'onzichtbare' studenten lieten ook ineens van zich horen. Op hun beurt stelden de docenten minder, maar wel gerichtere vragen en verwachtten meer van hun studenten. In het hulpverlenergesprek zorgt een effectief gebruik van stiltes ervoor dat de patiënt de tijd krijgt om na te denken en meer te berde te brengen zonder onderbroken te worden, terwijl de hulpverlener meer tijd heeft om te luisteren, na te denken en gerichter te antwoorden.

2 Kleine aanmoedigingen

De ene hulpverlener kan zijn patiënten beter tot spreken uitnodigen dan de ander, duidelijk maken dat hij in het verhaal van de patiënt geïnteresseerd is en dat deze vooral verder moet vertellen. Dit wordt vaak heel efficiënt tot stand gebracht met weinig of geen onderbrekingen. Het is de moeite waard eens te bekijken wat deze minimale aanmoedigingen precies inhouden; voor patiënten betekenen ze blijkbaar dat we echt luisteren en alles willen horen.

In hoofdstuk 3 zullen we deze vaardigheden meer in detail behandelen, maar hier willen we ingaan op de specifieke aanmoedigingen die in de beginfase van het gesprek waardevol zijn. Onderzoek heeft uitgewezen dat de vaardigheid van het aandachtig luisteren in de verschillende fasen van het consult kan variëren; het soort aanmoedigingen dat verderop in het consult uitstekend van pas komt, kan in de aanvangsfase juist averechts werken.

Beckman en Frankel (1984) gingen na door welke aanmoedigingsreacties patiënten hun verhaal over hun klachten konden voortzetten en afmaken, en welke reacties de patiënt stoorden en voorkwamen dat de arts meer klachten of zorgen te horen kreeg. Ze toonden aan vaardigheden die in een later stadium van het gesprek juist waardevol zijn, in de beginfase storend werken. Denk hierbij aan herhaling van wat de patiënt zegt, parafrasering en interpretatie. Neutrale, nietszeggende kreten als 'hm', 'zo, zo', 'gaat u verder', 'ja, ja', 'dat kan ik me voorstellen', moedigen de patiënt daarentegen aan om zijn verhaal te vervolgen.

3 Vaardigheden in het non-verbale gedrag

In hoofdstuk 5 gaan we dieper in op non-verbaal gedrag. Hier willen we echter een paar zaken uitlichten die vooral voor de beginfase van het consult relevant zijn.

Bereidheid tot luisteren wordt grotendeels non-verbaal overgebracht; ons non-verbale gedrag geeft signalen af waaruit de patiënt kan opmaken in hoeverre we in hem en zijn problemen geïnteresseerd zijn. Non-verbale communicatie bestaat uit vele afzonderlijke componenten, waaronder houding, beweging, nabijheid, kijkrichting, oogcontact, gebaren, gevoel, spraak (toon, snelheid en volume), gezichtsuitdrukking, aanraking, fysiek voorkomen en de omgeving (stand van het meubilair, verlichting, temperatuur). Al deze zaken kunnen bijdragen aan de manier waarop we laten merken dat we aandacht hebben en een goede relatie proberen op te bouwen. Niet-effectief gedrag op deze punten verhindert daarentegen de interactie en maakt het opbouwen van een relatie onmogelijk (Gazda e.a., 1995).

Een van de belangrijkste non-verbale vaardigheden is oogcontact. Dit wordt gemakkelijk verwaarloosd als we, terwijl de patiënt praat, een dossier doorbladeren of naar het computerscherm kijken. Dit kan de patiënt echter al snel uitleggen als gebrek aan interesse, dat open communicatie belemmert (Goodwin, 1981; Ruusuvuori, 2001). Eerste indrukken zijn hierbij erg belangrijk.

Communicatieonderzoek heeft uitgewezen dat als non-verbale en verbale boodschappen inconsistent of met elkaar in tegenspraak zijn, de non-verbale boodschappen sterker werken dan de verbale (Koch, 1971; McCrosky e.a., 1971). Als de verbale boodschap is dat de patiënt vooral alles over zijn probleem moet vertellen, terwijl u tegelijkertijd snel praat, er gehaast uitziet en oogcontact vermijdt, dan zullen de non-verbale signalen het winnen. De patiënt zal terecht aannemen dat u vandaag krap in de tijd zit en hij zal misschien een aantal belangrijke details weglaten.

Het belang van zowel verbale als non-verbale kleine aanmoedigingen ligt in de boodschap die zij aan de patiënt overbrengen. Een van de principes van communicatie uit hoofdstuk 1 betrof het verminderen van onzekerheid en het leggen van een goede basis voor wederzijds begrip. Aanmoedigingsreacties zijn effectief omdat ze directe signalen aan de patiënt geven over onze intenties, onze houding en onze belangstelling voor zijn verhaal. Ontbreken deze vaardigheden, dan verkeert de patiënt in onzekerheid over onze instelling en twijfelt hij of we het hele verhaal wel willen horen. Wij mogen dan misschien precies weten hoe het gesprek verder moet verlopen, maar zijn we verbaal en non-verbaal vaardig genoeg om dit ook aan de patiënt duidelijk te maken?

63

4 Verbale en non-verbale signalen verstaan

Een andere belangrijke vaardigheid bij aandachtig luisteren is het vermogen om verbale en non-verbale signalen van de patiënt op te merken. Patiënten houden niet altijd een concreet betoog, maar brengen hun gedachten, zorgen en verwachtingen vaak via non-verbale signalen en indirecte opmerkingen tot uitdrukking (Tuckett e.a., 1985). Deze signalen zijn dikwijls al bij de eerste presentatie van het probleem evident en de hulpverlener moet daarop dan ook al van begin af aan bedacht zijn. Het gevaar is altijd dat we de boodschappen ofwel niet eens opmerken, of direct aannemen dat we het wel begrijpen zonder dit direct of later in het gesprek te verifiëren.

Wat zijn de voordelen van aandachtig luisteren?

Als u actief luistert en de patiënt uw volledige aandacht schenkt, kunt u:
- uw interesse voor de patiënt laten zien;
- zijn verhaal aanhoren;
- voorbarige hypothesen en verkeerde keuzen voorkomen;
- voorkomen dat er later weer nieuwe klachten opduiken;
- het verschil tussen 'ziekte' en 'klacht' vaststellen (zie hoofdstuk 3);
- niet aan de volgende vraag hoeven denken (waardoor u slechter luistert en de patiënt passief wordt);
- de emotionele toestand van de patiënt aanvoelen;
- zorgvuldiger observeren en verbale en non-verbale signalen opvangen.

Aandachtig naar patiënten luisteren zonder hen te onderbreken is ook extra nuttig als zij zelf geen duidelijke gevoelens en ideeën over hun klachten hebben. Als deze patiënten de ruimte krijgen, kunnen ze duidelijk maken wat ze willen bespreken. Niet alle patiënten komen immers met een overzichtelijke klachtenlijst.

Als er bij aanvang van het gesprek al zoveel te horen en op te merken is, waarom dan niet die paar minuten uittrekken voor de patiënt en zijn verhaal, in plaats van direct door te vragen? Als we eerst aandachtig luisteren en de standaardvragenlijst even laten rusten, is de kans dat we onze doelen bereiken veel groter. Het kost maar weinig tijd, die echter veel kan opleveren.

Globale oriëntatie

Hiervoor hebben we gezien hoe de hulpverlener met een geschikte openingsvraag, aandachtig luisteren en specifieke aanmoedigende reacties al vroeg in het consult veel te weten kan komen over de gedachten van de patiënt. Nu bekijken we hoe we het consult nauwkeuriger en efficiënter kunnen maken met nog een bewuste poging alle problemen boven tafel krijgen *voordat* op een daarvan wordt ingegaan.

Globale oriëntatie is het proces waarbij u door middel van verdere open vragen samen met de patiënt controleert of alle gewenste onderwerpen aan de orde gekomen zijn. Neem niet zomaar aan dat de patiënt alles wel gezegd heeft, maar check dat nog even:

> *Dus u hebt de laatste tijd last van hoofdpijn en duizeligheid. Is dat waarvoor u vandaag komt?*

Als de patiënt verder praat, luistert u tot hij weer stilvalt; vervolgens herhaalt u het screenproces tot de patiënt uiteindelijk aangeeft dat hij klaar is:

> *U bent dus steeds moe en prikkelbaar en u denkt dat u misschien bloedar-moede hebt. Zijn er nog meer klachten?*

Als de patiënt aan het einde van dit proces zegt: 'Nee, dat is het wel zo'n beet-je', vat u samen wat u ervan begrepen hebt en deelt u de patiënt uw conclusie mee:

> *Dus als ik het goed begrijp hebt u last van hoofdpijn en duizeligheid, maar voelt u zich ook erg moe, prikkelbaar en een beetje somber, en hebt u het gevoel dat u misschien aan bloedarmoede lijdt. Klopt dat?*

Deze controlemethode brengt dan meestal symptomen en zorgen aan het licht die met de oorspronkelijke klacht te maken hebben, maar de patiënt kan ook nog wel iets heel anders op de lever hebben. Het kan zinvol zijn ook daarvoor nog een extra controle uit te voeren:

> *Ik begrijp dat deze symptomen u zorgen baren en we moeten dit zeker verder onderzoeken. Maar voordat we daar verder op ingaan – zijn er nog andere zaken waarmee ik u kan helpen?*

Misschien komt de patiënt dan met een tweede probleem: 'Nou, ik heb ook zo'n hardnekkige kriebelhoest.' Zonder deze extra controle zou u dit pas aan het einde van het consult ontdekt hebben en de tijd noch het geduld hebben gehad om daar nog op in te gaan.

De vierpuntenbenadering van de patiënt:
1 beginvraag;
2 luisteren;
3 globale oriëntatie;
4 bevestiging door de patiënt.

biedt vele voordelen voor de hulpverlener en de patiënt, vergeleken met de tra-ditionele benadering:
1 vragen stellen;
2 voorlopige conclusies trekken;
3 vast programma afwerken.

Het voordeel voor de hulpverlener is dat hij met de eerste benadering beter in staat is achter de gedachten van de patiënt te komen, beter kan overleggen hoe de beschikbare tijd het best kan worden besteed en het verloop van het gesprek optimaal kan bepalen. Globale oriëntatie is ook een methode op basis waarvan hulpverleners hun verwachtingen en veronderstellingen ten aanzien van de patiënt kunnen toetsen, zonder dat vooroordelen in de weg zitten.

Voor de patiënt betekent globale oriëntatie dat u werkelijk in zijn problemen en gedachten geïnteresseerd bent: dat schept vertrouwen en brengt openheid in het gesprek. Als u de patiënt helpt al direct de belangrijkste problemen te uiten, voorkomt u dat hij alleen maar zit te wachten op het moment waarop de verborgen zorg geuit kan worden en daardoor niet aan de algehele voortgang kan deelnemen (Korsch e.a., 1968; Mehrabian & Ksionsky, 1974). Globale oriëntatie voorkomt dat onzekerheid bij de patiënt leidt tot afwezigheid en het blokkeren van effectieve communicatie.

Natuurlijk kan het altijd gebeuren dat patiënten pas later in het gesprek een andere klacht of een tijdelijk vergeten probleem aan de orde stellen, misschien pas op het moment dat ze besloten hebben wel met deze hulpverlener overweg te kunnen. Globale oriëntatie kan een vroege identificatie van problemen bevorderen, maar niet garanderen; we moeten altijd voorbereid zijn op later geuite klachten en ons open stellen voor de motieven die daarbij meespelen.

Verscheidene auteurs stellen ten aanzien van de aanvang van het consult deze volgorde voor (Riccardi & Kurtz, 1983; Schouten, 1985; Lipkin, 1987; Cohen-Cole, 1991; Wouda e.a., 1996):

- Help de patiënt zijn grootste zorgen aan te geven door aandachtig te luisteren zonder hem te onderbreken of voortijdig conclusies te trekken.
- Bevestig het gezegde door tussentijds een samenvatting te geven.
- Controleer regelmatig of er nog verdere klachten zijn – 'Zijn er nog meer zaken die u wilt bespreken?' – tot de patiënt aangeeft dat hij klaar is.
- Overleg hoe het consult verder moet verlopen.

In hoofdstuk 3 gaan we nader in op de vaardigheden voor controle en samenvatting.

Het evenwicht tussen luisteren en vragen stellen

Als we het belang van de globale oriëntatie voor het vaststellen van de problemen onderschrijven, staan we voor een dilemma: wanneer vragen stellen en wanneer luisteren? We moeten een evenwicht zien te vinden tussen deze twee vaardigheden, en voor een deel wordt dat bepaald door de context van het gesprek.

In bepaalde gesprekken is het mogelijk en gunstig om volstrekt open te zijn en uw plan direct aan de patiënt voor te leggen. Zo kan bijvoorbeeld een doorverwezen patiënt als volgt worden toegesproken:

> *Dag, ik ben Rina Smid, maatschappelijk werker. Ik heb een brief van uw huis-*
> *arts ontvangen en weet dus ongeveer waar het over gaat, maar ik wil het*
> *graag ook nog van u horen. Ik wou graag beginnen, als u het goed vindt, met*
> *een lijst te maken van de zaken waar u last van hebt en waar ik u misschien*
> *bij kan helpen, zodat we alles samen eens door kunnen nemen.*

Met een dergelijke benadering is de structuur voor de patiënt heel duidelijk en begrijpt hij direct dat de hulpverlener alles wil doornemen om vervolgens de klachten afzonderlijk te bekijken. Zonder deze introductie weet de patiënt misschien niet of hij maar over één probleem moet beginnen te vertellen of de hele lijst in vogelvlucht moet afwerken.

In de tegenovergestelde situatie (een patiënt die binnenkomt en direct zijn hart uitstort of een patiënt die gaat zitten en in tranen uitbarst omdat zijn vader net is overleden) moet onze volle aandacht naar de patiënt gaan – dan is luisteren belangrijker dan de globale oriëntatie. Het is dan onfatsoenlijk om te onderbreken en te zeggen: 'Daar hebben we het later nog wel eens over. Zijn er nog andere dingen waarover u nu wilt praten?'

Sommige patiënten komen met een kant-en-klare lijst, zodat de hulpverlener een en ander rustig kan bekijken en kan overleggen wat vandaag aan de orde is. Anderen presenteren (met de zenuwen in de keel) een ingestudeerde toespraak: pas als deze is afgestoken, is de patiënt in staat rustig te gaan zitten en met de hulpverlener samen te werken. Het begin van het gesprek is soms zo vol gevoelens, gedachten, ideeën, zorgen en verwachtingen en zo veelzeggend over de leefwereld van de patiënt, dat het een vergissing zou zijn zo'n verhaal af te breken. Als u in eerste instantie niet goed luistert, kunt u veel aanwijzingen missen die later juist essentieel blijken.

Dit dilemma kan worden opgelost door een ander communicatiekenmerk: *dynamiek*. Wat in de ene situatie precies goed is, is in een andere totaal ongeschikt. We moeten ons voortdurend afvragen wat nu de beste aanpak is. De sleutel is het besef dat zowel luisteren als vragen stellen belangrijk zijn en dat we flexibel genoeg moeten zijn om beide in verschillende situaties op de juiste manier te gebruiken.

67

Het verdere verloop vaststellen

De globale oriëntatie leidt uiteraard tot overleg en tot vaststelling van het verdere verloop van de behandeling, waarbij met de eisen van zowel hulpverlener als patiënt rekening gehouden wordt (Kaplan e.a., 1997; Manning & Ray, 2002). Geheel volgens ons uitgangspunt dat er een vertrouwensrelatie tussen hulpverlener en patiënt moet ontstaan – een samenwerkingsrelatie – is dit een open benadering die duidelijk maakt hoe het gesprek voortgezet gaat worden.

In hoofdstuk 3 bekijken we hoe u een gesprek structureert. We zullen beschrijven hoe u aan de hand van deze methoden beter kunt zien op welk punt het gesprek is aangeland, wat het volgende doel is en hoe u deze gedachten tegenover de patiënt kunt verwoorden. Deze manier van werken is een stuk beter dan het gesprek automatisch afdraaien zonder de patiënt het verloop van het proces uit te leggen.

De verdere planning is een ander voorbeeld van de structurering van het consult. De hulpverlener kan prioriteiten vaststellen en bespreken:

> *Zullen we eerst het nieuwe probleem bespreken, en dan die bijwerkingen van uw medicijnen?*

Ook de hulpverlener kan zijn voorstel toevoegen:

> *Goed, we bespreken eerst de pijn in uw rug en vervolgens zal ik naar uw voeten kijken. Daarna wil ik u eigenlijk ook nog even wegen en de beweeglijkheid van uw enkels onderzoeken.*

Over tijdsdruk kan worden onderhandeld:

> *Dat zijn nogal wat klachten en ik weet niet of we daar nu wel voldoende tijd voor hebben. Misschien kunnen we ...?*

Bij onderhandelingen moet misschien gezocht worden naar een evenwicht tussen het prioriteitenlijstje van de patiënt en het inzicht van de hulpverlener in het belang van de afzonderlijke klachten:

> *Ik zie dat de reuma u momenteel de meeste ellende bezorgt, maar als u het goedvindt, zou ik liever eerst die pijn op de borst onderzoeken.*

Levinson e.a. (1997) hebben bovendien ontdekt dat eerstelijnsartsen die de patiënt precies uitlegden wat ze te verwachten hadden en hoe het contact verder zou verlopen, minder vaak een aanklacht kregen wegens onzorgvuldig handelen dan artsen die dit nalieten.

Let wel: bij verdere planning en onderhandeling komt het niet alleen aan op de dokter die de patiënt vertelt wat er gaat gebeuren. U moet de patiënt ook aanmoedigen zijn mening te geven, zodat u tot een voor beiden acceptabel plan kunt komen. Een van de principes van communicatie (zie hoofdstuk 1) is dat *effectieve communicatie niet zozeer directe overdracht, maar interactie bevordert.* Cassata (1978) heeft uitgelegd dat het juist die interactie tot gevolg heeft wanneer de ideeën van beide partijen aan het begin van het consult eerlijk worden verteld. Bij tweerichtingsverkeer is de patiënt een actievere, meer verantwoordelijke en autonome gesprekspartner. Een ander principe is *het beperken van onzekerheid.* Dat is precies wat een open planning tot gevolg heeft. Joos e.a. (1996) hebben onderzoek verricht waarmee deze benadering wordt onderbouwd. Coassistenten en artsen werden onderwezen in de kunst de patiënt tot praten uit te nodigen en een door beiden geaccepteerd plan op te stellen; het bleek dat artsen die deze training gevolgd hadden, meer van hun patiënten te weten kwamen en – ook niet onbelangrijk – dit voor elkaar kregen zonder dat het consult per se langer duurde.

2.6 Samenvatting

In dit hoofdstuk hebben we onderzocht welke vaardigheden aan de orde zijn in de beginfase van het consult, een van de belangrijkste momenten in elk gesprek. Deze vaardigheden omvatten het creëren van een goede verstandhouding, vaststellen waarover de patiënt wil praten en ten slotte in overleg een plan voor verdere behandeling opstellen. De benodigde vaardigheden hebben een directe invloed op de drie doelen van medische communicatie: *nauwkeurigheid, efficiëntie* en *ondersteuning,* en zijn medebepalend voor het succes van het gehele gesprek.

De vaardigheden in het begin van het gesprek zijn heel anders dan de vaardigheden die men voor het verzamelen van informatie nodig heeft, zoals de Calgary-Cambridge Observatielijst al aangeeft. Helaas verzuimen we vaak deze verschillende taken ook verschillend te benaderen, soms met ernstige gevolgen. Het gesprek verloopt beter als we al een structuur voor het consult in gedachten hebben. Voordat we de klachten van de patiënt in detail bekijken, vragen we onszelf: 'Heb ik, althans voor het eerste deel van dit gesprek, mijn doel bereikt? Voelt de patiënt dat ik hem bijsta? Heeft hij alles verteld of nog iets achtergehouden? Heb ik een plan voor de behandeling kunnen opstellen waarmee hij instemt? Heb ik de patiënt genoeg ruimte gegeven om deel te kunnen nemen aan een samenwerkingsproces?' Als deze taken zijn vervuld, kan de hulpverlener zich wijden aan het verzamelen van informatie over elke afzonderlijke klacht.

3 Informatie inwinnen

3.1 Inleiding

We hebben gezien hoe belangrijk het begin van het gesprek is voor een vrucht-bare hulpverlener-patiëntrelatie. Nu behandelen we de volgende fase: het inwinnen van informatie.

Al jarenlang wordt onderkend dat de anamnese cruciaal is voor de diagnostiek. Klinische onderzoeken hebben meer dan eens uitgewezen dat 60 tot 80% van de voor de diagnose noodzakelijke gegevens uit de anamnese afkomstig is (Hampton e.a., 1975; Sandler, 1980; Kassirer, 1983; Peterson e.a., 1992). In Hamptons studie met ambulante patiënten was de anamnese op zich toerei-kend om bij 66 van de 80 patiënten een diagnose te stellen.

Maar de manier waarop veel artsen tijdens hun studie hebben geleerd een anamnese af te nemen, kan leiden tot onnauwkeurigheid en inefficiëntie. De traditionele ondervragingsmethoden leiden niet tot een beknopte anamnese en ze zijn niet effectief genoeg om tot een hypothese te komen. Gelukkig is ons begrip van het *proces* van informatie verzamelen sterk verbeterd door recente ontwikkelingen in communicatietheorie en—onderzoek.

Wat de *inhoud* van de ziektegeschiedenis betreft, is eveneens een heel nieuw gebied ontsloten: de visie die de patiënt zelf op zijn ziekte heeft (McWhinney, 1989). Het traditionele medische gesprek concentreerde zich op de pathologi-sche 'ziekte'. Dit ging vaak ten koste van inzicht in en begrip voor de specifieke behoeften van de individuele patiënt. In zo'n vraaggesprek bleef veel belangrij-ke informatie vaak ongezegd. Studies naar de tevredenheid van patiënten, the-rapietrouw, herinnering en fysiologische resultaten tonen alle aan dat er behoefte is aan een ruimere opvatting van de medische geschiedenis; een opvatting waarin zowel de leefwereld van de patiënt als het meer toegespitste somatische blikveld van de arts voorkomen.

3.2 Communicatieproblemen

Uit onderzoek blijkt dat in de informatiefase van het consult allerlei communicatieproblemen kunnen optreden:

- Byrne en Long (1976) bestudeerden 2000 consulten in de Britse eerstelijnszorg. Zij toonden aan dat artsen zich, ondanks de verschillen in de gepresenteerde problemen en het gedrag van de patiënten, opvallend vaak aan een standaardprocedure hielden. Bij het verzamelen van informatie volgden ze een 'artsgerichte', gesloten benadering die de patiënten niet echt aanmoedigde hun verhaal te vertellen of hun zorgen onder woorden te brengen.
- Platt en McMath (1979) observeerden driehonderd consulten bij een afdeling interne geneeskunde in de Verenigde Staten. Zij trokken een conclusie over consulten waarbij de arts grotendeels het gesprek bepaalt en zich vroegtijdig concentreert op de medische problemen (inhoud). Deze leiden tot beperkte hypothesevorming (waarneming) en beperken de patiënten sterk in hun mogelijkheden om hun zorgen te noemen (inhoud). Ook hier zijn onnauwkeurige consulten het resultaat.
- Tuckett e.a. (1985) deden onderzoek naar informatieverstrekking in Engelse huisartsenpraktijken (in hoofdstuk 6 komen we daar uitgebreid op terug). Ze toonden aan dat huisartsen die willen dat patiënten informatie begrijpen en onthouden, eerst moeten ontdekken hoe de patiënten zelf over hun klacht denken. Dit onderzoek werd bemoeilijkt doordat maar weinig artsen patiënten om hun mening vroegen, of hun patiënten om uitleg vroegen als deze spontaan een mening gaven.
- Kleinman e.a. (1978) gebruikten intercultureel onderzoek om aan te tonen dat er tussen artsen en patiënten verschillen zijn in opvattingen over gezondheid. Vooral als die verschillen onbekend blijven, kunnen ze het consult en de behandeling negatief beïnvloeden.
- Maguire e.a. (1996) toonden aan dat minder dan de helft van hulpverleners die meededen aan een workshop communicatievaardigheden zelfs maar een minimum van 60% van de voornaamste problemen van hun patiënten kon ontdekken.
- Levinson e.a. (2000) ontdekten dat patiënten tijdens het hele consult verbale en non-verbale signalen gaven, maar dat artsen daarop slechts in 38% van gevallen (op afdelingen chirurgie) en in 21% van gevallen (in de eerstelijnszorg) positief reageerden.
- Rogers en Todd (2000) kwamen tot het inzicht dat oncologen een voorkeur hadden bij het luisteren naar en reageren op ziektesymptomen. Ze negeerden pijnsignalen van de patiënt, tenzij de pijn het directe gevolg was van

een specifieke kankerbehandeling. Andere pijnklachten werden genegeerd of weggewuifd.

- Kuhl (2002) toonde aan dat artsen die de meningen van hun patiënten bagatelliseren, wegwuiven of geen rekening houden met hun bezorgdheden, ongewild zogeheten 'iatrogeen leed' veroorzaken: leed dat onopzettelijk door anderen teweeggebracht wordt.
- Maguire en Rutter (1976) brachten ernstige tekortkomingen aan het licht in de informatieverzamelingsvaardigheden van ouderejaarsstudenten. Slechts weinig studenten speelden het klaar te ontdekken wat het belangrijkste probleem van de patiënt was en de aard daarvan helder op tafel te krijgen en tegenstrijdige uitspraken nader te bekijken. Ook lukte het hun niet om nauwkeurig de klacht vast te stellen en naar de invloed van het probleem op het dagelijks leven te informeren, op verbale signalen te reageren en meer persoonlijke onderwerpen aan te kaarten of aanmoedigende reacties te geven. De meeste studenten gebruikten gesloten, lange, meervoudige en herhalende vragen.

3.3 Doelstellingen

Bij het verzamelen van informatie in een consult is de doelstelling van de arts niet beperkt tot het inwinnen van informatie van een passieve patiënt. We moeten de patiënt ook het gevoel geven dat we naar hem luisteren en hem serieus nemen, ervoor zorgen dat de informatie door beide partijen wordt begrepen en een goede verstandhouding op basis van samenwerking opbouwen. Enkele doelstellingen voor dit deel van het consult zijn daarom:

- de gezichtspunten van de patiënt onderzoeken en begrijpen, zodat de hulpverlener het biomedisch perspectief, het gezichtspunt van de patiënt en de achtergrondinformatie te weten komt;
- ervoor zorgen dat de informatie van beide kanten nauwkeurig en volledig is en door beide partijen wordt begrepen (overeenstemming);
- ervoor zorgen dat de patiënt merkt dat er naar hem geluisterd wordt en dat de informatie die hij geeft en de gedachten die hij verwoordt op waarde worden geschat (bevestiging);
- voortdurend proberen een ondersteunende omgeving en een samenwerking te creëren;
- het consult zó structureren dat op een efficiënte manier informatie wordt verzameld en dat de patiënt kan begrijpen en accepteren waar het gesprek naartoe gaat en waarom.

Deze doelen verwoorden (alweer) veel van de taken en aandachtspunten die we al uit andere literatuur kennen:

- Pendleton e.a. (1984)
  - De reden(en) voor het bezoek van de patiënt vaststellen:
    1. de aard en de geschiedenis van de problemen;
    2. hun etiologie;
    3. de ideeën, zorgen en verwachtingen van de patiënt;
    4. het effect van de klachten.
  - De relatie met de patiënt opbouwen of onderhouden.
- Neighbour (1987)
  - verbondenheid – een verstandhouding met de patiënt creëren;
  - samenvatting – 'Heb ik volledig begrepen waarom de patiënt mijn hulp zoekt?'
- AAPP Three-Function Model (Cohen-Cole, 1991)
  - gegevens verzamelen om de problemen van de patiënt te begrijpen;
  - een relatie tot stand brengen en ingaan op de emoties van de patiënt.
- Bayer Institute for Health Care Communication E4 model (Keller & Carroll, 1994)
  - de patiënt overal bij betrekken;
  - zich in de patiënt inleven.
- Het SEGUE-kader voor het doceren en beoordelen van communicatievaardigheden (Makoul, 2001)
  - informatie proberen te krijgen.
- De Maastricht MAAS-Globaal (Van Thiel & Van Dalen, 1995)
  - onderzoek;
  - verheldering;
  - samenvattingen;
  - emoties.
- Essential Elements of Communication in Medical Encounters: Kalamazoo Consensus Statement (Deelnemers aan de Bayer-Fetzer Conferentie over de communicatie tussen arts en patiënt in het medisch onderwijs, 2001)
  - informatie verzamelen;
  - het gezichtspunt van de patiënt achterhalen en begrijpen.
- Patiëntgerichte hulpverlening (Stewart e.a., 2003)
  - zowel de ziekte onderzoeken als de manier waarop de patiënt die ervaart.

Onze doelstellingen en die van verscheidene andere modellen maken duidelijk dat zowel inhoud als communicatievaardigheden belangrijke elementen zijn voor het inwinnen van informatie. Eerst willen we de inhoudelijke aspecten

74

van dit deel van het medisch consult onderzoeken en vervolgens de vaardigheden die nodig zijn voor het inwinnen van informatie. Aan het eind van dit hoofdstuk bespreken we de invloed van klinische redenering en gerichte anamnese op het verloop en de inhoud van medische consulten.

3.4 Wat voor informatie wordt tijdens een consult verzameld?

Wat voor informatie moeten artsen nu eigenlijk hebben verzameld aan het eind van een consult? Wat voor informatie moeten ze kunnen presenteren op hun rondes en noteren in patiëntendossiers? Als dat eenmaal is vastgesteld, kunnen we bedenken hoe we dit deel van het consult het beste kunnen benaderen en welke vaardigheden vereist zijn om nauwkeurige, efficiënte en ondersteunende informatie te kunnen verzamelen.

Eerst bespreken we twee methoden die lijnrecht tegenover elkaar staan, namelijk de traditionele anamnesemethode en het ziekte-klachtmodel.

3.4.1 De traditionele anamnese

De traditionele manier van anamnese opnemen is zo stevig verankerd in de medische praktijk dat we vaak vanzelfsprekend aannemen dat dit de juiste methode is, zonder ons af te vragen waar die vandaan komt en of de methode nog wel relevant is in de moderne praktijk. McWhinney heeft in heldere bewoordingen de oorsprong van de traditionele klinische methode met al haar sterke en zwakke kanten uiteengezet (1989). Hier volgt een korte samenvatting.

Oorsprong van de traditionele methode

Begin negentiende eeuw ontstond er, te beginnen in het postrevolutionaire Frankrijk, een nieuwe werkwijze in de klinische geneeskunde. Tot dusver was er nooit een wetenschappelijke basis voor de geneeskunde geweest: de arts concentreerde zich uitsluitend op de symptomen en wist weinig van de ziekteprocessen die daaraan ten grondslag liggen. Met een uitvinding als de stethoscoop kwam er een schat aan klinische informatie. Tegelijkertijd begonnen artsen inwendige organen van overleden patiënten te onderzoeken en probeerden een verband te leggen tussen lichamelijke symptomen tijdens hun leven en postmortale bevindingen. Vanaf toen stond de manifestatie van een ziekte centraal in de onderzoeksmethodiek. De diagnosticus stelde zich voortaan ten doel om symptomen van patiënten te interpreteren in termen van specifieke ziekten en daarvoor een wetenschappelijke verklaring te geven. Deze verandering leidde tot de enorme verbeteringen in diagnostiek en behandeling in de twintigste eeuw.

Rond 1880 bestond er inmiddels een duidelijk gedefinieerde klinische metho-de. Dit blijkt uit archieven van ziekenhuizen waarin een gestructureerde regi-stratiemethode van anamnese en onderzoeksresultaten, die voor ons zo van-zelfsprekend is, al was ingevoerd (Tait, 1979; Roter, 2000). Het vastleggen van bestaande en eerdere klachten, medicatie en allergieën, familiegeschiedenis, persoonlijke en sociale geschiedenis en functionele gegevens leverde een stan-daardmethode voor het registreren van klinische informatie op. De anamnese kon nu geordend worden opgenomen (zie figuur 1.2).

Nog altijd vormt deze methode de norm in de geneeskunde. Door zeer effectie-ve nieuwe onderzoeksmethoden is het belang ervan voor de geneeskunde alleen maar gegroeid, omdat de klachten van patiënten nog beter geïnterpre-teerd kunnen worden in termen van onderliggende fysieke pathologie. Beeldtechnologie, microbiologie, biochemie en hematologie zijn onmisbaar in ons vak, want met behulp van deze vakgebieden krijgen we nu tot op celniveau, en soms nog meer gedetailleerd, inzicht in het ziekteproces.

Sterke kanten

De grote kracht van deze traditionele klinische methode is de wetenschappelij-ke benadering van de patiënt. Zonder twijfel heeft de ontwikkeling van een methode om de onderliggende oorzaken van een ziekte te classificeren, de voordelen opgeleverd van de medische wetenschap van tegenwoordig. Deze ontwikkeling bood de eerste echte mogelijkheid tot een nauwkeurig klinisch verslag waarin de patholoog de diagnostische bevindingen van de arts onder-bouwt. De 'medische benadering' kreeg een eigen, algemene taal.

Hiermee kregen artsen ook een heldere methode voor het opnemen van de kli-nische anamnese: een zorgvuldig ontworpen model waarmee men tot een diagnose kon komen of lichamelijke kwalen kon uitsluiten. Het vereenvoudig-de een uiterst ingewikkeld proces, voorkwam dat belangrijke zaken over het hoofd werden gezien en maakte mogelijk dat de gegevens van de patiënt in een gestandaardiseerde, verwerkbare vorm gepresenteerd konden worden.

Zwakke kanten

De kracht van de traditionele methode is tegelijk ook haar zwakte. Sinds de vereiste objectiviteit in acht werd genomen, kan de ziekte in termen van de onderliggende pathologie gediagnosticeerd worden. Het gevolg is dat men zich meer en meer concentreert op de afzonderlijke defecte organen en lichaamsdelen – het hele proces is gaandeweg verfijnd tot onderzoek op cellulair en zelfs moleculair niveau. Deze ver doorgevoerde objectiviteit gaat echter voorbij aan de patiënt, de zieke mens. Zoals Cassell (1985) het zei: 'In de zorg om de functie van organen worden de persoonlijke zorgen van de patiënt terzijde geschoven.' De wetenschappelijke methode doet geen pogingen erachter te komen wat de ziekte voor de patiënt betekent of welke gevolgen die voor zijn leven of zijn gezin heeft. Subjectieve aspecten als religie, angsten en zorgen spelen in de traditionele methode geen rol: wetenschap houdt zich bezig met objectieve zaken, met wat gemeten kan worden; de gevoelens, gedachten en zorgen van de patiënt zijn echter moeilijker meetbaar en subjectief en ze worden daarom als minder belangrijk beschouwd.

De klassieke anamnese van de arts brengt nog een ander probleem met zich mee. De manier waarop artsen hebben geleerd over elk symptoom specifieke gesloten vragen te stellen, leidt tot de misvatting dat er voldoende informatie is om een diagnose te stellen met behulp van de vijftien vragen die hun over de functie van een bepaald orgaan zijn bijgebracht. Maar zoals we verderop zullen zien, is deze gesloten benadering inefficiënt en onnauwkeurig; effectief informatie verzamelen is iets heel anders (Evans e.a., 1991). De vroegtijdige speurtocht naar wetenschappelijke feiten maakt het ons mogelijk te luisteren, staat een nauwkeurige anamnese in de weg en voorkomt dat we problemen en zorgen van de patiënt opmerken. Ziektegerichte geneeskunde leidt gemakkelijk tot artsgerichte geneeskunde, wat voor alle partijen nadelig is.

3.4.2 Het ziekte-klachtmodel

McWhinney (1989) en zijn collega's aan de universiteit van Western Ontario stelden een 'getransformeerde klinische methode' voor als vervanging van de traditionele methode van anamnese opnemen. Deze benadering, waarbij hulpverleners niet alleen de ziekten van de patiënt, maar ook de patiënt zelf moeten begrijpen, wordt ook wel de *patiëntgerichte benadering* genoemd, ter onderscheiding van de *artsgerichte benadering* die de ziekte van patiënt alleen vanuit de traditionele opvattingen van ziekte en pathologie probeert te verklaren (Stewart e.a., 1995).

Patiëntgerichte geneeskunde stimuleert hulpverleners om in elk gesprek zowel de standpunten van de hulpverlener als die van de patiënt te beschouwen (Mischler, 1984; Campion e.a., 1992; Keller & Carroll, 1994). Het ziekte-klacht-model (zie figuur 3.1) is een handig schema waarmee u deze ideeën in de praktijk van alledag kunt gebruiken:

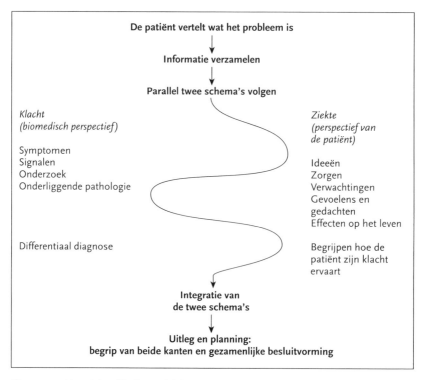

Figuur 3.1 Het ziekte-klachtmodel (naar Levenstein e.a. (1989) en Stewart e.a. (2003))

Wat is een ziekte, wat is een klacht?

Deze analyse van informatie verzamelen demonstreert hoe hulpverleners zowel ziekten als klachten moeten bestuderen om hun werk te kunnen doen. Ziekte is de biomedische oorzaak van klachten in termen van pathofysiologie. Natuurlijk moet de dokter symptomen bekijken en vaststellen of er sprake is van een onderliggende ziekte. Een diagnose stellen voor de *ziekte* van de patiënt is van oudsher de eerste taak van de arts. De *klacht* daarentegen is de uitdrukking van hoe de individuele patiënt zijn ziekte ervaart en hoe hij ermee omgaat. De patiënt heeft daarop een minder beperkte kijk dan de dokter. Hij ervaart bovendien gevoelens, bezorgdheden en veranderingen, want elk lichamelijk ongemak in het dagelijks leven brengt dat nu eenmaal met zich mee.

Een patiënt kan een klacht hebben zonder aan een ziekte te lijden. Het gebeurt regelmatig dat we op zoek naar de oorzaak van symptomen geen pathologische ziekte kunnen vaststellen. Denk aan de patiënt die door een sterfgeval even zichzelf niet meer is, of de zakenman met hoofdpijn die voortkomt uit stress, of het kind dat door problemen op school voortdurend buikpijn heeft. Aan de andere kant kunnen patiënten een ziekte hebben zonder klachten, bijvoorbeeld eierstokkanker of hoge bloeddruk.

Ziekten en klachten gaan gewoonlijk samen, maar een van de grootste raadsels in de geneeskunde is hoe een en dezelfde ziekte door verschillende mensen zo verschillend kan worden ervaren. Haalt u zich maar eens alle patiënten voor ogen die dezelfde ziekte hadden. Er zijn enorme verschillen tussen hun reacties op dezelfde symptomen en op dezelfde diagnose. Gedachten, gevoelens, ideeën, zorgen, verwachtingen, beschikbare mantelzorg en eerdere ervaringen beïnvloeden niet alleen hun vermogen om het lot, maar ook de lichamelijke gevolgen van de ziekte onder ogen te zien. De één heeft pijn in de keel, gorgelt met zout water en wacht tot het vanzelf overgaat, de ander gaat ervoor naar de dokter en eist antibiotica omdat hij zich de ellende van de eerdere keelontsteking herinnert. Bij de ene vrouw ontdekken we borstkanker omdat ze met een klein knobbeltje toch maar even de dokter opzoekt, bij de ander wordt de ziekte pas bij toeval vastgesteld als er al uitzaaiingen zijn.

Waarom moeten hulpverleners beide kanten uitdiepen?

Hulpverleners hebben altijd geprobeerd deze twee elkaar tegensprekende benaderingen van ziekte goed uit elkaar te houden. In het verleden vatten ze de gezichtspunten van de patiënt vaak op als verwarrende opmerkingen van een leek, die een gedegen diagnose maar in de weg stonden. De angst, de ongerustheid en de pijndrempel van een patiënt zijn echter medebepalend als de arts bijvoorbeeld moet vaststellen of de buikpijn van de patiënt wordt veroorzaakt door voeding, houding of een ontsteking. Soms houden hulpverleners geen rekening met de persoonlijke reacties van de patiënt, omdat ze hun technische oordeel niet willen laten vertroebelen. We concentreren ons dan te zeer uitsluitend op het lichaam, gaan voorbij aan alles wat we begrijpen van de patiënt. We beschouwen hem daardoor niet als een persoon (Cassell, 1985).

Mischler (1984) heeft uitgelegd hoe de arts uit de opmerkingen van de patiënt datgene selecteert wat hij vanuit zijn standpunt als medisch deskundige gebruiken kan. Algemene verhalen uit de leefwereld van de patiënt ontsnappen aan zijn aandacht of worden genegeerd. Mischler beschrijft dit als 'twee parallelle monologen', waarin patiënt en hulpverlener in verschillende talen over hetzelfde onderwerp spreken.

In feite moeten hulpverleners beide doen: ze moeten zich zowel in de ziekte als in de klacht verdiepen en mogen niet een van beide verwaarlozen (Smith & Hoppe, 1991). Het ziekte-klachtmodel is niet in strijd met de wetenschappelijke benadering, het voegt alleen een patiëntgerichte aanpak toe. Hulpverleners zijn geen therapeuten die als enig doel hebben de patiënt bewust te maken van de manier waarop zijn gedachten en gevoelens zijn leven en kwalen bepalen; ze dragen daarnaast de verantwoordelijkheid voor de diagnose en de behandeling van de ziekte. Denken ze echter dat hun werk alleen uit het vaststellen van de ziekte bestaat, dan worden hun patiënten, individuen met heel verschillende eisen en behoeften, onvoldoende geholpen.

De gezichtspunten van de hulpverlener én de gezichtspunten van de patiënt zijn even belangrijk. Als een patiënt over gewrichtspijnen klaagt, kan de hulpverlener zich concentreren op de juiste diagnose en de behandeling van de ziekte. Maar het kan zijn dat de patiënt zich meer zorgen over de toekomst maakt: 'word ik minder mobiel, wat kan ik straks nog, en wat niet meer...' In zo'n geval is de prognose vaak een belangrijker gespreksonderwerp dan de diagnose. Deze twee gezichtspunten overlappen elkaar, maar als de arts zich beperkt tot de diagnose, komt deze individuele patiënt tekort. De patiëntgerichte benadering dwingt de dokter ertoe zowel de ziekte als de klacht in ogenschouw te nemen.

Een anamnese waarin beide kanten van het ziekte-klachtmodel zijn opgenomen, biedt talloze voordelen:
– Steun, begrip en het opbouwen van een relatie. Bij een traditionele, ziektegerichte benadering ziet u een man van 55 met pijn op de borst wellicht als iemand met angina pectoris, waarna u een passend behandelplan opstelt. Dat is ook uw taak. Als u daarbij echter voorbijgaat aan de gedachten die de patiënt heeft over die pijn op de borst en de gevolgen van uw diagnose voor zijn persoonlijk leven, schiet u toch tekort. De patiënt schrikt misschien van het woord hartproblemen omdat zijn vader op dezelfde leeftijd plotseling aan een hartaanval is bezweken. Misschien was hij tot nu toe heel gezond en actief en ziet hij bij deze diagnose al zijn toekomstplannen in duigen vallen. Misschien is hij als vertegenwoordiger altijd op de weg en krijgt hij nu het idee dat hij met een hartkwaal niet meer kan autorijden. Of zijn vrouw is ziek en hij wil haar niet ook met zijn eigen probleem confronteren. Of u in staat bent hem te helpen, hangt niet alleen af van uw diagnostische capaciteiten, maar vooral van uw vermogen de gezichtspunten van de patiënt te erkennen en hem bij slecht nieuws bij te staan.

- Het traditionele ziektemodel verklaart niet alle aspecten van het probleem van de patiënt. In de termen van het traditionele model bestaat er misschien wel geen 'ziekte' als we de pijn op de borst en de gevoelens daarover van onze 55-jarige patiënt volledig willen verklaren. Persoonlijke problemen kunnen de bron van de klachten zijn, of stress in de familie of op het werk, of misschien is de man een hypochonder. Hoewel het de taak van de arts is fysieke aandoeningen uit te sluiten, kan een dokter, hoeveel moeite hij ook doet, soms werkelijk niets vinden. Zelfs als er wel iets wordt geconstateerd, verklaart dat nog niet altijd waarom de patiënt juist op dit moment een afspraak maakte; pijn in de spieren is vaak best te verdragen wanneer het leven verder in orde is, maar kan bezorgdheid wekken als de patiënt gestrest is.

  We moeten in het hulpverlenergesprek niet alleen de ziekte, maar ook de klacht van de patiënt aan de orde stellen. Een ziektegerichte benadering kan aan het licht brengen dat de pijn op de borst niet ischemisch lijkt en dat zijn ECG normaal is. Maar als de patiënt blijft terugkomen met onverklaarde klachten, moeten we misschien toch verder gaan zoeken. Als we ons behalve in de (mogelijke) ziekte ook in de klacht verdiepen, vertelt hij ons wellicht over zijn slechte huwelijk of een onverwerkt verdriet dat de bron van zijn klachten zou kunnen zijn. Alleen daardoor al kunnen de symptomen soms vanzelf overgaan (Epstein e.a., 1999). Als zowel de ziekte als de klacht worden onderzocht, wordt het consult niet alleen nauwkeuriger en efficiënter, maar ervaart de patiënt ook meer steun en begrip: volgens een onderzoek van Stewart e.a. (1997) in huisartsenpraktijken leidde deze meer patiëntgerichte aanpak tot minder vervolgafspraken, minder onderzoeken en minder verwijzingen.

  Onderzoek heeft ruimschoots aangetoond dat de problemen van veel patiënten niet met organische afwijkingen zijn te verklaren. Bij 50% van de patiënten die met pijn op de borst bij hun huisarts komen, is de oorzaak na zes maanden nog steeds niet vastgesteld (Blacklock, 1977). Vergelijkbare cijfers zijn er voor vermoeidheid, buikpijn en hoofdpijn. We moeten niet denken dat dit een typisch huisartsenprobleem is. Wat dacht u van oor/neus/keelproblemen, darmklachten bij gastro-enterologie of de niet-organische pijn bij cardiologie? Alle specialisten hebben te maken met patiënten die symptomen hebben die niet per se veroorzaakt worden door een ziekte.

- Oog voor het gezichtspunt van de patiënt kan de diagnose vergemakkelijken en consulten effectiever en efficiënter maken. Als u de patiënt vraagt welke ideeën hijzelf over zijn klachten heeft, kan dit het stellen van de diagnose vergemakkelijken; dat de pijn is begonnen na een valpartij brengt

81

misschien een oorzaak aan het licht die anders nooit ontdekt was. Als blijkt dat de patiënt met chronische rugklachten alleen maar een doktersverklaring wil, spaart u tijd en geld door geen overbodige ziektegerichte vragenlijsten af te werken of ongewenste medicijnen voor te schrijven.

– Een basis leggen voor uitleg en planning. Bij onze behandeling van uitleg en planning in hoofdstuk 6 zullen we ons verdiepen in onderzoek dat het belang heeft aangetoond van begrip voor de gezichtspunten van de patiënt in deze latere fase van het consult. Daar wordt duidelijk dat er problemen zullen ontstaan als een solide uitleg ontbreekt die aansluit bij de ideeën, verwachtingen en zorgen van de patiënt; begrip, volgende afspraken, tevredenheid over de behandeling en therapietrouw zullen hieronder lijden.

Tuckett e.a. (1995) hebben laten zien dat consulten mislukken als de uitleg van de arts niet aansluit op de gezichtspunten van de patiënt. Onze 55-jarige patiënt met de pijn op de borst denkt misschien dat hij longkanker heeft, omdat een goede vriend daaraan laatst is overleden. U daarentegen constateert opgewekt dat hier sprake is van wat kramp in de borstspieren. Als u in zo'n situatie niet weet waar de patiënt bang voor is en niet zorgvuldig uitlegt waarom dit geen kanker kan zijn, zult u hem niet geruststellen en blijft bij zich misschien afvragen of u die mogelijkheid over het hoofd ziet. Deze twijfel kan tot gevolg hebben dat de patiënt uw uitleg niet begrijpt, zelfs niet eens goed luistert en uw diagnose dan ook niet accepteert. Op dezelfde manier komt een vrouw op leeftijd met artritis in de knie misschien niet voor pijnstillers, want die pijn kan ze wel verdragen, maar is ze bang net als haar moeder reuma te krijgen en wil ze van u horen dat dit niet het geval is. Een hulpverlener die deze achtergrond niet kent, gebruikt wellicht het woord artritis en legt niet uit wat het verschil is tussen osteoartritis en reumatoïde artritis. Vervolgens schrijft hij een antibioticum voor dat ze uiteindelijk niet slikt. Het is zo gemakkelijk de ziekte in plaats van de patiënt te behandelen.

Dus waar de hulpverlener enerzijds ziekte en klacht moet scheiden, moet hij ze anderzijds ook in samenhang zien. Dit noemt men in het ziekteklachtmodel de integratie. Zonder deze stap is het onmogelijk met de patiënt overeenstemming te bereiken over de aard en de behandeling van het probleem en wordt het moeilijk de patiënt te motiveren aan het verdere verloop deel te nemen.

Het uiteindelijke doel is een gesprek op basis van wederzijds begrip van hulpverlener en patiënt voor de positie van hen beiden. Maar zoals we verder in dit hoofdstuk en in hoofdstuk 6 zullen zien, betekent begrip van de gezichtspunten van de patiënt niet dat de arts afstand doet van zijn verantwoordelijkheid en geheel voor een consumentgerichte benadering kiest. Denk eens aan de patiënt die met een virale keelpijn komt. Aandacht voor de verwachtingen van de patiënt is daarbij al een stuk beter dan zonder meer aannemen dat hij een recept voor antibiotica wil. Vervolgens kan dan op basis van werkelijk begrip van de vragen van de patiënt een behandel- plan worden opgesteld. Eventuele misverstanden en ongenoegens kunnen worden voorzien en voorkomen. Als, zoals vaak het geval is, de patiënt zo mogelijk liever geen antibiotica slikt, kunnen de overige behandelingsmo- gelijkheden op een eerlijke manier besproken worden. Wil de patiënt ech- ter wel direct een antibioticakuur, dan is het van belang dat u deze wens serieus bespreekt en uitlegt wat uw standpunt is; alleen dan kan de patiënt uw redenering begrijpen en het gevoel krijgen dat zijn eigen eisen op zijn minst een discussie waard zijn.

3.4.2 Een alternatief schema voor de inhoud van de informatiefase van het consult

Het ziekte-klachtmodel levert de basis van een alternatief schema voor de inhoud van de informatieverzameling. Dit schema bevat nog alle elementen van de traditionele anamnese, maar het 'nieuwe' is dat ook het gezichtspunt van de patiënt erin is opgenomen (Kurtz e.a., 2003). Dit schema vormt de kern van de manier waarop hulpverleners in de toekomst informatie in dossiers kunnen vastleggen en hun bevindingen aan anderen kunnen presenteren, zoals beschreven in hoofdstuk 1.

83

In dit schema wordt aangegeven hoe de afzonderlijke elementen van de tradi- tionele anamnese en de componenten van het ziekte-klachtmodel in de prak- tijk te combineren zijn.

De te ontdekken inhoud

Biomedisch gezichtspunt – ziekte
    Opeenvolging van gebeurtenissen
    Analyse van de symptomen
    Controle conditie/functioneren

Gezichtspunt van de patiënt – klacht
    Ideeën en overtuigingen
    Verwachtingen
    Gevoelens

Achtergrondinformatie – context
    Medische geschiedenis
    Geschiedenis van drugs en allergieën
    Familiegeschiedenis
    Persoonlijke en maatschappelijke geschiedenis
    Controle conditie/functioneren

Figuur 3.2 Een alternatief schema voor het inwinnen van informatie

Het is van belang dat dit schema intuïtief logisch aanvoelt voor praktiserende hulpverleners en degenen die onderwijs geven. Deze groepen moeten van harte achter het schema staan, zodat studenten in welke situatie dan ook een consistente boodschap krijgen over de inhoud van het medisch consult. Dit schema sluit heel goed aan op de dagelijkse praktijk. Clinici laten graag zien hoe de nieuwe en de traditionele inhoud samengaan en wat het verband is tussen dit inhoudsmodel en de procesvaardigheden met betrekking tot informatieverzameling, waar we hier kort op ingaan.

Het biomedische gezichtspunt

De informatie die een arts over de aspecten van de 'ziekte' moet onderzoeken, is gerangschikt in de traditionele anamnese. We hebben die onderverdeeld in drie even belangrijke delen.

1 Opeenvolging van gebeurtenissen. Voordat de hulpverlener de symptomen nauwkeurig analyseert, is het nuttig als hij eerst uitzoekt wat de exacte volgorde van de gebeurtenissen met betrekking tot het probleem van de patiënt is geweest. In de volgende sectie van dit hoofdstuk bespreken we de procesvaardigheden die de effectiefste resultaten opleveren.

2 Analyse van de symptomen. De hulpverlener moet elk symptoom afzonderlijk nauwkeurig analyseren. We willen met nadruk wijzen op het belang van een degelijke analyse van elk afzonderlijk symptoom, een benadering die de traditionele methodologie voor anamnese altijd al hoog in het vaandel had staan. Hier volgen twee voorbeelden van geheugensteuntjes bij het onderzoeken van een symptoom, die ons dwingen tot een systematische benadering.

WWKKVV **plus I**

1 *waar*: de locatie en uitstraling van een symptoom;

2 *wanneer*: wanneer begon het, varieert het, hoe lang duurt het;

3 *kwaliteit*: hoe voelt het;

4 *kwantiteit*: intensiteit, omvang, handicap;

5 *verzwarende en verzachtende omstandigheden*;

6 *verwante zaken*: andere symptomen;

7 *ideeën*: de opvatting van de patiënt over de symptomen.

Macleods Clinical Examination (Munro & Campbell, 2000)

1 locatie;
2 uitstraling;
3 kenmerken;
4 de ernst van de klacht;
5 de duur van de klacht;
6 frequentie en periodiciteit;
7 speciale momenten van optreden;
8 verzwarende factoren;
9 verlichtende factoren;
10 verwante fenomenen.

3 Onderzoek naar relevante conditie/functionering. Het laatste belangrijke element vormt het onderzoek naar de conditie van orgaansystemen die relevant zijn voor het onderdeel van de anamnese dat wordt besproken. Als een patiënt heeft uitgelegd dat hij wil weten wat zijn buikpijn veroorzaakt, is de meest logische stap in het biomedische onderzoek, na vaststelling van de opeenvolging van gebeurtenissen en analyse van het symptoom, dat de arts onderzoekt hoe de conditie van het maagdarmkanaal is.

Het is van belang dat dit onderdeel al vroeg aan de orde komt en niet als onderdeel van een volledig conditieonderzoek pas aan het eind van het consult. Dit past beter binnen het klinische redeneringproces; in de praktijk beginnen artsen al vroeg in het consult met de probleemoplossing en hebben zij dus informatie nodig over relevante orgaansystemen; informatie die zo nauw mogelijk samenhangt met het probleem.

Het gezichtspunt van de patiënt

De hulpverlener moet ook informatie inwinnen over het gezichtspunt van de patiënt en begrijpen hoe deze zelf denkt over zijn klacht. Hij moet dus de 'nieuwe' inhoud van de anamnese onderzoeken:
– *ideeën en overtuigingen*: bepalen welke ideeën en overtuigingen de patiënt over elk probleem heeft;
– *zorgen*: nagaan welke zorgen de patiënt heeft over de betekenis van de symptomen;
– *verwachtingen*: vaststellen wat de patiënt wil en welke hulp hij verwacht van het consult;

– *effecten*: bepalen welk effect elk probleem heeft op het dagelijks leven van de patiënt;
– *gevoelens*: vaststellen welke emoties het probleem met zich meebrengt.

Achtergrondinformatie: context

Natuurlijk moet de hulpverlener ook achtergrondinformatie te weten komen. Dit is in de traditionele anamnese ook altijd nadrukkelijk aangegeven. Dergelijke informatie verschaft belangrijke inzichten in de context waarin de problemen of symptomen zich voordoen. Op basis van deze informatie kunnen de gebeurtenissen op grond van volledige informatie worden geïnterpreteerd. Hoe gedetailleerd deze informatie moet zijn hangt af van de vraag of het om een complete of gerichte anamnese gaat. Achtergrondinformatie bevat de volgende aspecten:
– medische voorgeschiedenis;
– familiegeschiedenis;
– persoonlijke en maatschappelijke geschiedenis;
– geschiedenis met betrekking tot medicijngebruik en allergieën;
– onderzoek naar conditie/functionering.

Meer informatie over de exacte vragen naar individuele elementen van deze achtergrondinformatie is uitgebreid beschreven in verschillende medische handboeken (bijvoorbeeld Seymour & Siklos, 1994; Munro & Campbell, 2000; Seidel, 2003).

3.5 De vaardigheden bij het inwinnen van informatie

We verdiepen ons hierna in de afzonderlijke vaardigheden die bij het verzamelen van informatie nodig zijn. Hoe gaan we te werk om deze informatie van de patiënt te weten te komen? Wat is de invloed van communicatievaardigheden op de verzamelde informatie? Welke communicatievaardigheden zijn het effectiefst in deze fase van het medisch consult?
In kader 3.1 staan de communicatievaardigheden die nodig zijn om effectief informatie in te winnen. Deze vaardigheden zijn, als ze op de juiste manier worden gebruikt, van toepassing op een complete of gerichte anamnese en in alle omgevingen, of het nu in een ziekenhuis, kliniek of huisartsenpraktijk is.

Kader 3.1 Informatie verzamelen

Problemen verhelderen

– Het verhaal van de patiënt: de patiënt aanmoedigen zijn problemen
te vertellen, vanaf het eerste optreden van de klachten tot nu, in zijn
eigen woorden (waarbij duidelijk moet worden wat de aanleiding tot
het huidige bezoek is);
– Vraagstijl: open- en gesloten-vraagtechnieken gebruiken, op de juiste
momenten tussen beide wisselen;
– Luisteren: aandachtig luisteren, de patiënt laten uitpraten; de patiënt
ruimte geven om na te denken alvorens te antwoorden of om na een
pauze verder te gaan;
– Aanmoedigend reageren: de uitingen van de patiënt verbaal en non-
verbaal ondersteunen door bijvoorbeeld aanmoediging, stiltes, herhaling, parafrasering, interpretatie;
– Signalen: verbale en non-verbale signalen registreren (lichaamstaal,
manier van spreken, gezichtsuitdrukking, houding) en waar nodig ter
sprake brengen;
– Verheldering: doorvragen op uitlatingen die vaag zijn of nadere toelichting behoeven (bijvoorbeeld: 'Wat bedoelt u met licht in het hoofd?');
– Plaatsing in de tijd: vaststellen wanneer klachten zijn begonnen en
wat de volgorde van de gebeurtenissen was;
– Tussentijdse samenvattingen: het gezegde af en toe samenvatten om
te controleren of alles duidelijk is geworden; zo kan de patiënt interpretaties corrigeren en extra informatie geven;
– Taalgebruik: beknopte, gemakkelijk te begrijpen vragen en antwoorden gebruiken; jargon vermijden of anders goed uitleggen.

Aanvullende vaardigheden om het gezichtspunt van de patiënt te leren kennen

– actief vaststellen en indien nodig onderzoeken:
    – ideeën van de patiënt (dat wil zeggen over de oorzaak van het
    probleem);
    – zorgen van de patiënt ten aanzien van elk probleem;
    – verwachtingen van de patiënt (wat hij wil en welke hulp hij ver-
    wacht bij elk probleem);
    – effecten van elk probleem op het leven van de patiënt.
– de patiënt aanmoedigen zijn gevoelens te uiten.

87

Nu zullen we alle vaardigheden uit kader 3.1 in detail bespreken en gaan we in op de resultaten van theorie en onderzoek die toepassing in een consult rechtvaardigen. Verder bekijken we welke aanwijzingen theorie en onderzoek aanvoeren voor het belang van deze vaardigheden in het consult.

3.5.1 Problemen verhelderen

In hoofdstuk 2 behandelden we het begin van het gesprek. We zagen dat het betere resultaten oplevert als we een precieze route voor het consult uitstippelen dan wanneer we blindelings het eerste probleem uitdiepen dat zich voordoet. In de volgende fase van het consult onderzoekt de hulpverlener elke afzonderlijke klacht, na samen met de patiënt te hebben vastgesteld wat de onderwerpen zijn.

We gaan eerst in op de kern van het belang van vraagtechnieken bij het inwinnen van informatie. In kader 3.1 vragen we na de beginopmerkingen allereerst naar een chronologisch verhaal. Maar de vaardigheid die nodig is om het verhaal van de patiënt te weten te komen, is is een bijzonder gebruik van open vragen. We kunnen deze vaardigheid beter behandelen nadat we eerst de vraagstijl nader hebben besproken.

Vraagstijl bij het inwinnen van informatie

In deze fase van het consult kunnen we gemakkelijk aannemen dat de hulpverlener maar een beperkte invloed heeft op de gebeurtenissen. De patiënt zou gewoon zijn vaste verhaal kunnen doen, onafhankelijk van wat de hulpverlener zegt of doet. In werkelijkheid beïnvloeden onze (re)acties en uitingen de antwoorden en reacties van de patiënt wel degelijk. De manier waarop we vragen stellen, bepaalt in hoge mate de kwaliteit en kwantiteit van de verkregen informatie.

We moeten onthouden dat wij, hulpverleners, het gesprek sturen. We snijden zelf een onderwerp aan dat nadere aandacht verdient en leggen de patiënt door onze manier van vragen stellen beperkingen op bij zijn verhaal. Hoe kunnen we dit proces verbeteren, zodat we deskundiger gebruikmaken van de verschillende soorten vragen? Eerst geven we een paar definities.

Wat zijn open en gesloten vragen?

Gesloten vragen zijn vragen waarop een specifiek en vaak enkelvoudig antwoord (zoals ja of nee) wordt verwacht. Deze vragen beperken de reactie tot een – door de ondervrager afgebakend – klein gebied: de patiënt antwoordt gewoonlijk met één of twee woorden en gaat nergens dieper op in.

Open vragen daarentegen zijn bedoeld om een onbegrensd gebied te ontsluiten, waarin niet vooraf wordt bepaald wat voor soort antwoord verwacht wordt. De patiënt wordt ook hier in een zekere richting geleid, maar kan zelf kiezen of hij in zijn antwoord mededeelzaam of terughoudend wil zijn.

Een paar voorbeelden van deze vraagmethoden:

– open: 'Vertelt u eens over uw hoofdpijn';
– specifieker, maar nog steeds open: 'Wanneer wordt de hoofdpijn erger?';
– gesloten: 'Wordt u 's morgens wel eens met deze hoofdpijn wakker?'.

We benadrukken met klem dat zowel open als gesloten vragen belangrijk zijn. Hulpverleners neigen ertoe te vaak gesloten vragen te gebruiken. Dit betekent niet dat gesloten vragen verboden zijn. Beide zijn nodig en ze dienen verschillende doelen: op verschillende momenten in het gesprek moet de keuze voor de ene of de andere techniek nauwkeurig overwogen worden.

Omdat vragen stellen niet de enige manier is om informatie te verzamelen, moet u het woord 'vraag' hier niet al te letterlijk nemen. Een betere omschrijving zou zijn: open en gesloten vraagtechnieken. Veel open methoden bestaan zelfs niet uit vragen, maar uit sturende opmerkingen:

89

> *Begint u maar bij het begin en vertelt u eens wat er allemaal gebeurde...*
> *Kunt u daar iets meer over vertellen...*
> *Vertelt u eens, hoe gaat het sinds de operatie van gisteren...*

in tegenstelling tot:

> *Wat is er allemaal gebeurd sinds u de pijn voor het eerst voelde?*
> *Waarom heeft uw huisarts u nu in het ziekenhuis laten opnemen?*
> *Hoe voelt u zich sinds de operatie?*
> *Wat dacht u precies...?*

Wanneer open vragen, wanneer gesloten vragen?

Het is van belang te weten hoe u op verschillende momenten in het gesprek kiest tussen de open- en de gesloten-vraagmethode. Met open vragen beginnen en later op gesloten vragen overgaan noemt men het *open-naar-gesloten kegelmodel* (Goldberg e.a., 1983). De hulpverlener gebruikt eerst open vragen om een beeld te krijgen van de hulpvraag van de patiënt en zijn gezichtspunten. Later spitst het gesprek zich met steeds meer gerichte (maar nog steeds open) vragen toe, om ten slotte met gesloten vragen details aan het licht te brengen die de patiënt anders misschien had weggelaten. Het gebruik van open vragen aan het begin van een onderzoek is essentieel: zó komt de meeste informatie op tafel. De meest gemaakte fout is dat hulpverleners te snel op gesloten vragen overgaan.

Wat zijn de voordelen van open-vraagmethoden?

Waarom verloopt het verzamelen van informatie het beste als eerst open en pas daarna gesloten vragen gebruikt worden? Kijk eens wat er gebeurt als we twee totaal verschillende benaderingen in één scenario gebruiken.
Een consult op basis van gesloten vragen verloopt misschien zo:

Arts: *Pijn op de borst, zei u – waar zit de pijn precies?*
Patiënt: *Nou, hier aan de voorkant.' (Wijst naar zijn borstbeen)*
Arts: *Wat voor soort pijn voelt u – is het een doffe of een scherpe pijn?*
Patiënt: *Nogal scherp eigenlijk.*
Arts: *Hebt u er iets voor ingenomen?*
Patiënt: *Alleen wat maagtabletten, maar die helpen niet erg.*
Arts: *Straalt de pijn ook uit?*
Patiënt: *Nee, het zit alleen maar hier.*

Een aanvankelijk meer open stijl kan andere informatie opleveren:

Arts: *Vertelt u eens over die pijn in de borst.*
Patiënt: *Nou, dat heb ik al een paar weken en het wordt steeds erger. Ik had altijd al wat last van de maag, maar niet zo erg als nu. Ik krijg hier van die pijnscheuten (wijst naar het borstbeen) en dan moet ik alsmaar boeren en dan krijg ik zo'n zure smaak in mijn mond. Het is vooral erg als ik wat gedronken heb en ik slaap ook niet meer zo goed.*
Arts: *Dat lijkt me heel vervelend, en ook vermoeiend – kunt u er nog meer over vertellen?*
Patiënt: *Ik vroeg me af of het misschien komt door die medicijnen die ik voor mijn gewrichten neem – dat gaat namelijk niet zo goed en daarom heb ik een paar paracetamol genomen. Ik kan op dit moment namelijk niet ziek worden, met al die problemen met Kees en zo.*

Waarom levert het gesprek waarin open vragen gesteld worden, zulke andere gegevens op? De voordelen van open vragen zijn dat ze:

1   de patiënt uitnodigen een meer volledig verhaal te vertellen;
2   de 'hagelschot'-benadering van gesloten vragen voorkomen (veel vragen stellen, dan is er altijd wel eentje raak);
3   de hulpverlener de tijd gunnen om te luisteren en na te denken alvorens een volgende vraag te stellen;
4   bijdragen tot een betere diagnose;
5   helpen bij het onderzoek van zowel de ziekte als de klacht;
6   de participatie van de patiënt bevorderen.

1   *De patiënt uitnodigen een vollediger verhaal te vertellen.*
    Gesloten vragen geven de hulpverlener meer controle over het soort antwoorden van de patiënt, maar beperken de hoeveelheid gegevens die verstrekt zou kunnen worden. Open vragen brengen de patiënt ertoe zijn eigen verhaal te vertellen en dat levert vaak meer gewenste informatie op. Door open vragen te stellen, kan de informatie over een probleem snel en efficiënt worden verkregen. In bovenstaande voorbeelden produceerden twee open vragen over de pijn in de borst meer bruikbare informatie dan vier gesloten vragen.
2   *De hagelschotbenadering van gesloten vragen voorkomen.*
    Bij de gesloten benadering berust alle verantwoordelijkheid bij de vragensteller. Hij moet afwegen naar welke zaken hij wil informeren en dan de juiste vragen formuleren. De verkregen informatie zal dan ook alleen betrekking hebben op de gebieden waarvan de hulpverlener heeft besloten dat ze relevant zijn. Hij kan in dat geval gemakkelijk vergeten ook andere belangrijke onderwerpen aan te snijden. Elke vraag is gebaseerd op een vermoeden – een proces dat vaak weinig efficiënt is. In de open methode kan de patiënt onderwerpen aansnijden waar de vragensteller nooit opgekomen zou zijn. In bovenstaand voorbeeld had de hulpverlener misschien niet naar drankgewoonten gevraagd en daarmee een belangrijk gegeven gemist. Dit betekent niet dat gesloten vragen onbruikbaar zijn, integendeel: verderop in het gesprek zijn gesloten vragen vereist om bepaalde punten te verhelderen of nog ongenoemde zaken boven tafel te krijgen. Daarvóór dient de patiënt echter zijn verhaal kwijt te kunnen.
3   *De hulpverlener de tijd gunnen om te luisteren en na te denken alvorens een volgende vraag te stellen.*
    Bij de gesloten methode moet de hulpverlener elke gesloten vraag door een andere laten volgen. Hij formuleert tijdens het antwoord in gedachten al de volgende vraag, zodat het gesprek niet zal worden onderbroken; daarbij kan

91

hem belangrijke informatie ontgaan. Bij de open methode kan de hulpverlener zijn vragen makkelijker stellen, hij hoeft slechts door te vragen op informatie die niet duidelijk is.

4   *Bijdragen tot een betere diagnose.*
Als hulpverleners aan het begin van de informatiefase geen open vragen gebruiken, is het risico groot dat de diagnose op basis van te beperkte gegevens wordt gesteld. We weten dat hulpverleners zich al vroeg in het consult richten op het oplossen van problemen. Ze proberen direct de eerste informatie te koppelen aan hun kennis van afzonderlijke problemen en aan probleemoplossingstrategieën die ze al uit ervaring kennen. De eerste hypothesen over wat er met de patiënt aan de hand is, worden gemiddeld na zo'n twintig seconden gevormd. Vervolgens worden dan vragen gesteld die hoofdzakelijk gericht zijn op bevestiging van de eerste indrukken (Kassirer & Gorry, 1978; Barrows & Tamblyn, 1980; Glick, 1986; Mandin e.a., 1997). Hulpverleners die open methoden gebruiken, hebben meer tijd om over de juiste benadering van het probleem na te denken en krijgen meer informatie die kan dienen als basis voor theorieën en hypothesen. Gesloten vragen leiden echter snel tot het inslaan van een specifieke richting die na enige tijd de verkeerde kan blijken te zijn en dan doodloopt. In dat geval moet de hulpverlener weer van voren af aan beginnen en een andere strategie ontwikkelen: dat is een inefficiënte en onnauwkeurige vorm van informatie verzamelen. In ons voorbeeld kon de dokter door het gebruik van open vragen geduldig luisteren en op die manier vermijden dat hij voortijdig een hartkwaal suggereerde; zo kon de patiënt verdere symptomen en zorgen uiten die tot een nauwkeurigere werkhypothese leidden.

5   *Helpen bij het onderzoek van zowel de ziekte als de klacht.*
Bij de vaststelling van de klachten zijn gesloten vragen ook niet op hun plaats. Omdat gesloten vragen nu eenmaal het schema van de hulpverlener volgen, concentreren ze zich als vanzelf op de klinische en zorgaspecten van het probleem en is er geen aandacht voor de gezichtspunten van de patiënt. Open vragen daarentegen stimuleren de patiënt de klachten vanuit zijn persoonlijke beleving te vertellen, in zijn eigen woorden. Patiënten bepalen zelf wat belangrijk is en de hulpverlener krijgt een indruk van de manier waarop de patiënt zijn klacht ervaart.

6   *Participatie van de patiënt bevorderen.*
Zoals we in hoofdstuk 2 al zeiden, eindigt 94% van de gespreksonderbrekingen ermee dat de dokter het woord neemt (Beckman & Frankel, 1984). Vroegtijdige concentratie op één probleem, met gesloten vragen, verandert een patiëntgerichte situatie in een hulpverlenergerichte behandeling, met als resultaat dat de patiënt een passieve houding aanneemt en zich beperkt

tot antwoord geven. Als u een lijst gesloten vragen afwerkt, zal de patiënt niet snel meer iets uit zichzelf vertellen dat buiten uw context valt – de meeste patiënten laten zich dan door u leiden. Bij open vragen kan de patiënt actiever deelnemen en aangeven als hij iets nader wil toelichten; bovendien is de bereidheid van de hulpverlener om te luisteren dan veel duidelijker.

Waarom is het belangrijk om geleidelijk van open op gesloten vragen over te gaan?

Terwijl het gesprek vordert, moet de hulpverlener zich geleidelijk meer op bepaalde onderwerpen gaan richten. Hij moet steeds meer gerichte open vragen stellen en uiteindelijk op gesloten vragen overschakelen om details te weten te komen. Gesloten vragen zijn nodig om specifieke onderwerpen aan te snijden die de patiënt niet uit zichzelf ter sprake brengt of om symptomen in detail te analyseren (hoewel dit ook met een open vraag kan beginnen, bijvoorbeeld: 'Wat is er dan veranderd aan uw huid?').
In hoofdstuk 4 bekijken we hoe u van open op gesloten vragen overgaat met duidelijke en verhelderende overgangsopmerkingen. Bovendien zullen we zien hoe samenvattingen en markeringen kunnen voorkomen dat het gesprek verzandt. In hoofdstuk 5 gaan we nader in op het belang van non-verbale communicatie in deze context en zullen we zien hoe zelfs gesloten vragen, mits aanmoedigend gebracht, de patiënt ertoe kunnen brengen meer te vertellen; goede non-verbale communicatie kan gesloten vragen in open vragen veranderen.

Is de waarde van de open- en gesloten-vraagmethode aangetoond?

Roter en Hall (1987) onderzochten het verband tussen de gesprekstechnieken van eerstelijnsartsen en de medische informatie die zij in consulten met proefpersonen verzamelden. Het bleek dat artsen gemiddeld slechts 50% van de echt belangrijke medische informatie boven tafel wisten te krijgen; het bereik liep van 9 tot 85%! De hoeveelheid verkregen informatie kwam van zowel open als gesloten vragen; de open vragen leverden echter beduidend meer relevante gegevens op dan de gesloten vragen.
Stiles e.a. (1979) hebben laten zien dat patiënten op een ambulante afdeling van een ziekenhuis meer tevreden waren over het gesprek als ze in de informatiefase ongestoord hun eigen verhaal konden vertellen in plaats van ja/nee-antwoorden op gesloten vragen te moeten geven.

Goldberg e.a. (1983) onderzochten de vaardigheid van Amerikaanse huisartsen om vanuit hun emoties psychiatrische problemen bij patiënten waar te nemen. Men keek welke aspecten van de gespreksvoering bijdroegen aan de juiste conclusies van psychiatrische stoornissen. Twee vaardigheden die voor de nauwkeurigheid van de diagnose van belang bleken, waren het open-naar-gesloten-kegelmodel en het stellen van gerichte, open vragen in plaats van gesloten vragen.

Maguire e.a. (1996) toonden aan dat kankerpatiënten meer belangrijke zorgen uiten als hun artsen open vragen stellen.

Verdere aanwijzingen voor de relatieve waarde van open en gesloten vragen vinden we in diverse onderzoeken van Cox en collega's (Cox. e.a., 1981a, 1981b; Rutter & Cox, 1981; Cox, 1989). Zij bestudeerden gesprekken met ouders van kinderen die naar een psychiatrische jeugdkliniek waren verwezen. In de eerste fase van het onderzoek bekeken ze de gesprekken van assistent-psychiaters om te zien welk effect bepaalde gesprekstechnieken hadden op het verzamelen van informatie en op het uiten van gevoelens en emoties. Hun onderzoek wees het volgende uit:

– De verhouding tussen open en gesloten vragen hing nauw samen met de spraakzaamheid en de opmerkingen van de ouders; hoe spraakzamer die waren, hoe eerder de problemen spontaan aan de orde kwamen.
– Naarmate de hulpverlener meer praatte, meer onderwerpen aan de orde stelde en vaker het gesprek domineerde, deden de ouders er meer het zwijgen toe en werden hun reacties korter.
– Open vragen stimuleerden zowel het uiten van emoties als het verstrekken van relevante gegevens.

In de tweede fase van hun onderzoek werden ervaren psychiaters getraind in het gebruik van verschillende vraagstijlen om na te gaan of de uitkomsten van het eerste onderzoek experimenteel herhaald konden worden. Men was in staat bovengenoemde resultaten te reproduceren en ontdekte ook nog dat: moeders, als ze werden aangemoedigd hun zorgen spontaan te uiten, ook zonder gesloten vragen de meeste (maar niet alle) relevante onderwerpen vanzelf wel noemden. Veel van die onderwerpen bleken normaal of weinig opmerkelijk te zijn. Bij een minder sturende vraagmethode, met meer open vragen, noemden patiënten meer symptomen of problemen die eerder niet door de ondervrager waren aangekaart of bedacht. Bij meer sturende vraagmethoden werden de door de ondervrager relevant geachte symptomen iets minder vaak gemist.

De conclusie was dat 'het wenselijk is een klinisch diagnostisch gesprek te beginnen met een lange fase waarin minder indringend naar details wordt doorgevraagd en waarin de ondervraagden de kans krijgen hun verhaal in hun eigen woorden te vertellen.'

Uit het onderzoek van Cox e.a. bleek ook de waarde van de gesloten vraag:

- Hoe groter het aantal onderwerpen dat de ondervrager rechtstreeks aan de orde bracht, hoe meer duidelijk werd dat sommige symptomen beslist niet aanwezig waren. Ook dit kan zeer belangrijke informatie zijn.
- Er werd meer informatie verkregen als ondervragers specifieker naar gedetailleerde informatie vroegen en per onderwerp naar meer bepaalde details informeerden.

Hun conclusie was dat 'als psychiaters voldoende details over gezinsproblemen en symptomen bij kinderen willen verkrijgen om een basis voor een behandelplan te kunnen formuleren, ze bij de ondervraging systematisch en gedetailleerd te werk moeten gaan'.

De patiënt uitnodigen te praten

Bij het informatie inwinnen is luisteren net zo belangrijk als bij de aanvang van het consult. Maar voordat u rustig kunt luisteren, stuurt u de patiënt in de juiste richting. Hoe vraagt u de patiënt om meer informatie over elke klacht?

Het zal inmiddels duidelijk zijn dat beginnen met open vragen ook hier vruchten afwerpt:

Vertelt u eens wat meer over die hoofdpijn.

levert meer informatie op dan:

U had het over hoofdpijn; waar zit die precies?

Een bijzonder bruikbare methode om, beginnend met open vragen, informatie te verkrijgen is 'het verhaal van de patiënt': u moedigt de patiënt aan om zijn verhaal in eigen woorden te vertellen, vanaf het begin van de klachten:

Vertelt u eens vanaf het begin.

Dit is een natuurlijke manier om achter de ervaringen van de patiënt te komen en alle noodzakelijke informatie op een prettige manier te vergaren. De patiënt kan zijn verhaal vertellen zoals hij dat ook aan vrienden zou doen – meestal hebben mensen al met allerlei anderen gepraat voordat ze besluiten een dokter op te zoeken (Simon & Webb, 1975). Deze methode levert de hulpverlener al vroeg in het consult een beeld van de volgorde waarin de gebeurtenissen zich hebben voorgedaan. Deze belangrijke component van het biomedische perspectief (de ziektegeschiedenis) verhoogt de nauwkeurigheid. Als de arts de patiënt vraagt zijn verhaal chronologisch te vertellen, krijgt de arts een organisatorisch kader dat bijdraagt tot de klinische redenering en kan de patiënt de details van de anamnese ook gemakkelijker onthouden. Daartegenover staat dat het erg moeilijk is om naar de volgorde van gebeurtenissen te informeren aan de hand van gesloten vragen. Dit verklaart mogelijk waarom deze waardevolle component van de anamnese soms over het hoofd wordt gezien.

Deze methode heeft alle voordelen van de open-vraagtechniek, waarbij de patiënt de gelegenheid krijgt alles in chronologische volgorde te vertellen. Het is een uitstekende manier om het gezichtspunt van de patiënt te leren kennen. Het voorkomt Mischlers 'parallelle monologen', waarbij patiënt en hulpverleners in verschillende talen lang elkaar heen praten (Mischler, 1984). De hulpverlener moet zorgvuldig luisteren en, indien nodig, de patiënt begeleiden in zijn verhaal door hier en daar opheldering te vragen, om dan weer snel terug te keren met de vraag: 'Wat gebeurde er toen?' In zo'n situatie kan de dokter interrumperen zonder de leiding te nemen; hij kan het woord weer aan de patiënt geven door hem te vragen het verhaal af te maken. Zoiets moet echter niet te vaak gebeuren, want als de hulpverleners de patiënt eenmaal heeft onderbroken, is de verleiding groot het gesprek met gesloten vragen voort te zetten en vergeet men dat de patiënt zijn verhaal nog maar gedeeltelijk heeft gedaan.

De open-vraagstijl en het verhaal van de patiënt zijn ideale manieren om aandacht te schenken aan zowel het biomedisch gezichtspunt als dat van de patiënt. Beide perspectieven kunnen informatie van hoge kwaliteit opleveren.

Aandachtig luisteren

Terwijl de patiënt zijn verhaal vertelt, luistert de hulpverlener. In hoofdstuk 2 hebben we al uitgelegd hoe belangrijk aandachtig luisteren is in het begin van het gesprek. Het is een proces waar veel ervaring voor nodig is en dat een combinatie vraagt van aanmoedigende reacties en stiltes op de juiste momenten, alsmede de vaardigheid verbale of non-verbale signalen op te merken.

Als we de voordelen van aandachtig luisteren (zoals beschreven in hoofdstuk 2) vergelijken met de voordelen van open vragen (die we eerder in dit hoofdstuk schetsten), valt de overeenkomst op. Die is er omdat aandachtig luisteren een direct gevolg is van het gebruik van open vragen; het is vrijwel onmogelijk om actief luisteren en tegelijkertijd gesloten vragen te stellen.

Aanmoedigend reageren

Naast luisteren is het ook belangrijk de patiënt aan te moedigen zijn verhaal verder te vertellen. Gesloten vragen kunnen intimiderend zijn, waardoor patiënten soms ook op volgende open vragen amper meer antwoord geven, tenzij ze daartoe worden uitgenodigd. Elke vorm van gedrag die patiënten ertoe brengt meer te vertellen over een onderwerp dat al is aangesneden, is een aanmoedigende reactie. Bij onze eerste bespreking daarvan in hoofdstuk 2 bekeken we onderzoeksresultaten waaruit bleek dat bepaalde vaardigheden, zoals herhaling, averechts kunnen werken als ze te vroeg in het gesprek worden gebruikt. In het begin van het gesprek is ons doel een zo breed mogelijk beeld van de patiënt en zijn klachten te krijgen; de details komen later aan de orde. Nu verdiepen we ons in het gebruik van deze vaardigheden in de informatiefase. Hoe brengen we patiënten ertoe uitgebreid over hun klachten te praten?

Een aanmoedigende reactie omvat zowel verbale als non-verbale vaardigheden. In dit hoofdstuk richten we ons voornamelijk op de verbale communicatie en bespreken we een paar non-verbale vaardigheden. In hoofdstuk 5 gaan we dieper in op de specifieke non-verbale aspecten van het gesprek.

Met de volgende vier vaardigheden nodigen we de patiënt uit, meer te vertellen. Hiermee geven we aan geïnteresseerd te zijn in wat hij zegt en hierover graag meer te willen weten:

- aanmoedigen;
- stilte;
- herhalen (echo);
- parafraseren;
- hardop denken.

Aanmoedigen

Naast de non-verbale hoofdknikken en verschillende gezichtsuitdrukkingen gebruiken hulpverleners die aandachtig luisteren een reeks verbale signalen die de patiënt tot verder vertellen aanzetten. Dat wordt vaak heel efficiënt met weinig of geen interrupties gedaan, terwijl de patiënt voldoende vertrouwen behoudt om niet dicht te klappen. We bedoelen neutrale geluiden als 'hm', 'en toen...?', 'ja, ja...', 'ach', 'zo... vertel eens'. We hebben allemaal zo onze eigen voorkeuren.

Stilte

Verbale aanmoediging is vaak niet effectief als er niet onmiddellijk een aandachtige stilte op volgt. In hoofdstuk 2 bespraken we het werk van Rowe (1986) over dit onderwerp: hoe het gebruik van een korte stilte of pauze de patiënt er als vanzelf toe brengt meer te vertellen. Langere stiltes zijn soms gepast als de patiënt zich moeilijk kan uiten of van slag is. Het doel van een langere pauze is de patiënt hardop te laten zeggen wat er aan gedachten en gevoelens door zijn hoofd speelt. In zo'n situatie kan de balans gemakkelijk naar de verkeerde kant doorslaan: van een aangename naar een onaangename stilte, van een stilte die communicatie bevordert naar een stilte die onzekerheid en angst creëert. De hulpverlener moet goed opletten welke non-verbale signalen hij uitzendt. Bedenk echter wel dat ongerustheid soms sterker wordt ervaren door de hulpverlener dan door de patiënt; patiënten kunnen stiltes vaak beter aan!

Als de hulpverlener het gevoel heeft dat een stilte negatief werkt of dat de patiënt uiteindelijk moet worden aangemoedigd meer te vertellen, moet hij zich afvragen hoe hij de stilte kan doorbreken. Bij een zin als:

Wilt u me zeggen wat er nu door u heen gaat?

kan de patiënt zijn eigen gedachtegang blijven volgen en wordt dit proces niet onderbroken; hetzelfde gebeurt als u de laatste uitspraken van de patiënt herhaalt, zoals we verderop zullen zien.

Herhalen (echo)

Als u af en toe de laatste uitspraken van de patiënt herhaalt, zal hij gemakkelijker blijven doorpraten. Hulpverleners zijn vaak bang dat zo'n echo onnatuurlijk klinkt, mar daar schijnen patiënten opmerkelijk weinig last van te hebben. Herhaling moedigt de patiënt aan op zijn laatste opmerking door te gaan. Dit werkt meer sturend dan 'ja, ja, zo, zo' of een stilte. We zagen dit al in het werk van Beckman en Frankel (1984), waarin werd aangetoond dat de echo in het begin van het gesprek als een interruptie kan werken, doordat de patiënt in een specifieke richting wordt gestuurd, terwijl de hulpverlener nog niet alle klachten heeft gehoord.

Voortbordurend op het eerder gebruikte voorbeeld, kunnen we zien hoe deze vaardigheden in de praktijk uitwerken, zowel vanuit het biomedisch gezichtspunt als dat van de patiënt:

Arts: *Vertelt u eens wat meer over die pijn op de borst. (open vraag)*

Patiënt: *Nou, dat is de laatste weken steeds erger geworden. Ik had altijd al wel last van de spijsvertering, maar zo erg als nu nog nooit. Ik heb hier (wijst op het borstbeen) zo'n stekende pijn en dan moet ik steeds boeren en dan krijg ik zo'n zure smaak in mijn mond. Het is*

> trouwens erger als ik wat gedronken heb, en ik slaap ook al zo slecht.
>
> Arts: Nou, dat is nogal wat. En verder... (aanmoediging)
>
> Patiënt: Ik vroeg me af of het iets te maken had met die medicijnen die ik voor de gewrichten neem – dat gaat de laatste tijd niet zo goed en ik heb paracetamol genomen. Ik kan momenteel niet ziek worden vanwege de toestanden met Kees en zo.
>
> Arts: (stilte, plus oogcontact, plus een bevestigend knikje)
>
> Patiënt: Het gaat hard achteruit dokter, en ik weet niet hoe het allemaal verder moet als hij nog erger wordt.
>
> Arts: Hoe denkt u het te gaan redden?
>
> Patiënt: Ik heb hem beloofd dat hij niet meer naar het ziekenhuis hoeft, maar nu weet ik niet of ik het wel aankan.

Parafraseren

Parafraseren betekent: in uw eigen woorden de inhoud of de gevoelens bij de boodschap van de patiënt herformuleren. Dat is niet helemaal hetzelfde als controleren of samenvatten (zie onder): parafraseren is bedoeld om de patiënt beter te begrijpen in plaats van uw begrip alleen maar te verifiëren. De parafrase is daarom vaak meer toegespitst op specifieke zaken dan de oorspronkelijke mededeling. Parafraseren is een test voor uw eigen *interpretatie*: komt deze overeen met wat de patiënt werkelijk bedoelt? We vervolgens ons voorbeeld:

> Arts: Denkt u dat als Kees nog zieker wordt, u hem niet meer thuis kunt verplegen?
>
> Patiënt: Ik denk dat ik dat lichamelijk nog wel kan opbrengen, maar hoe gaat dat als ik dag en nacht klaar moet staan? Ik moet het allemaal alleen doen, Marian kan ik niet vragen, die heeft zo'n drukke baan.
>
> Arts: U klinkt alsof u bang bent dat u tekortschiet. (parafrasering van een gevoel)

Parafraseren combineert elementen van aanmoedigen, samenvatten en verhelderen. Het is vooral bruikbaar als u denkt dat u het wel begrijpt, maar nog twijfelt of er achter een eenvoudige mededeling misschien bedoelingen of achtergronden schuilen. Parafraseren is een uitstekende vorm van aanmoedigen om alle aspecten van de kwaal aan het licht te brengen.

99

Hardop denken

Duidelijk maken waarom u een vraag stelt, is ook een uitstekende manier om aanmoedigend en begrijpend over te komen:

> *Pijn op de borst wordt soms veroorzaakt door stress – ik vraag me af of dat misschien ook voor u geldt, of u momenteel veel met spanningen te maken hebt?*

Dit is duidelijk een gesloten vraag, maar omdat de patiënt direct begrijpt waarom u deze vraagt stelt, valt haar een antwoord en een nadere uitleg niet zwaar. Het meer directe '*Hebt u op het ogenblik last van stress?*' daarentegen is een vraag die waarschijnlijk slechts een ja- of nee-antwoord oplevert. In hoofdstuk 5 gaan we dieper op dit onderwerp in.

Wat is de onderbouwing van het belang van aanmoediging?

De hiervoor opgesomde vaardigheden zijn de sleutelbegrippen van non-directieve counseling. Rogers (1980), Egan (1990) en anderen hebben deze vaardigheden voor het eerst besproken en ze worden beschouwd als elementen van elke vorm van communicatie waarbij men de patiënt wil laten praten zonder als hulpverlener het gesprek een bepaalde richting te geven.

Er is weinig specifiek onderzoek gedaan naar het gebruik van deze verschillende vaardigheden in gesprekken en daarom valt het niet mee onderzoeksgegevens aan te dragen die het belang ervan onderbouwen. Maar toch: Levinson e.a. (1997) toonden aan dat eerstelijnsartsen die meer aanmoedigden (mening van de patiënt vragen, controleren of alles goed begrepen is, patiënt helpen te praten, parafraseren en interpreteren) minder vaak werden aangeklaagd voor onzorgvuldig handelen. Hetzelfde onderzoek meldde dat dit verband niet opging voor chirurgen.

Al met al maken de aanmoedigingsvaardigheden een belangrijk deel uit van de patiëntgerichte gespreksvoering (Henbest & Stewart, 1990a, b) en hebben ze een gunstige invloed op vele meetbare aspecten van communicatie. De patiëntgerichtheid bestond in deze onderzoeken uit een combinatie van open vragen, aanmoedigende reacties en specifieke vragen naar de verwachtingen, gedachten en gevoelens van de patiënt.

Verbale en non-verbale signalen opvangen

Door aandachtig te luisteren en de patiënt met verbale en non-verbale signalen aan te moedigen, zorgen we ervoor dat patiënten zich welkom en op hun gemak voelen. We laten zien dat we geïnteresseerd zijn in hun verhaal en dat we hen aanmoedigen om door te gaan en zelfs nog verder uit te wijden. Toch is het verbazingwekkende dat we, ook al luisteren we misschien nog zo aandachtig en wekken we de indruk dat we alles wat de patiënt zegt in ons opnemen, helemaal niet altijd horen wat hij zegt! We kunnen nog zo mooi naar informatie vragen en dan vergeten die informatie te registreren. Dit is net zoiets als de bloeddruk van een patiënt opnemen en ons meteen daarna realiseren dat we de uitslag niet in ons hoofd hebben opgeslagen, iets wat alle artsen wel eens hebben meegemaakt.

Horen wat de patiënt zegt, is van wezenlijk belang voor het inwinnen van informatie. Het gaat daarbij niet alleen om wat de patiënt ons openlijk vertelt, maar ook om wat hij ons indirect of zelfs onbewust meedeelt met verbale en non-verbale aanwijzingen. Gewoonlijk vertellen patiënten ons graag hun gedachten en gevoelens. Ze doen dat echter vaak indirect, met verbale hints of veranderingen in hun non-verbale gedrag (lichaamstaal, aanwijzingen in stemgeluid, zoals aarzelingen, verandering van volume of gezichtsuitdrukking). Het is een belangrijke vaardigheid om deze aanwijzingen te signaleren en het biomedisch perspectief te kunnen verhelderen (bijvoorbeeld: 'en ik heb zo'n... soort... het is niet echt pijn...') en dat van de patiënt ('het is allemaal niet gemakkelijk...' of 'ik ben alleen...') (Tuckett e.a., 1985; Branch & Malik, 1993; Cegala, 1997; Lang e.a., 2000). Levinson e.a. (2000) ontdekten dat in zowel de eerstelijnszorg als op afdelingen chirurgie meer dan 50% van de gesprekken een of meer aanwijzingen bevat, in de eerstelijnszorg gemiddeld 2,6 en bij chirurgie 1,9.

Alleen het signaal opmerken is nog niet genoeg. We moeten reageren en elk signaal controleren, om te zien of het juist is (Suchman e.a., 1997). Levinson e.a. (2000) ontdekten dat patiënten het hele consult door signalen gaven, van het begin tot de laatste minuut, maar dat hulpverleners daar maar op 38% van de gevallen (op chirurgie) positief op reageerden en in 21% van de gevallen in de eerstelijnszorg en in alle andere gevallen de gelegenheid helemaal voorbij lieten gaan om erop te reageren. Als signalen werden gemist, kwam de helft van de patiënten een tweede of derde keer terug op het betreffende onderwerp, en in alle gevallen lieten de hulpverleners weer de gelegenheid voorbijgaan om daarop te reageren. Het gevaar daarvan is daarom tweeledig: ofwel we missen de boodschap helemaal, of we gaan ervan uit dat we het signaal goed begrepen hebben zonder dat we dat controleren. Signalen die patiënten geven en de aannames die we doen, moeten meteen of later in het consult onderzocht en duidelijk uitgesproken worden. Soms is het beter dat een hulpverlener besluit om een opgevangen signaal even te negeren tot een later moment, maar zonder gevaar is dat niet. Ten eerste bestaat de kans dat u vergeet erop terug te komen. En ten tweede werkt een onmiddellijke reactie als een bevestiging voor de patiënt dat u geïnteresseerd bent, zodat er eerder een sfeer ontstaat waarin de patiënt zich nog meer openstelt.

De studie van Levinson e.a. (2000) toonde ook aan dat een consult wordt *verkort* wanneer de hulpverlener signalen oppikt en daarop reageert. Consulten in de eerstelijnszorg waarin ten minste één signaal werd afgegeven, duurden langer wanneer de hulpverlener naliet te reageren dan wanneer ze daar positief op reageerden (gemiddeld 20,1 minuten tegen 17,6 minuten). Op afdelingen chirurgie waren de bevindingen vergelijkbaar (14,0 minuten tegen 12,5 minuten). Bezoeken waarin patiënten herhaaldelijk emotionele kwesties ter sprake brachten nadat de hulpverlener een gelegenheid voorbij liet gaan om te reageren, duurden langer dan bezoeken waarin de hulpverlener ten minste één keer positief reageerde (18,4 tegen 17,6 minuten in de eerstelijnszorg en 15,5 tegen 12,5 minuten in bezoeken op de afdeling chirurgie). Levinson e.a. concludeerden dat deze twee aspecten van consult (signalen van de patiënt en response van de hulpverlener), '... de sleutel vormden voor het ontstaan van een vertrouwensband tussen hulpverlener en patiënt, en uiteindelijk dus betere resultaten in de zorg opleverden.'

Later in dit hoofdstuk, bij het bespreken van technieken om het gezichtspunt van de patiënt te verhelderen, zullen we een paar manieren bekijken waarop u signalen van de patiënt kunt opmerken en daarop reageren.

Het verhaal van de patiënt verhelderen

Vage mededelingen of uitspraken die wat meer uitleg behoeven, moeten nader besproken worden. Na een eerste antwoord op een open vraag kan het nodig zijn dat de dokter de patiënt vraagt nauwkeuriger, helderder of completer te zijn. Mededelingen van patiënten zijn vaak voor meer uitleg vatbaar. Het is belangrijk vast te stellen welke interpretatie de juiste is.

Verheldering vereist vaak een open benadering:

Kunt u uitleggen wat u bedoelt met "licht in het hoofd"?

Maar ook gesloten vragen kunnen belangrijk zijn:

Wat bedoelt u met "duizelig", dat het lijkt alsof de kamer om u heen draait?

Als de patiënt uit zichzelf geen informatie geeft over bepaalde belangrijke punten in het verhaal, moet u daarnaar doorvragen. Om de antwoorden zo nauwkeurig mogelijk te krijgen, kunt u uw vragen toespitsen op tijdstippen en data.
Vergelijk:

> *Voelde u zich somber? (ongedateerd)*
> *Hebt u ooit sombere gevoelens gehad?*
> *Hebt u in de laatste twee weken, sinds die klap op uw hoofd, ook sombere*
> *gevoelens gehad?*

Maar al te vaak stellen we de eerste vraag terwijl we de derde zouden willen stellen. Als de patiënt zegt: '*soms*', welke vraag wordt dan beantwoord?

Tussentijdse samenvatting

Samenvatten is een bewuste ingreep: u vertelt de patiënt wat u tot op dat
moment van de klachten hebt begrepen. Dit is een van de belangrijkste vaardigheden voor de informatiefase. Als u tijdens het gesprek op gezette tijden het
gezegde samenvat, heeft u de beste kans op nauwkeurige resultaten van het
consult. Bij de samenvattingen kan de patiënt bevestigen dat u alles goed
begrepen hebt of aangeven waar u de plank misslaat. Bovendien nodigt u met
een samenvatting de patiënt uit om zijn problemen en gedachten nader te verklaren.

Nauwkeurigheid

Samenvatten is een uitstekende praktische test; u ontdekt direct of u de patiënt
goed hebt begrepen. De patiënt kan bevestigen dat u hem goed hebt begrepen
of uw verkeerde interpretatie corrigeren. Het is een middel om vast te stellen of
u en de patiënt *wederzijdse overeenstemming* hebben bereikt. Platt en Platt
(2003) vergelijken dit proces met twee schrijvers die elkaars opzet van een boek
blijven bijwerken tot beide tevreden zijn.
Onthoud dat u zowel de ziekte- als de klachtaspecten van het verhaal van de
patiënt moet samenvatten. Als u beide samenvat, hebt u de beste kans twee van
de eerdergenoemde doelen van deze gespreksfase te bereiken:
- de gezichtspunten van de patiënt ontdekken om erachter te komen wat de
  klacht voor de patiënt betekent;
- alle aspecten van de klacht de revue laten passeren, zodat u een juiste ziektegeschiedenis krijgt.

De samenvatting zal u duidelijk maken of u 'het goed hebt'. Is dat het geval, dan zal de patiënt dit bevestigen met verbale en non-verbale signalen van instemming. Zit u er echter helemaal naast of ontbreken er nog belangrijke feiten, dan zal de patiënt u vertellen of u via non-verbale signalen laten merken dat hij er niet gelukkig mee is (Neighbour, 1987). Zonder een openlijke samenvatting baseren we ons op gissingen en veronderstellen we ten onrechte dat we het allemaal al weten.

Aanmoediging

Een samenvatting leidt niet alleen tot grotere nauwkeurigheid, de hulpverlener begrijpt de problemen van de patiënt ook beter. Een samenvatting werkt als een uitstekende aanmoediging. Gevolgd door een pauze en aandachtig luisteren, is het een belangrijke manier om de patiënt aan te moedigen zijn verhaal voort te zetten zonder hem in een expliciete richting te sturen. Met dit instrument krijgt de patiënt de ruimte om zijn problemen en gedachten nader uit te leggen.

> Arts: Ik wil even zien of ik het goed begrepen heb. U had al eerder last van uw maag, maar de laatste weken is het erger geworden, met een scherpe pijn op de borst die gepaard gaat met maagzuur en oprispingen. U slaap er ook slecht door en als u alcohol drinkt, wordt het erger. U denkt dat de pijnstillers misschien de oorzaak zijn. Klopt dat? (Pauze ...)
>
> Patiënt: Ja, en ik kan op het moment niet ziek worden omdat Kees zo slecht is. Ik weet niet hoe ik het allemaal moet redden.

Tussentijds samenvatten heeft veel voordelen voor de patiënt. Hij:
– merkt dat u hebt geluisterd;
– ziet dat u geïnteresseerd bent en het gezegde serieus neemt;
– ervaart dat u wilt samenwerken om het probleem op te lossen;
– komt te weten of u alles begrijpt en wat u denkt;
– krijgt de gelegenheid uw interpretatie te bevestigen of te corrigeren en ontbrekende informatie te geven;
– voelt zich uitgenodigd om zijn probleem en gedachten te bespreken;
– neemt door uw samenvatting uw belangstelling waar in zowel de ziekte- als de klachtaspecten van zijn verhaal.

Er zijn ook veel voordelen voor de hulpverlener. U:
- kunt door de nauwkeurigheid van de informatie controleren of uw interpretatie van het verhaal correct is en eventuele misverstanden uit de weg rui-
  men; de samenvatting bevordert overeenstemming;
- krijgt door samen te vatten de ruimte om het gezegde nog eens te overdenken;
- kunt uw gedachten ordenen en voor uzelf vaststellen wat nog niet duidelijk
  is en welk aspect van het verhaal nadere aandacht verdient;
- kunt ziekte en klacht beter onderscheiden en overdenken.

In hoofdstuk 4 gaan we dieper in op de samenvatting en bespreken we het
onderzoeksmateriaal dat het belang ervan onderbouwt.

Taalgebruik

Het gebruik van beknopte, gemakkelijk te begrijpen vragen en opmerkingen,
zonder vakjargon, is in het hele gesprek van belang. Dit aspect van de communicatie komt gedetailleerd aan de orde in hoofdstuk 6, waar we uitleg, advies en
planning behandelen.

3.5.2 Verdere vaardigheden om het gezichtspunt van de patiënt te leren kennen

Met de hiervoor genoemde vaardigheden voor probleemverheldering kan de
hulpverlener informatie inwinnen over alle drie elementen van de anamnese:
het biomedisch gezichtspunt, het gezichtspunt van de patiënt en achtergrondinformatie.
Terwijl de patiënt zijn verhaal doet, komt hij vanzelf met informatie over zowel
zijn ziekte als zijn klacht, en een bedreven ondervrager kan wisselen tussen
deze twee wezenlijke aspecten van de problemen die de patiënt heeft. Voor
begrip van het gezichtspunt van de patiënt, dat wil zeggen om zijn ideeën, zorgen en verwachtingen vast te stellen, zijn vaardigheden van andere aard nodig.
Ook aanmoedigen dat de patiënt zijn gedachten en gevoelens uit, vraagt extra
expertise van de hulpverlener. We gaan hier in op de specifieke vaardigheden
die nodig zijn voor dit aspect van informatieverzameling.

De waarde van het gezichtspunt van de patiënt: onderzoeksresultaten

Eerder in dit hoofdstuk bekeken we het ziekte-klachtmodel en het belang van de gezichtspunten van zowel hulpverlener als patiënt. Nu verdiepen we ons in de onderzoeksresultaten die dit belang hebben onderbouwd.

Voor de patiënt heeft zijn klacht de volgende aspecten:

- ideeën of overtuigingen over de oorzaken of gevolgen van de klacht, over gezondheid en hoe deze te beïnvloeden of te verkrijgen is;
- zorgen over de betekenis van symptomen;
- verwachtingen en hoop op eventuele hulp van de hulpverlener;
- gedachten en gevoelens die de klacht onwillekeurig met zich meebrengt;
- gevolgen voor het dagelijks leven, het effect dat een ziekte heeft op het leven van alledag.

Antropologische en interculturele studies

Veel van de concepten op basis waarvan het ziekte-klachtmodel werd geformuleerd, zijn afkomstig uit antropologische en interculturele studies. Kleinman e.a. (1978) combineerden inzichten uit kwalitatief antropologisch onderzoek en gaven aan hoe de resultaten van dit werk bij het gewone medische gesprek gebruikt kunnen worden.

De auteurs legden uit hoe de manier waarop een patiënt zijn klacht ervaart, cultureel gevormd is. Onze sociale, culturele en spirituele gedachten over gezondheid en ziekte zijn van invloed op onze symptoomervaring, onze verwachtingen ten aanzien van het verloop van een ziekte en de manier waarop we hulp zoeken (familie, vrienden en/of professionele hulp). Ons gedrag bij ziekte wordt bepaald door culturele regels, met duidelijke interculturele variaties in de wijze waarop een klacht in de gemeenschap wordt gezien en hoe een individu ermee omgaat. Deze verschillen vindt men ook tussen klassen en families binnen één cultuur.

Niet alleen de opvattingen van de patiënt, ook die van de hulpverlener zijn cultureel bepaald. Ook binnen de moderne westerse medische wereld wordt de ervaring van de 'klinische realiteit' beïnvloed door sterk verschillende culturele aspecten. We hebben allemaal wel eens te maken gehad met patiënten die tijdens een vakantie van een buitenlandse arts heel andere verklaringen en behandelingen hebben gekregen. Het biomedische gezichtspunt is dus niet zo objectief als we vaak denken, maar veeleer cultuurspecifiek en net zozeer beladen met waardeoordelen.

Kleinman e.a. (1978) citeren voorbeelden uit een breed scala verklarende ziektebeelden van Amerikaanse etnische minderheden. Zo hebben Chinese en

Guatemalaanse patiënten een opvatting over ziekte die wezenlijk verschilt van het biomedische gezichtspunt van in de Verenigde Staten opgeleide artsen. Vaak reageren culturele minderheden heel anders op een ziekte dan de professionele hulpverleners verwachten. In Chinese kringen bijvoorbeeld is een psychische aandoening een nog veel sterker stigma dan in de Verenigde Staten en West-Europa. Milde psychische afwijkingen worden daar vaak somatisch voorgesteld. De auteurs onderzoeken vervolgens het belang van de verschillen tussen de verklarende modellen van hulpverlener en patiënt binnen één cultuur. In hun model zijn gesprekken tussen verschillende culturen slechts een extreem voorbeeld van contact. In alle interacties tussen hulpverlener en patiënten kunnen er verschillen in verklaringen zijn die effectieve communicatie soms onmogelijk maken.

In een studie naar opvattingen over gezondheid in relatie tot cultuur in een multiculturele omgeving, lieten Chugh e.a. (1994) duidelijk zien dat de opvattingen binnen één culturele groep vaak net zo divers zijn als die tussen verschillende groepen. Begrip van de diversiteit in cultuurbepaalde opvattingen over gezondheid is belangrijk, maar dan nog is het nodig om de persoonlijke opvattingen van de individuele patiënt te leren kennen.

Kleinman e.a. (1978) adviseren hulpverleners hun patiënten niet alleen aan te moedigen hun eigen opvattingen te uiten, maar ook openlijk tegenstrijdige ideeën van hulpverlener en patiënt te bespreken. Dit is noodzakelijk als het erom gaat therapietrouw te bevorderen. Therapietrouw schiet tekort als de hulpverlener zijn aanbevelingen niet afstemt op de opvattingen van de patiënt en als het advies niet aansluit bij het probleem zoals de patiënt het ervaart. Dit is de 'integratie' in het ziekte-klachtmodel (zie figuur 3.1). We moeten de gedachten en opvattingen, zorgen en verwachtingen van de patiënt in onze uitleg over het ziekteproces meenemen, zodat we antwoord kunnen geven op de vragen die vanuit het gezichtspunt van de patiënt belangrijk zijn. We moeten streven naar een situatie waarin onze verklaringen en aanbevelingen voor de patiënt zinnig overkomen. Daarom verloopt dit proces in drie stadia:

- *identificatie*: de ideeën, zorgen en verwachtingen van de patiënt opmerken en goed beluisteren;
- *erkenning*: de opvattingen van de patiënt onderkennen, zonder dat u het met alles eens hoeft te zijn; en zijn recht erkennen om deze opvattingen erop na te houden;
- *uitleg*: de patiënt een uitleg geven die zowel met uw opvatting als met die van de patiënt rekening houdt.

107

In hoofdstuk 5 komt het onderwerp erkenning verder aan de orde en in hoofdstuk 6 gaan we dieper in op deze drie stadia als we het werk van Tuckett e.a. (1985) bespreken.

Wright e.a. (1996) zorgden voor beter begrip van de gezichtspunten van de patiënt. In hun recente studie over opvattingen in de gezondheidszorg wordt uitgebreid aandacht besteed aan wat de patiënten zelf over hun ziekte denken (behandeling, etiologie, prognose, hoe belangrijk gezondheid in het leven is, verbanden tussen spiritualiteit en gezondheid). Aangegeven wordt dat deze zaken een grotere invloed op de ervaring van ziekte hebben dan welke factor dan ook. Ook wordt in dit boek de rol onderzocht die hulpverleners kunnen spelen als het erom gaat deze opvattingen te begrijpen, te beïnvloeden en erop voort te bouwen. Deze doelstellingen staan centraal in de verhaalgerichte geneeskunde (*narrative-based medicine*: Launer, 2002; Haidet & Paterniti, 2003). In dit model moedigt de hulpverlener de patiënt aan om zijn verhaal te doen, aan de hand van vraagtechnieken die normaal door gezinstherapeuten worden gebruikt. Op basis van het taalgebruik van de patiënt en de hulpverlener tijdens het consult wordt de patiënt geholpen zijn 'verhaal te veranderen' en zo aan zijn genezing te werken.

We adviseren u om eens een aantal gepubliceerde verhalen van patiënten te lezen over hun ervaringen in de gezondheidszorg. Deze verhalen tonen aan hoe waardevol het is om het gezichtspunt van de patiënt te leren kennen. Daarnaast zijn er ook studies waarin onderzoekers de verhalen van anderen hebben verzameld en geanalyseerd. Beide soorten literatuur zijn de moeite waard, want door patiëntenverhalen vanuit hun gezichtspunt te lezen, begrijpen we hun perspectief en het belang daarvan in de gezondheidszorg beter. In de tekst van Geist-Martin e.a. (2003) staan boeiende en nuttige voorbeelden van beide soorten teksten.

Onderzoeken naar resultaten

Welke bewijzen hebben we eigenlijk dat het uiteindelijke resultaat beïnvloed wordt als we de patiënt uitnodigen te praten over zijn gezichtspunten?

De Headache Study Group aan de universiteit van Western Ontario (1986) bestudeerde een jaar lang de situatie van 272 patiënten die voor het eerst bij hun huisarts kwamen met hoofdpijn. Doel van de studie was de meldingen van hoofdpijn in de eerstelijnszorg te beschrijven en het relatieve belang te bepalen van verschillende onderdelen van een geslaagde behandeling tijdens het eerste jaar. Men bekeek veel verschillende aspecten, waaronder de diagnose van de arts, een organische of niet-organische diagnose, het optreden van bepaalde symptomen, de behandeling, onderzoek, verwijzingen, leeftijd, geslacht en vóórkomen van psychische problemen. Terwijl behandeling, onderzoek en verwijzingen in dat jaar geen effect hadden op de symptomen, bleek dat het een enorm verschil maakte als de patiënt bij zijn eerste bezoek de hoofdpijn en de daarmee samenhangende problemen uitgebreid had kunnen bespreken (dan was er 3,4 maal meer kans op volledige genezing). Een organische diagnose (3,2 maal) en een gebrek aan visuele symptomen (2,2 maal) waren de andere twee belangrijkste factoren. Deze studie toont het belang aan van communicatie tussen arts en patiënt bij de behandeling van chronische hoofdpijn. Hierdoor wordt communicatie dan ook naar een procedureel niveau getild, waar we kunnen gaan praten over communicatie als mogelijke behandeling.

Orth e.a. (1987) lieten zien dat het terugdringen van hoge bloeddruk aanzienlijk beter lukte als de patiënten tijdens het consult hun zorgen over hun gezondheid zonder onderbreking in hun eigen woorden konden vertellen, en niet slechts ja/nee-vragen kregen.

Brody en Miller (1986) bestudeerden het herstel van infecties in de luchtwegen bij ambulante patiënten van een ziekenhuis. Het genezingsproces werd nauwelijks beïnvloed door het soort symptomen en de ernst ervan, de aanvankelijke zorgen over de gezondheid, de uitslag van het onderzoek, culturele aspecten en therapie. Wel invloed hadden de verminderde zorgen na het bezoek aan de arts (met name ten aanzien van de ernst van het probleem en de consequenties voor de toekomst) en de tevredenheid van de patiënt over de tijd die voor het bespreken van zijn zorgen werd uitgetrokken. Roter e.a. (1995) toonden aan dat als men hulpverleners traint in 'vaardigheden in probleemdefinitie en omgaan met emoties', niet alleen het vaststellen en behandelen van psychosomatische problemen verbetert, maar ook de emotionele zorgen van de patiënt gedurende ten minste zes maanden beduidend verminderen.

Kinmonth e.a. (1998) deed een gecontroleerde steekproef onder verpleegkundigen en huisartsen die extra training in patiëntgerichte zorg hadden gekregen. De onderzoekers wilden het effect daarvan beoordelen op de leefstijl van patiënten bij wie recentelijk diabetes type 2 was vastgesteld. Patiënten vertelden dat ze beter communiceerden met hun dokter, meer tevreden waren over de behandeling en zich beter voelden. Er waren nauwelijks verschillen in leefstijl en bloedsuikerspiegel. Maar de *bodymass index* van de patiënten was wel aanzienlijk hoger, evenals hun triglycerideconcentratie, terwijl hun score op kennis lager was. De onderzoekers wezen erop dat getrainde hulpverleners meer aandacht besteedden aan het consultproces dan aan preventieve zorg, en dat degenen die zich richtten op de voordelen van patiëntgerichte consultatie, de behandeling van de ziekte niet uit het oog mogen verliezen. Het is mogelijk dat de deze training niet voldoende was om de hulpverleners in elk consult rekening te laten houden met zowel het gezichtspunt van de hulpverlener als dat van de patiënt. We hebben al eerder gezegd dat de patiëntgerichte benadering bedoeld is als uitbreiding van de taken van de hulpverlener, en niet als vervanging. Met zowel de ziekte als de klacht dient rekening te worden gehouden. De kunst om beide gezichtspunten voor ogen te houden is een van de belangrijkste vaardigheden die hulpverleners onder de knie moeten krijgen wanneer ze overgaan op een meer patiëntgerichte consultstijl (Roter, 2000).

Onderzoek naar tevredenheid en therapietrouw

Onderzoeken tonen de relatie aan tussen een patiëntgerichte benadering en de tevredenheid en therapietrouw van de patiënt. Korsch e.a. (1968) en Francis e.a. (1969) behoorden met hun onderzoek van achthonderd bezoeken aan een kliniek voor kindergeneeskunde in Los Angeles tot de eerste onderzoekers die de dokter-patiëntrelatie bestudeerden. Tevredenheid en therapietrouw blijken snel af te nemen als de hulpverleners zich als volgt gedragen:
- geen warmte en vriendelijkheid tonen;
- geen rekening houden met de zorgen en verwachtingen van de ouders;
- jargon gebruiken;
- geen duidelijke uitleg geven over de diagnose en de oorzaken.

Korsch e.a. lieten zien dat de kinderartsen zich vaak niet geïnteresseerd toonden in de verwachtingen omtrent hulp van moeders. Slechts 24% van de zorgen van de moeders werd besproken. Dit gebrek aan aandacht leidde ertoe dat moeders 'afhaakten' en weinig verdere informatie gaven. Aan de andere kant leken de moeders naar wie wel goed geluisterd werd, veel oplettender en ontvankelijker voor de ideeën en plannen van de dokter. Het minst tevreden was men in die bezoeken waarbij noch aan verwachtingen, noch aan oprechte zorgen aandacht werd geschonken. Voor de bespreking van verwachtingen werd geen extra tijd genomen.

Joos e.a. (1993) en Kravitz e.a. (1994) hebben ook laten zien (zowel bij patiënten met chronische aandoeningen als bij ambulante patiënten van een afdeling interne geneeskunde) dat patiënten beduidend meer tevreden waren als in het gesprek aan hun belangrijkste verwachtingen omtrent hulp werd voldaan. Aan veel informatiewensen van patiënten over hun ziekte of medicatie, of hulp bij emotionele of familieproblemen werd echter niet tegemoetgekomen. Bell e.a. (2002) toonden aan dat patiënten die een bezoek brachten aan de huisarts, de afdeling interne geneeskunde of cardiologie, en hun wensen niet kenbaar maakten, minder tevreden waren over het bezoek; hun symptomen verbeterden ook minder snel.

Eisenthal en Lazare voerden een serie klassieke onderzoeken uit over de cliënt-gerichte benadering van ambulante patiënten in een psychiatrische kliniek (Lazare e.a., 1975; Eisenthal & Lazare, 1976; Eisenthal e.a., 1979, 1990). Zij bestudeerden de verwachtingen van patiënten door met name te kijken naar 'hoe de patiënt hoopte dat de dokter hem zou kunnen helpen' en naar sympto-men. Ze toonden aan dat de hoop en verwachting van de patiënt niet altijd dui-delijk uit de voornaamste klacht voortvloeien, dat hulpverleners speciaal naar de verwachtingen moeten informeren en dat dokters dat niet routinematig doen. Uit hun onderzoek bleek ook dat patiënten zich eerder tevreden en gehol-pen voelden en zich gemakkelijker aan een behandelplan onderwierpen als hulpverleners naar hun verwachtingen vroegen. Dit is een belangrijk gegeven: het werk van Korsch e.a. (1968), Joos e.a. (1993) en Eisenthal e.a. (1976, 1979, 1990) demonstreert dat patiënttevredenheid sterker beïnvloed wordt door de vraag of de verwachtingen *besproken* worden dan of er aan de verwachtingen wordt *voldaan*. Dit is misschien niet zo verbazingwekkend: als patiënten krij-gen wat ze willen, voelen ze zich gelukkiger. Maar de hamvraag die Korsch stel-de is: als naar de verwachtingen van de patiënt wordt geïnformeerd en als deze worden besproken, maar er wordt uiteindelijk niet aan voldaan, is dit dan een reden voor ontevredenheid, of is het proces van informeren en bespreking op zichzelf al heilzaam?

Eisenthal en Lazare hebben laten zien dat uitnodigen tot praten en verwachtin-gen bespreken op zich inderdaad al een vorm van hulpverlening is. Met ande-re woorden: achterhalen of de patiënt antibiotica voor zijn hoest wil en die dan voorschrijven, is niet het enige belangrijke. We moeten erachter zien te komen wat de patiënt van de dokter verwacht en dan ons standpunt in relatie tot zijn wensen uitleggen. Dit past in het eerder besproken driestadiamodel van het navragen van de opvattingen van de patiënt (identificatie/erkenning/uitleg). Ons uiteindelijke doel is de onderhandeling te baseren op wederzijds begrip en zo tot overeenstemming te komen.

Britten e.a. (2000) onderscheidden veertien categorieën misverstanden in ver-band met informatie van de patiënt die de arts niet weet, informatie van de arts die de patiënt niet weet, botsende informatie, onenigheid over de gevolgen van bijwerkingen, gebrek aan communicatie over de beslissing van de arts en rela-tionele factoren. Alle misverstanden waren terug te voeren op een gebrek aan participatie van de patiënt: deze uitte geen verwachtingen, voorkeuren of reac-ties op beslissingen en handelingen van de arts. Alle misverstanden werden geassocieerd met potentiële of werkelijke negatieve resultaten, zoals gebrek aan therapietrouw. Artsen leken zich niet bewust hoe relevant de ideeën van de patiënt zijn voor een succesvolle prescriptie. Anderzijds werd studie gedaan onder patiënten die zich niet optimaal aan hun behandeling hielden en die weinig voor controle kwamen. Daaruit bleek dat consulten waarin gestructureerd werd geïnformeerd naar de overtuigingen van de patiënt over zijn ziekte en medicatie, en waarin specifiek aandacht werd besteed aan begrip, acceptatie, persoonlijke controle en motivatie, tot gevolg hadden dat de patiënten in 14 van de 24 gevallen na drie maanden vaker voor controle kwamen en zich beter aan hun medicatie hielden.

Little e.a. (1997) deden onderzoek naar de behandeling van keelpijn door huisartsen en toonden aan dat tevredenheid over het consult de duur van de klacht beïnvloedde. Dit bleek nauw samen te hangen met de manier waarop de hulpverlener op de zorgen van de patiënt reageerde.

Stewart (1984) nam 140 consulten van huisartsen op band op en analyseerde het gedrag van de artsen om te bepalen hoe patiëntgericht ze waren. Zij lette op hun aandacht voor het gezichtspunt van de patiënt, op de mogelijkheden van de patiënten zich te uiten en op de manier van vragen stellen. Tien dagen later werden de patiënten dan thuis ondervraagd. Stewart toonde aan dat een hoge patiëntgerichtheid leidt tot grotere tevredenheid en therapietrouw.

Henbest en Stewart (1990a, b) gingen op dit spoor verder door een speciaal meetinstrument te ontwikkelen voor de mate waarin hulpverleners het hun patiënten mogelijk maken hun gevoelens, gedachten en verwachtingen te uiten. In deze onderzoeken werd patiëntgerichtheid gescoord met een combinatie van open vragen, uitnodigende opmerkingen en specifieke vragen naar de emoties van de patiënt. Men constateerde dat patiëntgerichtheid vooral samenhing met het vaststellen van de redenen voor de komst van de patiënt en de oplossing van zijn zorgen.

Arborelius en Bremberg (1992) toonden in een onderzoek naar huisartspraktijken aan dat geslaagde consulten, waarin zowel de arts als de patiënt tevreden waren over het gevoerde gesprek, werden gekenmerkt door oprechte pogingen vast te stellen wat de patiënt voelde en dacht, en door het feit dat meer tijd werd besteed aan het tot stand brengen van wederzijds begrip en zelfwerkzaamheid van de patiënt.

Kinnersley e.a. (1999) toonden aan dat patiënten die voor een nieuwe zorgvraag bij de huisarts kwamen een duidelijk en positief verband vertoonden tussen de consultstijl, en met name patiëntgerichtheid, en de patiënttevredenheid.

Little e.a. (2001b) lieten zien dat patiënten in de eerstelijnszorg een duidelijke voorkeur hadden voor een patiëntgerichte benadering en dat ze anders minder tevreden waren en hun klachten minder konden uiten.

Adbel-Tawab en Roter (2002) bestudeerden de haalbaarheid, aannemelijkheid en effectiviteit van patiëntgerichte communicatiemodellen in 31 gezinsplanningsklinieken in Egypte. Consulten van 34 artsen en 112 cliënten die om gezinsplanningsmethoden vroegen, werden opgenomen en geanalyseerd op

de communicatiestijl van de arts. Tweederde van de consulten werd gekenmerkt als artsgericht en eenderde als patiëntgericht. Bij een cliëntgerichte
benadering was de kans dat de cliënt tevreden was en zich zeven maanden later
nog aan de anticonceptiemethode hield, drie keer zo groot als bij cliënten die
een artsgerichte benadering hadden gekregen. De onderzoeksresultaten wijzen uit dat patiëntgerichte communicatiemodellen in Egypte, net als in andere
ontwikkelde landen, betere resultaten bij de cliënten opleveren dan hulpverlenergerichte modellen.

Studies over begrip en herinnering

Het onderzoek van Tuckett e.a. (1985) over het geven van informatie (in hoofdstuk 6 gaan we hier dieper op in), demonstreert hoe belangrijk het is om
patiënten te vragen naar hun gezichtspunten over hun ziekte, waardoor ze de
informatie van de dokter beter kunnen begrijpen en onthouden. Dit onderzoek
werd echter bemoeilijkt doordat ze maar weinig voorbeelden konden vinden
van artsen die patiënten naar hun mening vroegen of zelfs maar aanmoedigden hun mening nader uit te leggen. De artsen gingen vaak liever niet in op de
ideeën van de patiënten en weerhielden hen ervan deze te geven; dit gedrag
leidde tot een grotere kans op onbegrip en vergeten. Ook het begrip van de
hulpverlener wordt door een patiëntgericht gesprek bevorderd. Peppiatt (1992)
bestudeerde duizend gesprekken van één huisarts, waaruit bleek dat 77% van
de patiënten ofwel spontaan ofwel na gericht vragen een oorzaak voor hun toestand wist te noemen en dat 20% van die eigen ideeën de arts hielp bij het vaststellen van de oorzaak; bij 9% kon de arts daar zijn diagnose op baseren.

Duren patiëntgerichte gesprekken langer?

Stewart (1985) bekeek 133 gesprekken van huisartsen en vergeleek de patiëntgerichtheid van elk gesprek met de duur van dat gesprek. Bij lage patiëntgerichtheid duurden de gesprekken gemiddeld 7,8 minuten, bij gemiddelde patiëntgerichtheid 10,9 minuten en bij hoge patiëntgerichtheid 8,5 minuten. Haar
conclusie was dat artsen waarschijnlijk meer tijd nodig hebben als ze nog bezig
zijn deze vaardigheden te verwerven. Maar hulpverleners die de patiëntgerichte benadering onder de knie hebben, zijn nauwelijks extra tijd kwijt.
Roter e.a. (1995) ontdekten dat gesprekken in de eerstelijnszorg niet veel langer
duren nadat men een training heeft gevolgd in de vaardigheden voor probleemdefinitie en het omgaan met emoties.
Levinson en Roter (1995) toonden aan dat huisartsen met een positievere
instelling ten opzichte van psychosociale aspecten van de patiëntenzorg hier-

113

over meer discussies voerden en meer als partner van de patiënt optraden. Toch voerden zij geen langere gesprekken dan collega's die op dit punt minder positief waren ingesteld.

Roter e.a. vonden vijf verschillende communicatiepatronen in huisartsbezoeken in de vs:

1. *strikt biomedisch*: gesloten medische vragen en biomedische gesprekken;
2. *uitgebreid biomedisch*: net als het eerste patroon, maar met enige psychosociale aspecten;
3. *biopsychosociaal*: balans tussen psychosociale en biomedische onderwerpen;
4. *psychosociaal*: gekenmerkt door psychosociale uitwisseling;
5. *consumentgericht*: voornamelijk gekenmerkt door de patiënt die vragen stelt en de hulpverleners die informatie geeft.

Ze vonden geen bewijzen dat patiëntgerichte consulten langer duurden dan strikt biomedische gesprekken.

Levinson e.a. (2000) toonden aan dat consulten aan de huisarts of de chirurg langer duurden als artsen de emotionele signalen van patiënten niet opmerkten, langer dan wanneer ze dat wel deden en daarop ook reageerden.

In de hiervoor genoemde studie van Abdel-Tawab en Roter (2002) duurden patiëntgerichte consulten slechts een minuut langer dan artsgerichte consulten, en was er duidelijk grotere tevredenheid en therapietrouw van de patiënt.

Hoe ontdekken we het gezichtspunt van de patiënt?

Er zijn twee manieren om er tijdens het gesprek achter te komen hoe de patiënt zijn toestand ervaart. De eerste is directe vragen te stellen over de ideeën, zorgen, verwachtingen en gevoelens van de patiënt; de tweede is tijdens het consult signalen van de patiënt op te pikken.

Maguire e.a. (1996a) hebben de waarde van beide technieken aangetoond. Kankerpatiënten worden openhartiger als de arts hun vragen stelt over emotionele aspecten van de behandeling ('Hoe voelde u zich daarbij?') in plaats van zich op de fysieke kant van de ziekte te concentreren. Er kwamen ook meer wezenlijke zorgen aan de orde als hulpverleners direct op emoties ingingen ('U hebt zich dus zorgen gemaakt ...'). Zoals verwacht zorgde eveneens het gebruik van open vragen, samenvattingen en empathische opmerkingen voor meer openhartigheid over persoonlijke gevoelens.

Signalen opmerken en onderzoeken

Patiënten willen hun gedachten en gevoelens graag uiten. In het onderzoek van Tuckett e.a. (1985) kwam 26% van de patiënten spontaan met een verklaring voor hun symptomen. Maar als patiënten hun ideeën meedeelden, was slechts 7% van de hulpverleners oprecht geïnteresseerd, 13% luisterde passief en 81% luisterde niet of interrumpeerde zelfs. De helft van de ideeën van de patiënten werd eerder in bedekte termen dan openlijk geuit, waarbij de openlijke uitingen veel eerder werden opgepakt. De conclusie is dat veel patiënten signalen uitzenden die door de hulpverlener helaas vaak worden genegeerd. Butow e.a. (2002) hebben aangetoond dat hulpverleners signalen die inhoudelijke informatie bevatten opmerken en daar ook op reageren. Maar als het gaat om signalen waaruit behoefte aan emotionele steun spreekt, zijn hulpverleners minder opmerkzaam en/of minder in staat daar iets mee te doen. Ze toonden ook aan dat hulpverleners kunnen reageren op signalen zonder dat het consult langer duurt of de bezorgdheid van de patiënt verergert.

We bespraken al eerder het werk van Cox e.a. (Cox e.a., 1981a, 1981b; Rutter & Cox, 1981; Cox, 1989) waarin werd aangetoond dat open vragen en aandachtig luisteren het uiten van emoties bevorderen. Als de dokter voor een sfeer van interesse en openheid zorgt, zullen gevoelens en gedachten van de patiënt gemakkelijk in de beginfase als signalen optreden. Ingaan op deze signalen kan dan een relatief eenvoudig en natuurlijk proces zijn. Daarbij voelen patiënten en hulpverleners zich vaak meer op hun gemak dan bij een reeks directe, in de ogen van de patiënt wellicht willekeurige vragen. Del Piccolo e.a. (2000) ontdekten een verband tussen de hoeveelheid signalen die patiënten in emotionele nood afgaven tijdens een consult bij de huisarts en het verbale gedrag van de huisarts. De hoeveelheid signalen nam toe met het aantal gesloten vragen en nam af als er meer gebruik werd gemaakt van actieve gesprekstechnieken, zoals open vragen en gevoelsreflecties. De onderzoekers beweren dat patiënten met een patiëntgerichte benadering in staat worden gesteld om hun verhaal rechtstreeks te vertellen zonder dat ze bedekte signalen aan de arts hoeven te geven.

We moeten er wel op wijzen dat signalen niet alleen in verbale vorm optreden. Non-verbale signalen in de lichaamstaal, de manier van spreken, gezichtsuitdrukkingen en houding zijn ook veelzeggend. Om correct met dergelijke non-verbale uitingen om te gaan, moet men goed observeren en vervolgens de indrukken voorzichtig toetsen aan de reacties van de patiënt.

Maar waarom hebben hulpverleners vaak weinig oog (en oor) voor de signalen van de patiënt? Misschien is dat gedeeltelijk een kwestie van gezagsverhoudingen. Van oudsher stuurden hulpverleners het gesprek via gesloten vragen die de bijdragen de patiënt beperkten en hem in een passieve rol dwongen. Misschien hebben we als we op signalen ingaan het gevoel dat we onze keurig uitgestippelde route verlaten en zijn we onzeker over een toevallig ingeslagen pad; we denken onze greep op het gesprek te verliezen. Er volgt dan een ongemakkelijk moment, waarna de hulpverlener liefst zo snel mogelijk weer terugkeert naar veiliger terrein (Epstein e.a., 1998). Paradoxaal genoeg zijn signalen gewoonlijk de kortste weg naar belangrijke onderwerpen die aandacht verdienen.

Misschien zien we signalen over het totale welzijn ook wel over het hoofd omdat we ons bij voorkeur richten op signalen over de ziekte. Als de patiënt zegt: 'Het is nogal moeilijk thuis en ik heb de laatste tijd meer pijn', is het heel gemakkelijk de omstandigheden te laten voor wat ze zijn en op de ziekte door te gaan: 'Vertelt u eens wat meer over die pijn', zonder terug te keren naar: 'U zei dat het thuis niet zo goed ging ...?' Rogers en Todd (2000) deden de fascinerende ontdekking dat oncologen zelfs liever luisterden naar signalen over ziekten en daarop reageerden; ze negeerden signalen van de patiënt over pijn tenzij het 'de juiste soort' pijn was, namelijk pijn die was terug te voeren op een specifieke kankerbehandeling. Andere soorten pijn werden niet erkend of weggewuifd.

Kader 3.2 Manieren om op verbale en non-verbale signalen te reageren

Herhaling van een signaal

- 'Zenuwachtig ...?'
- 'En er zou wel iets aan gedaan kunnen worden ...?'

Verbale signalen opmerken en verifiëren

- 'U zei dat u zich zorgen maakt dat de pijn misschien iets ernstigs is; waar denkt u aan?'
- 'U vertelde dat uw moeder reuma had; denkt u dat u dat ook heeft?'

Non-verbale signalen opmerken en verifiëren

- 'Ik heb het idee dat u helemaal niet gelukkig bent met wat ik u de vorige keer heb uitgelegd. Klopt dat?'
- 'Ik heb de indruk dat u nogal overstuur bent door de ziekte van uw dochter; zie ik dat juist?'

Gericht vragen naar de mening van de patiënt

Hoewel reageren op signalen misschien gemakkelijker is, is het stellen van specifieke vragen over het gezichtspunt van de patiënt nog steeds noodzakelijk (Platt e.a., 2001). Lang e.a. (2002) toonden aan dat in de huisartsenpraktijk 44% van de patiënten in reactie op gerichte vragen naar hun mening specifieke bezorgdheid uitte die anders niet aan het licht zou zijn gekomen. Onder patiënten die voor het eerst bij deze arts kwamen, was de tevredenheid over de ontmoeting beduidend groter wanneer dergelijke gerichte vragen werden gesteld dan wanneer ze achterwege bleven. Toch bleek uit het werk van Tuckett e.a. (1985) dat slechts 6% van de dokters de patiënten rechtstreeks vroeg wat ze van hun ziekte vonden. Rechtstreekse vragen moeten goed getimed zijn. Veel hangt af van de woordkeuze. Bass en Cohen (1982) lieten zien dat wanneer ouders door een kinderarts wordt gevraagd: 'Waarover piekert u bij dit probleem?', de meerderheid van de ouders antwoordt: 'O, echt piekeren doe ik niet', terwijl de vraag: 'Wat zit u dwars bij dit probleem?' meer dan eenderde van de ouders aan het praten bracht over zorgen die nog niet eerder waren geuit.

Kader 3.3 Voorbeelden van formuleringen van vragen naar ideeën, zorgen of verwachtingen

Ideeën (overtuigingen)

- 'Wat denkt u dat de oorzaak hiervan is?'
- 'Wat denkt u dat er gebeurt?'
- 'Hebt u er zelf een idee over?'
- 'Hebt u daar aanwijzingen voor, of hebt u er ideeën over?'
- 'U hebt er duidelijk veel over nagedacht; het zou me helpen als ik wist waar u op uit bent gekomen.'

Zorgen

- 'Waar bent u bang voor dat het zou kunnen zijn?'
- 'Is er iets speciaals waarover u zich zorgen maakt?'
- 'Wat is het ergste dat het zou kunnen zijn?'
- 'En in de allermoeilijkste momenten...?'

117

Verwachtingen

- 'Wat hoopte u dat we hiertegen zouden kunnen doen?'
- 'Wat denkt u dat het beste plan zou zijn?'
- 'Hoe kan ik u hiermee het beste helpen?'
- 'U hebt er duidelijk veel over nagedacht; wat is volgens u de beste manier om dit aan te pakken?'

Gevoelens

Veel hulpverleners vinden het bijzonder moeilijk om met gevoelens van patiënten om te gaan. Dit aspect van het contact past ook niet vanzelf in de objectieve benadering van de traditionele klinische methode. Bovendien wordt ons tijdens de gezondheidszorgopleiding vaak geleerd dat terrein te mijden. Onaangedane objectiviteit kan aantrekkelijk zijn; gevoelens zijn vaak lastig te hanteren. Ze kunnen voor zowel de hulpverlener als de patiënt pijnlijk zijn. Hulpverleners zijn vaak bang een 'doos van Pandora' aan emoties en gevoelens te openen. Tegelijkertijd is dit het gebied waarin we ons juist thuis zouden moeten voelen. Het is daarom heel belangrijk dat we ons op de hoogte stellen van de vaardigheden voor de omgang met gevoelens en deze in de praktijk te brengen (zie kader 3.4).

118

Kader 3.4 Vaardigheden voor de omgang met gevoelens van de patiënt

Verbale signalen opmerken en verifiëren

- 'U zei dat u zich beroerd voelde, kunt u me iets meer vertellen over hoe u zich voelde?'

Herhaling van verbale signalen

- 'Boos ...?'

Non-verbale signalen opmerken en verifiëren

- 'Ik merk dat u daar erg gespannen van wordt; zou het helpen daar eens over te praten?' of 'U klinkt verdrietig als u over Kees praat.'

Directe vragen

- 'En wat voelde u toen dat achter de rug was?'

Acceptatie, empathie, medeleven en begrip gebruiken om de patiënt duidelijk te maken dat u in zijn gevoelens geïnteresseerd bent (zie hoofdstuk 5)

— 'Ik kan zien dat dit erg zwaar voor u geweest is.'

Al snel vragen naar gevoelens om uw interesse in het onderwerp te tonen

Naar bepaalde voorbeelden vragen

— 'Kunt u zich momenten herinneren waarop u zich zó voelde? Wat gebeurde er toen precies?'

Hoe het gesprek over gevoelens te beëindigen en niet met de patiënt in een neerwaartse spiraal te zakken

— 'Dank u wel dat u me dit hebt willen vertellen. Daardoor kan ik de situatie veel beter begrijpen. Denkt u dat u me genoeg hebt verteld?' of 'Ik denk dat ik uw gevoelens nu wat beter voor de geest kan halen. Laten we eens kijken of we samen een praktische oplossing voor dit probleem kunnen vinden.'

Effecten op het dagelijks leven

Een open vraag over hoe de symptomen of klacht het dagelijks leven van de patiënt beïnvloeden, is een uitstekende manier om de patiënt over zijn gezichtspunten aan de praat te krijgen. Een dergelijke vraag leidt er vaak ook toe dat de patiënt openlijk zijn gedachten en gevoelens toont.

3.5.3 Alle vaardigheden voor het verzamelen van informatie gecombineerd

We hebben nu alle afzonderlijke vaardigheden voor het verzamelen van informatie besproken. Maar hoe kunnen we deze vaardigheden in de praktijk combineren en dit deel van het consult goed doorstaan? Hoe kunnen we deze vaardigheden het effectiefst gebruiken om achter het volgende te komen:
— het biomedisch gezichtspunt;
— het gezichtspunt van de patiënt;
— achtergrondinformatie.

Hier volgt een praktische benadering waarin we de vaardigheden combineren die hulpverleners in de praktijk van alledag kunnen gebruiken als ze de beginfase van het consult hebben afgerond en de lijst problemen van de patiënt kennen. We benadrukken dat dit maar een van de vele mogelijke combinaties van deze vaardigheden is. Het gaat erom dat we flexibel en dynamisch reageren op signalen en reacties van de patiënt tijdens het gesprek.

Verheldering van zowel het biomedische gezichtspunt als het gezichtspunt van de patiënt

Opeenvolging van de gebeurtenissen

- Moedig de patiënt aan zijn verhaal te doen, gebruik daarbij openvraagmethoden.
- Luister aandachtig.
- Geef aanmoedigende signalen.
- Gebruik meer directe vragen.
- Verduidelijk en geef tijdschema aan.
- Merk verbale en non-verbale signalen op ten aanzien van ziekte en klacht en reageer daarop.
- Vat het medisch gezichtspunt en dat van de patiënt samen.

Verdere analyse van elk symptoom en relevante functionering/conditie

Begin met open vragen en ga geleidelijk over op gesloten vragen.

Verdere verheldering van het gezichtspunt van de patiënt

- Gebruik overwegend open vragen.
- Erken de mening en gevoelens van de patiënt.

Ontdekken van achtergrondinformatie

- Maak steeds meer gebruik van directe en uiteindelijk gesloten vragen.

Het continuüm van open- naar gesloten-vraagtechnieken

Deze benadering adviseert een geleidelijke overgang van open naar gesloten vragen terwijl elke specifieke component van de ziektegeschiedenis wordt onderzocht.
Bij het begin van de informatiefase worden eerst open vragen gebruikt:

Vertel eens wat er is gebeurd vanaf het moment dat u zich ziek voelde tot nu.

Naarmate het gesprek vordert, is het soms nodig om directere vragen te stellen, waarmee u de patiënt vraagt meer te vertellen over specifieke terreinen van het biomedische gezichtspunt en/of zijn gezichtspunten die die in het verhaal boven tafel zijn gekomen. U kunt dit doen aan de hand van meer gerichte of directe open vragen en opmerkingen:

Vertelt u eens wat meer over die pijn.
U had het over kortademigheid. Vertelt u daar eens over.
U zei dat de pijn vreselijk was. Kunt u meer vertellen over hoe u zich voelde?
Hebt u sinds dat allemaal begon nog van andere dingen last gehad?
En wat deed u toen?

Bij nader onderzoek van het probleem komen belangrijke facetten van het biomedisch gezichtspunt niet altijd uit het verhaal van de patiënt naar voren. Met een geleidelijke verschuiving van open naar gesloten vragen kunnen die facetten wel worden onderzocht. Elk symptoom moet grondig worden onderzocht zoals we eerder in dit hoofdstuk hebben besproken, en daarvoor zijn meer gerichte vragen essentieel. Ook dan kunnen deze meer directe vragen in het begin open zijn en daarna zonodig steeds meer gesloten:

Kunt u beschrijven hoe de pijn voelde?
Was het een scherpe pijn?

Daarnaast wilt u ook het gezichtspunt van de patiënt te weten komen. Zoals we al eerder beschreven, leveren open vragen dan het meest op, al zijn meer gesloten vragen soms ook nuttig:

Waar bent u bang voor dat het is?
Bent u bang dat het kanker is?

Naarmate het gesprek vordert, moet u het proces van klinisch redeneren op gang brengen. Uw waarnemingsvaardigheden dwingen u tot meer gerichte vragen. Een patiënt met een niet-organische pijn op de borst bijvoorbeeld, noemt 'stress' misschien niet als een oorzaak van zijn symptomen. Na aandachtig luisteren en relevant gebruik van open vragen kunt u misschien een specifieke gesloten vraag stellen:

Staat u onder grote druk op dit moment?
Nou, mijn dochter is onlangs gescheiden.

Pas op dat u niet ál te gerichte vragen stelt. We denken snel vooruit. Het is niet zo moeilijk om de patiënt een voortijdige, vooronderstellende gesloten vraag te stellen. We denken al aan een mogelijk antwoord op een vraag die we onszelf hebben gesteld en testen onze eigen voorbarige hypothese. Stel in plaats daarvan de vraag die u al meteen had willen stellen. Een goed voorbeeld: de arts in het eerder genoemde voorbeeld vraagt zich af of zijn patiënt momenteel veel stress heeft. In plaats van een algemene vraag te stellen als 'Hebt u op het moment bepaalde spanningen in uw leven?', denkt hij vooruit, vraagt zich af of ze thuis problemen heeft en vraagt 'Is alles oké met uw man op het moment?' De patiënt zegt dat alles prima gaat en de dokter gaat verder zonder dat hij een antwoord heeft op zijn oorspronkelijke vraag.

Vervolgens hebt u gedetailleerde achtergrondinformatie nodig over het medische verleden van de patiënt, zijn familiegeschiedenis, zijn persoonlijke en maatschappelijke geschiedenis, medicatie, allergieën in het verleden en volledig inzicht in de algemene conditie/functionering. Op dit punt worden de vragen steeds directer tot u bij het punt van de conditie aankomt, wat bijna een checklist van gesloten vragen vereist. Het werk van Cox e.a. laat zien dat belangrijke informatie verloren gaat als we niet systematisch symptomen uitsluiten die bij een klacht kunnen horen. Misschien levert deze methode alleen maar de zekerheid op dat bepaalde symptomen afwezig zijn, maar dat is evengoed nuttige diagnostische informatie die we anders niet te weten komen. Negatieve bevindingen zijn soms net zo belangrijk als positieve.

3.6 Complete versus gerichte anamnese

We willen benadrukken dat de hiervoor besproken proces- en inhoudvaardigheden toepasbaar zijn op zowel de complete als de gerichte anamnese.
Wanneer studenten tijdens hun gezondheidszorgopleiding leren hoe ze patiënten moeten ondervragen, leren ze eerst om een complete anamnese af te nemen, waarbij alle aspecten van de inhoud van het consult zoals hieronder beschreven aan de orde komen.

De inhoud van de complete anamnese

Klachtenlijst van de patiënt

1

2

3

4

De problemen van de patiënt exploreren

Biomedisch gezichtspunt
Volgorde van gebeurtenissen, symptoomanalyse, controleren relevante conditie.

Gezichtspunt van de patiënt
Ideeën, zorgen, verwachtingen, effecten op het leven, gevoelens.

Achtergrondinformatie – context
Medische geschiedenis.
Familiegeschiedenis.
Persoonlijke en maatschappelijke geschiedenis.
Geschiedenis van druggebruik en allergieën.
Conditie/functioneren.

In de praktijk zien studenten niet vaak dat hulpverleners patiënten op deze manier ondervragen. De meeste artsen in poliklinieken, op de eerste hulp of in de huisartsenpraktijk nemen een gerichte anamneses af, die aanzienlijk korter duurt dan een complete anamnese. Wanneer studenten de eerste jaren in de klinische praktijk wordt gevraagd wat het verschil is tussen deze benaderingen, antwoorden ze meestal dat de arts in een gerichte anamnese gewoon de eerste luisterfase overslaat en snel overgaat op gesloten vragen. Ze gaan er vanuit dat de gerichte anamnese niets te maken heeft met de procesvaardigheden die we tot nu toe hebben geadviseerd: luisteren, screenen, het vervolg van het gesprek vaststellen, aanmoediging, van open naar gesloten vragen gaan, achter de draad van het verhaal proberen te komen en samenvatten.
Niets is echter minder waar. Alleen de inhoud verandert, het proces blijft hetzelfde. In de gerichte anamnese is de verkregen informatie niet dezelfde als in

de complete anamnese. Hoewel de klachtenlijst, de biomedische geschiedenis van de klachten en het gezichtspunt van de patiënt nog steeds van wezenlijk belang zijn en ook voldoende aandacht vergen, wordt er slechts gezocht naar bepaalde relevante en actief geselecteerde delen van de achtergrondinformatie. Een volledige check-up wordt bijvoorbeeld vrijwel nooit gedaan. Daarom bestaat er een toegepaste, gerichte benadering van de achtergrondinformatie.

De inhoud van het gerichte medische consult

Klachtenlijst van de patiënt

1

2

3

4

De problemen van de patiënt exploreren

Biomedisch gezichtspunt
Volgorde van gebeurtenissen, symptoomanalyse, controleren relevante conditie

Gezichtspunt van de patiënt
Ideeën, zorgen, verwachtingen, effecten op het leven, gevoelens

Achtergrondinformatie – context
Medische geschiedenis
Familiegeschiedenis
Persoonlijke en maatschappelijke geschiedenis   } Alleen selectief toegepast
Geschiedenis van druggebruik en allergieën
Conditie/functioneren

De vaardigheden (bijvoorbeeld aandachtig luisteren en van open naar gesloten vragen gaan) blijven dus in de gerichte en de complete anamnese gelijk. Alle onderdelen van de geschiedenis van de patiënt plus zijn gezichtspunt blijven belangrijk. Het enige verschil is eenvoudig dat de gesloten-vragenfase minder lang duurt, omdat er minder achtergronddetails nodig zijn.

Waarom sneuvelen communicatievaardigheden dan zo vaak bij de overgang van een complete naar een gerichte anamnese? Dit kan misschien voor een deel worden verklaard uit het feit dat alles wat we leren over gerichte en complete anamnese niet aansluit op de verwachtingen die we van studenten en coassistenten hebben op examens. Dit werd duidelijk in een gesprek met een net afgestudeerde arts. Deze beweerde dat de gerichte anamnese voornamelijk gericht moet zijn op biomedische informatie die aan de hand van gesloten vragen wordt verkregen. Het volgende inzicht werd bevestigd: er wordt van studenten en coassistenten tijdens een evaluatie van een gerichte anamnese verwacht dat ze laten zien welke kennis ze hebben geleerd over de inhoud, en die moet blijken uit de vragen die ze hardop aan de patiënt stellen. Daardoor gebruiken ze bijna automatisch gesloten vragen over de biomedische geschiedenis, vooral als er tijdgebonden examens worden afgenomen.

We concludeerden dat er in de 'echte wereld' van studenten en coassistenten drie benaderingen bestaan van een medisch consult: de complete anamnese, de gerichte anamnese en de examenanamnese. Helaas denken studenten (en docenten vermoedelijk ook) vaak dat een gerichte anamnese en een examenanamnese hetzelfde zijn. Dit is een misvatting waar ze jarenlang aan vasthouden, zodat het een vastgeroeste gewoonte is geworden om een gerichte anamnese te associëren met gesloten vragen en een te beperkte nadruk op de biomedische geschiedenis. Het is dus geen wonder dat ze hun procesvaardigheden, de vraagtechnieken, het verhaal van de patiënt, de onderlinge relatie enzovoort uit het oog verliezen, wanneer ze de overgang maken van de complete anamnese uit de begintijd van hun training in communicatievaardigheden naar de gerichte anamnese. De laatste houdt volgens hen immers in wezen hetzelfde in als de anamnese voor hun eindexamen.

De examenanamnese is duidelijk niet dezelfde als de gerichte anamnese die we in dit hoofdstuk hebben besproken. We probeerden studenten en hulpverleners te leren de overgang te maken van complete naar gerichte anamnese, zonder de relatiegerichte of patiëntgerichte inhoud uit het oog te verliezen en zonder dat dit ten koste gaat van de kwaliteit van hun procesvaardigheden. Met andere woorden, een examenanamnese is eigenlijk een valse gerichte anamnese die ver van de praktijk afstaat. In de praktijk proberen hulpverleners informatie boven tafel te krijgen over het biomedische gezichtspunt en dat van de patiënt. Ze gaan selectief op zoek naar relevante achtergrondinformatie en blijven tegelijkertijd werken aan een goede verstandhouding en effectieve toepassing van de overige procesvaardigheden. Dit is een goede reden om de examens op dat gebied te veranderen, want die hebben onbedoeld een negatief effect.

3.7 Het effect van klinisch redeneren op het informatie-verzamelingproces

Ook verschillende benaderingen van klinisch redeneren mogen de procesvaardigheden die nodig zijn voor het verzamelen van informatie op geen enkele manier beïnvloeden.

Wanneer geneeskundestudenten voor het eerst met patiënten in aanraking komen, gebruiken ze in het begin hypothetisch-deductieve redeneringsmethoden om klinische problemen op te lossen. Bij deze benadering wordt alle informatie eerst van de patiënt verkregen. Dan trekt de student zich terug om te bedenken wat de differentiële diagnose zou kunnen zijn. Vervolgens 'raadt' de student een mogelijke diagnose en overweegt hoe hij die al dan niet kan uitsluiten. Dit is niet de benadering waarvoor een arts in de praktijk kiest, tenzij het om een onderwerp gaat dat ver van zijn vakgebied afstaat. Omdat klinisch redeneren een gebeurtenis achteraf is, is die niet van invloed op het gespreksproces. Het hiervoor beschreven gesprekschema kan hier dan ook toegeast worden.

Naarmate artsen meer expertise krijgen over een onderwerp, gaan ze steeds meer over tot meer verfijnde benaderingen van klinisch redeneren (zie figuur 3.3) (Elstein & Schwarz, 2002; Dorman & Carroll, 2003).

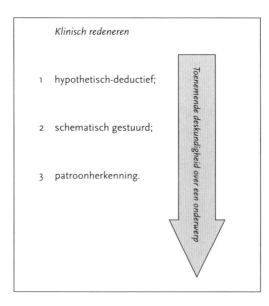

Figuur 3.3 Benaderingen van klinisch redeneren

Gevorderd hypothetisch-deductief redeneren

De eerste benadering is een variatie op de hypothetisch-deductieve redenering: nadat naar de problemen is geïnformeerd, wordt in de eerste minuten van het consult een aantal hypothetische diagnoses (niet meer dan vijf of zes) gevormd, en deze hypothesen worden aan de hand van selectieve vragen (wel of niet uitsluiten), selectief lichamelijk onderzoek en selectieve controle bevestigd. Het genereren van hypothesen gebeurt al vroeg en stuurt de vragen die de arts in de loop van het gesprek stelt.

Schematische benadering

In de volgende variant gebruiken hulpverleners kant-en-klare schema's of stroomdiagrammen bij het oplossen van het probleem (Mandin e.a., 1997). Deze benadering kan alleen worden gebruikt door hulpverleners met veel kennis van het onderwerp en veel ervaring. Met een schema kan inductieve redenering optreden: door selectieve vragen kunnen grote diagnostische terreinen tegelijk worden uitgesloten en kan de hulpverlener snel een duidelijk omlijnd probleemgebied doorlopen.

Patroonherkenning

127

Zeer ervaren artsen maken gebruik van een klinische redeneringsmethode die beginners niet kunnen gebruiken. In de loop van hun carrière verwerven hulpverleners steeds meer details en belangrijke kenmerken van specifieke condities als sjablonen of geheugenstructuren die ook wel 'ziektescripts' worden genoemd (Schmidt e.a., 1990). Vaak worden die aan bepaalde patiënten 'vastgeplakt'. De hulpverlener zoekt als hij te maken krijgt met een specifiek probleem in zijn 'voorraad' ziektescripts of hij een bepaald patroon kan herkennen. De eerste indrukken worden dan met verder doorvragen getest op juistheid. Zo'n patroonherkenning is geen verkorte methode, maar een belangrijke vaardigheid die alle artsen gebruiken, mits ze een groot aantal patiënten over een groot aantal jaren onder ogen hebben gehad.

Wat is de invloed van verschillende klinische rederingsbenaderingen op het informatieverzamelingsproces?

Alle drie hiervoor beschreven benaderingen van klinisch redeneren vereisen dat artsen al vroeg in het consult starten met het proces van probleemoplossing. Op het eerste gezicht lijken we te suggereren dat artsen bij dergelijke technieken al snel op gesloten vragen moeten overgaan om hun hypothesen, schema's en herkende patronen te testen en daarmee het aantal potentiële diagnosen te beperken.

Maar in werkelijkheid geldt het tegenovergestelde. Al deze benaderingen hangen uiterst nauw samen met dezelfde benadering van het informatieverzamelingsproces dat we eerder in dit hoofdstuk hebben beschreven. Het potentiële gevaar van alle drie benaderingen is dat we te vroeg beginnen met klinisch redeneren. Als we vroeg beginnen met gesloten vragen, leidt dat er al snel toe dat we een specifieke weg inslaan, die heel goed een doodlopende weg kan blijken. Dan moeten we opnieuw beginnen en voor een andere probleemoplossende strategie kiezen. Inefficiënte en onnauwkeurige informatieverzameling is het gevolg.

Het succes van alle drie benaderingen staat of valt met een duidelijke en zorgvuldige luisterfase, waarin de arts eerst voldoende informatie krijgt om zich een beeld te kunnen vormen en uiteindelijk het juiste schema toe te passen of de kans te vergroten dat hij het juiste patroon herkent. Artsen die verstandig gebruikmaken van screenen, open vragen stellen, aandachtig luisteren en in de eerste minuten van het gesprek achter het verhaal van de patiënt komen, krijgen meer tijd om probleemoplossende strategieën uit te stippelen en meer informatie waarop ze hun theorieën en hypothesen kunnen baseren. Hier zien we hoe onlosmakelijk perceptuele, inhoudelijke en procesvaardigheden in de communicatie met elkaar verbonden zijn.

3.8 Samenvatting

In dit hoofdstuk hebben we gekeken naar zowel de theorie als de praktijk van informatieverzameling. We hebben die inhoudelijk onderzocht en de sterke en zwakke kanten van de traditionele anamnese besproken. Daarnaast hebben we de noodzaak van een klinische methode onderzocht, die rekening houdt met het gezichtspunt van de arts én de patiënt ten aanzien van het besproken probleem. Ook het proces van informatie verzamelen is aan de orde geweest; we hebben laten zien dat we niet nauwkeurig en efficiënt informatie kunnen verzamelen als we de patiënt eenvoudig vragen naar symptomen, maar dat er aan het begin van het consult effectievere technieken vereist zijn: open vragen stellen en aandachtig luisteren. Ten slotte hebben we aandacht besteed aan aanvullende vaardigheden die nodig zijn om achter het gezichtspunt van de patiënt over zijn klacht te komen.

Voordat hulpverleners overgaan tot lichamelijk onderzoek of tot de uitleg- en planningsfase van het consult, moeten ze de vaardigheden in het onderdeel informatieverzameling van de Calgary-Cambridge Observatielijst goed op zich laten inwerken en de volgende vragen stellen:

- Heb ik het ziekteaspect van het probleem van de patiënt effectief verhelderd?
- Heb ik het gezichtspunt van de patiënt onderzocht en begrepen wat de ziekte voor de patiënt betekent?
- Heb ik de benodigde achtergrondinformatie boven tafel gekregen?
- Weet ik zeker dat de verzamelde informatie nauwkeurig en compleet is?
- Heb ik gecontroleerd of ik het verhaal correct begrepen heb?
- Ben ik blijven werken aan een ondersteunende omgeving waarin een goede samenwerking mogelijk is?

4 Structuur in het gesprek aanbrengen

4.1 Inleiding

In dit hoofdstuk bespreken we de communicatievaardigheden die hulpverleners kunnen gebruiken om het gesprek te structureren. Zowel de hulpverlener als de patiënt hebben daar baat bij. Structuur aanbrengen is een van de twee taken die we in de Calgary-Cambridge Observatielijst met opzet als een rode draad door het hele gesprek laten lopen en niet als een van de afzonderlijke, opeenvolgende onderdelen. Structuur aanbrengen is een taak die, net als het opbouwen van een relatie, het hele consult door nodig is. Gebeurt dat niet, dan kunnen de overige opeenvolgende taken ook niet effectief worden uitgevoerd.

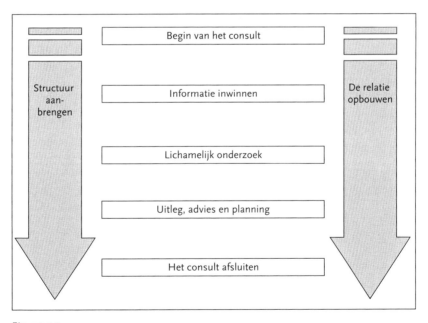

Figuur 4.1

Een hulpverleningsconsult is geen doelloze of toevallige ontmoeting tussen gelijkwaardige vrienden die een praatje maken. Het is een strak geregisseerd gesprek tussen een professional en een cliënt. Beide partijen gedragen zich vaak volgens bepaalde stereotiepe patronen. Deze patronen komen voort uit ongeschreven regels en tradities. Het gesprek verloopt langs vaste lijnen. Beide partijen zijn zich dit nauwelijks bewust en er wordt zelden openlijk over gesproken.

Hoe wordt de structuur van de ontmoeting vastgesteld? Alle hulpverleners hebben wel eens een consult meegemaakt waarin ze het gevoel hadden dat ze de controle totaal kwijt waren. Meestal bepaalt de professional de structuur van het consult. Het grootste deel van de 'macht' berust impliciet bij de hulpverlener: wij bepalen hoeveel tijd er is voor discussie, wij sturen het gesprek willekeurig naar een nieuw onderwerp, wij beslissen hoeveel onderwerpen vandaag aan de orde kunnen komen en wij kunnen het gesprek beëindigen wanneer we willen. We oefenen behoorlijk veel controle uit over het gesprek. Ons gedrag beperkt de vrijheid van de patiënt, of we dat nu leuk vinden of niet.

Macht brengt vanzelfsprekend verantwoordelijkheden met zich mee. Welke verantwoordelijkheden hebben we bij het sturen van het consult? Wat willen we bereiken met het structureren van het consult? De traditionele benadering houdt in dat we aan de hand van een serie gesloten vragen structuur in het gesprek aanbrengen. De patiënt levert dan overwegend passief een bijdrage aan het consult. In dit boek hebben we gekozen voor een patiëntgerichte of relatiegerichte benadering van het medisch consult. De eerder beschreven vaardigheden bevorderen de samenwerking tussen hulpverlener en patiënt. Dit is niet de subjectieve mening van de schrijvers, maar deze visie komt voort uit onderzoek. Er is bewijs dat deze vaardigheden een positief effect hebben op de samenwerking met de patiënt. Zowel in theorie als in de praktijk is gebleken dat het gebruik ervan leidt tot betere resultaten voor patiënten én hulpverleners.

Een samenwerkingsverband impliceert een meer gelijkwaardige relatie tussen patiënt en hulpverlener. Maar omdat de hulpverlener de controle heeft over de vorm van het gesprek, doet deze machtsverschuiving zich alleen voor als hulpverleners het gesprek op de juiste manier structureren. Het gebeurt niet vanzelf als we het alleen maar willen. Hulpverleners bepalen in feite welk aandeel de patiënt levert, de mate van betrokkenheid bij de koers van het gesprek en het evenwicht tussen arts- en patiëntgerichtheid.

Als de hulpverlener het hele consult door de structuur in de gaten houdt, krijgt hij meer het gevoel dat hij de algemene gang van zaken van de ontmoeting kan beïnvloeden. Met de juiste structuur kan de patiënt meer betrokken raken bij het consult. Hij kan zo bijdragen aan een evenwichtige relatie.

4.2 Doelstellingen

De doelstellingen van structuur aanbrengen zijn:
- een flexibel maar geordend gesprek mogelijk maken;
- de patiënt helpen begrijpen waar het gesprek heen gaat en waarom, en hem daar openlijk bij betrekken;
- de patiënt aanmoedigen de structuur van het gesprek te beïnvloeden;
- betrokkenheid en samenwerking van de patiënt bevorderen;
- nauwkeurige informatieverzameling en -verschaffing mogelijk maken;
- efficiënt gebruikmaken van tijd.

Deze doelstellingen omvatten enkele taken en controlepunten die ook in andere bekende richtlijnen voor consultatie worden genoemd:
- Pendleton e.a. (1984, 2003):
  - juist gebruik van tijd en middelen.
- Neighbour (1987):
  - samenvatten – 'Heb ik voldoende begrepen waarom de patiënt bij mij komt?'
- AAPP Three-Function Model (Cohen-Cole, 1991):
  - gegevens verzamelen:
    1 overzicht van de problemen;
    2 bespreken van de prioriteiten;
    3 samenvatten.
- De Maastricht MAAS Globaal (Van Thiel & Van Dalen, 1995):
  - samenvattingen;
  - ordening.
- Essential Element of Communication in Medical Encounters: Kalamazoo Consensus Statement (Deelnemers aan de Bayer-Fetzer Conference over communicatie tussen arts en patiënt in medische opleidingen, 2001):
  - informatie structureren, verhelderen en samenvatten.
- The Model of the Macy Initiative in Health Communication (Kalet e.a., 2004):
  - de loop van het consult leiden.
- Patient-centred medicine (Stewart e.a., 2003):
  - de arts-patiëntrelatie verbeteren: macht delen;
  - realistisch zijn: tijd.

4.3 Vaardigheden

In zijn commentaren over het structureren van een consult benadrukt Cassata (1978) het belang van tweerichtingsverkeer in elk onderdeel van het consult. Het is vooral belangrijk dat de verwachtingen en het verloop van het consult aan het begin van het gesprek duidelijk worden gemaakt. Hierdoor wordt de patiënt aangemoedigd om invloed uit te oefenen. Zo heeft de patiënt zelf zeggenschap en werkt hij beter samen. In hoofdstuk 2 onderzochten we hoe de volgende drie vaardigheden deze samenwerkingsaanpak bevorderen en tegelijkertijd tot een efficiënter consult leiden:
– identificatie van het probleem;
– screenen;
– het verloop vaststellen.

We concentreren ons hier op vier aanvullende vaardigheden die het hele gesprek door relevant zijn en waarmee we met de patiënt kunnen werken. Zo ontstaat er een gesprek met een open structuur.

Kader 4.1 Aanvullende vaardigheden die het hele gesprek door relevant zijn

De organisatie open maken

– *Tussentijdse samenvattingen*: het gezegde aan het eind van een specifiek onderzoeksonderdeel samenvatten om te controleren of het begrepen is. Pas dan overgaan naar het volgende onderdeel;
– *Markering*: met overgangsopmerkingen overgaan van het ene naar het andere onderdeel.

Aandacht voor het verloop van het consult

– *Opeenvolging onderdelen*: deze structureren het gesprek in een logische opeenvolging;
– *Timing*: aandacht voor timing en de lijn van het gesprek vasthouden.

4.4 Wat moeten we leren en doceren over het aanbrengen van structuur: onderbouwing van de vaardigheden

4.4.1 Zorgen voor een open organisatie

Samenvatten

Wat is samenvatten?

Samenvatten is de bewuste stap waarin de hulpverlener de patiënt een expliciete verbale samenvatting geeft. Er bestaan twee soorten samenvattingen:
- *tussentijdse samenvatting*: gericht op een specifiek onderdeel van het gesprek;
- *eindsamenvatting*: bondige conclusie van het hele gesprek.

De eindsamenvatting bespreken we in detail in hoofdstuk 7.

Waarom is tussentijds samenvatten zo'n belangrijke vaardigheid voor structurering van het consult?

In hoofdstuk 3 hebben we onderzocht waarom tussentijds samenvatten een van de belangrijkste vaardigheden is voor informatieverzameling. Nu bespreken we de even belangrijke rol daarvan voor de structuur van het gesprek. Een van de voornaamste onderdelen van het onderwijs in communicatievaardigheden is dat we inzicht krijgen in de manier waarop we een consult kunnen structureren: door het *vaststellen van het verloop, samenvatten* en *markeren.*
Van oudsher hebben hulpverleners het consult structuur gegeven door middel van gesloten vragen. De hulpverlener houdt daarmee 'de controle', maar het gevolg is een passieve patiënt. Deze benadering kan ook zeer inefficiënt zijn. Ze kan tot onnauwkeurigheid leiden als het gaat om kwalitatief nuttige informatie. Bovendien ondervindt de patiënt bij deze benadering weinig steun.
Als een open houding en aandachtig luisteren zo effectief zijn, waarom zijn we er dan zo huiverig voor? Misschien komt dat doordat:
- het voelt alsof we de controle over het consult verliezen;
- we bang zijn dat we alles wat ons wordt verteld, niet hoeven of kunnen onthouden;
- de informatiestroom op een ordeloze manier verloopt; het lijkt alsof we een berg onverwerkte informatie ontvangen, in een volgorde die we niet snel in ons kunnen opnemen.

Dit zijn zeer legitieme zorgen. Inderdaad lijken open methoden tot een minder geordend consult te leiden. Maar er is een oplossing voor dit probleem: *het consult structureren aan de hand van tussentijdse samenvattingen en markeringen*. Dit biedt de hulpverlener een alternatieve methode om orde en controle te kunnen houden zonder dat de voordelen van openheid verloren gaan.

Met de samenvatting als structurerend instrument kunnen we:
- alles wat we tot dusver hebben gehoord, bondig samenvatten en bestuderen;
- de informatie in een samenhangend patroon ordenen;
- ons realiseren welke informatie we nog moeten krijgen of verhelderen;
- ruimte winnen om te overwegen welke kant het consult vanaf nu op moet;
- klacht van ziekte onderscheiden en beoordelen.

Studenten die worstelen met de technieken van open vragen en aandachtig luisteren, hebben veel aan samenvatten. Weet u niet precies wat u nu moet vragen of wat de patiënt al heeft gezegd, maak dan een samenvatting en win tijd! Door de handeling van het samenvatten zelf en de reactie van de patiënt daarop komt gewoonlijk vanzelf de volgende stap in zicht. Dan hoeft er geen ongemakkelijke situatie te ontstaan en houdt het gesprek vaart.

> Arts: *Mag ik even controleren of ik uw verhaal correct begrepen heb: u hebt al maanden pijn in uw beide voeten, vooral als u loopt, en u hebt ook gemerkt dat u 's ochtends stijve gewrichten hebt en u voelt zich in het algemeen moe?*
>
> Patiënt: *Ja, zo is het. En ik vind het steeds moeilijker om mijn kinderen naar school te brengen. Maar mijn man helpt ook helemaal niet mee...*

Is het belang van samenvattingen in het medisch consult aangetoond?

We noemen een aantal onderzoeken waaruit het belang van samenvattingen voor zowel de informatieverzamelingfase als structureren is gebleken. We hebben slechts twee rapporten gevonden die het belang van samenvatten in hulpverleningsinteracties onderbouwen. Cox e.a. (1981a) toonden aan dat controle door herhaling ertoe leidde dat ouders van kinderen in een psychiatrisch kinderziekenhuis spraakzamer werden. Maguire e.a. (1996) lieten zien dat samenvatten een van de vaardigheden is die bij kankerpatiënten tot meer openheid leidt over hun voornaamste zorgen – dit in combinatie met het gebruik van open vragen, concentratie op en verheldering van psychologische aspecten, empathische opmerkingen en aan de hand van informatie raden wat het probleem is.

Er is weliswaar gebrek aan direct medisch onderzoek naar het belang van samenvatten, maar daar staat tegenover dat er indrukwekkende theoretische bewijzen zijn uit communicatiestudies. In hoofdstuk 1 beschreven we de vijf principes die effectieve communicatie kenmerken. Een van deze principes is dat *effectieve communicatie eerder een spiraalvormig dan een lineair proces is: herhaling is van wezenlijk belang*. Een samenvatting is een efficiënte manier om dit principe in de informatieverzameling in te bouwen.

Een tweede principe hangt daarmee samen: *effectieve communicatie zorgt voor interactie in plaats van een direct overdrachtsproces*. Communicatie in de hulpverlening is geen directe overdracht, waarbij zenders van een boodschap ervan uitgaan dat aan hun verantwoordelijkheid als overbrenger is voldaan als ze de boodschap eenmaal hebben geformuleerd en verzonden. Communicatie in de hulpverlening is een interactief proces. De interactie is alleen compleet als de zender feedback krijgt. De zender moet weten hoe de boodschap wordt geïnterpreteerd, of die is begrepen en welke invloed die heeft op de ontvanger. Alleen maar informatie verschaffen of luisteren is niet genoeg: feedback geven en ontvangen is essentieel. De nadruk verschuift naar de wederzijdse afhankelijkheid van zender en ontvanger voor het bereiken van wederzijdse overeenstemming (Dance & Larson, 1972).

Samenvatten is de belangrijkste vaardigheid in de informatieverzameling- en structureringsfase van het gesprek, waarmee dit principe in de praktijk gebracht kan worden. Met een samenvatting levert de hulpverlener bewust feedback aan de patiënt over wat hij denkt van diens verhaal te begrijpen. Later zullen we zien dat er nog andere vaardigheden nodig zijn, in de uitleg- en planningsfase, die bijdragen aan wederzijds begrip.

Laten we deze cruciale stukjes theorie eens nader bekijken. Hoe weten patiënten of hun verhaal goed begrepen is als de hulpverlener geen feedback geeft? Je zou kunnen zeggen dat de hulpverlener die aandachtig luistert non-verbale signalen geeft. Patiënten zouden daaruit op kunnen maken dat de hulpverlener zich concentreert op en geïnteresseerd is in hun verhaal en hun boodschap heeft begrepen. Dat is echter maar een veronderstelling. We kunnen er niet van uitgaan dat aandachtig luisteren vanzelf tot het juiste begrip leidt. Communicatie is gecompliceerd en er zijn allerlei verkeerde interpretaties mogelijk. De kernvraag die de hulpverlener zichzelf moet stellen is: 'Hoe weet ik of dat wat ik van de patiënt heb begrepen ook precies klopt met wat hij me wilde vertellen?' Vanuit de patiënt gezien, wordt de vraag: 'De hulpverlener lijkt te luisteren, maar hoe weet ik dat hij me ook heeft begrepen?' Hoe weten zowel de patiënt als de hulpverlener dat ze de informatie op dezelfde manier uitleggen?

De communicatie kan op allerlei manieren worden vervormd wanneer er een boodschap tussen twee partijen wordt gezonden. Neem een patiënt die zijn verhaal doet bij een hulpverlener. Op de volgende punten is er vervorming mogelijk:

– Wat de patiënt zegt kan voor meerdere uitleg vatbaar zijn.
– De patiënt kan gewoon iets zijn vergeten te vertellen.
– De patiënt kan de vraag van de hulpverlener verkeerd hebben begrepen.
– De patiënt kan ervan uitgaan dat deze nieuwe persoon het verhaal ook al kent, bijvoorbeeld omdat de patiënt zijn verhaal al aan een andere hulpverlener in het zorgteam heeft verteld.
– De patiënt kan van zijn oorspronkelijke onderwerp zijn afgeleid en er nooit meer op terugkomen om het af te maken.
– De patiënt kan onbedoeld een verkeerde woordkeus hebben gebruikt die de betekenis vervormt.
– De patiënt kan een non-verbaal signaal hebben gegeven, zoals een lach die onbedoeld iets aan de hulpverlener suggereert.
– De patiënt kan exact gezegd hebben wat hij bedoelde, maar er is vervorming opgetreden in de omstandigheden of tijdens de overdracht van de boodschap (bijvoorbeeld een lawaaiige printer).
– De hulpverlener hoort de boodschap correct, maar interpreteert deze verkeerd.
– De hulpverlener begrijpt wat er wordt bedoeld, maar doet een verkeerde veronderstelling over de achterliggende boodschap.
– De hulpverlener kan persoonlijke vooroordelen hebben die de nauwkeurigheid beïnvloeden (bijvoorbeeld gebaseerd op sekse, ras of leeftijd van de patiënt, de opleiding van de hulpverlener, de locatie van het gesprek of eerdere ervaringen met de patiënt).

Al deze vervormingen kunnen tot een onnauwkeurige anamnese leiden. Feedback geven is de enige manier om erachter te komen of de boodschap juist geformuleerd is en correct ontvangen, geïnterpreteerd en begrepen is. We kunnen er niet vanuit gaan dat in een gesprek tussen hulpverlener en patiënt de patiënt zich zelfverzekerd genoeg voelt om de hulpverlener te vragen of hij zijn verhaal goed heeft begrepen! Tenzij we als hulpverlener zelf de verantwoordelijkheid nemen en feedback geven aan de hand van samenvattingen tijdens het gesprek, zal de patiënt nooit zeker weten of hij goed werd begrepen. En zelf weten we niet zeker of we een juist verslag hebben gekregen.

Markering

Wat is markeren?

Markeren is de tegenhanger van samenvatten. Met een markerende opmerking introduceren we wat we gaan zeggen en vestigen daar de aandacht op. Het is bijvoorbeeld nuttig om een markerende opmerking te maken als aankondiging van onze eerste samenvatting. We kondigen aan wat we gaan doen en nodigen de patiënt uit om met ons mee te denken, aan te vullen wat we zijn vergeten of een eventuele verkeerde interpretatie te corrigeren. Bijvoorbeeld:

> *Laten we eens kijken of ik u goed begrepen heb – laat het me weten als ik iets heb gemist...*

Dan kan het interactieve proces worden vervolgd, als de patiënt zegt:

> *Nee, dat is niet helemaal waar...*

Nadat de samenvatting een 'ja' van de patiënt heeft opgeleverd, kunt u weer markeren om:
- de overstap van het ene onderdeel naar het andere te maken;
- de reden voor het volgende onderdeel uit te leggen.

> *U zei eerder dat u twee dingen belangrijk vindt om te bespreken: ten eerste de problemen met uw gewrichten en de vermoeidheid, en ten tweede hoe u uw man kunt inschakelen om u te helpen. Mag ik u eerst een paar vragen stellen over uw gewrichtspijn, dan kan ik eerder achter de mogelijke oorzaak komen. En zullen we dan terugkomen op de problemen met uw man?*

of

> *Omdat we elkaar voor het eerst ontmoeten, wil ik graag eerst iets over uw medische geschiedenis weten. Kunnen we het daar nu over hebben?*

of

> *Ik zie dat u pijn hebt, maar ik moet eerst een paar vragen stellen over de medicijnen die uw arts heeft voorgeschreven en u dan kort onderzoeken. Dan kan ik pas kijken wat er precies aan de hand is.*

Maak gebruik van markeringen om van het ene naar het andere onderdeel over te gaan, zodat:
- de patiënt begrijpt waar het gesprek naartoe gaat en waarom;
- u uw gedachten en behoeften met de patiënt kunt delen;
- u toestemming kunt vragen;
- het consult voor u beiden een open structuur krijgt.

Voorbeelden van markeringen tijdens overgangen in de anamnese:
- van de begin- naar de informatieverzamelingsfase;
- van open naar gesloten vragen;
- naar specifieke vragen over de ideeën, zorgen en verwachtingen van de patiënt;
- naar verschillende onderdelen van de geschiedenis;
- naar het lichamelijk onderzoek;
- naar uitleg, advies en planning;
- naar de afsluiting.

Samenvatten en markeren leveren samen een open structuur op die ook voor de patiënt duidelijk is. De patiënt begrijpt het structureringsproces en doet eraan mee. Dit is veel beter dan structureren via gesloten vragen, want dan tast de patiënt in het duister over het gespreksproces.

Nog een van de vijf principes van effectieve communicatie die we in hoofdstuk 1 hebben besproken, is het *reduceren van onzekerheid*. Onopgeloste onzekerheden kunnen leiden tot concentratiegebrek of angsten, die op hun beurt effectieve communicatie in de weg kunnen staan. Een groot deel van de onzekerheid en angst wordt weggenomen als iemand weet waar het gesprek naartoe gaat en waarom. In het voorgaande voorbeeld weet de patiënt dat u het signaal over haar man hebt opgepikt en dat er gelegenheid komt om daar verderop in het gesprek nader op in te gaan. Nu kan ze zich beter op het volgende deel van het gesprek concentreren en is ze niet ongerust of haar voornaamste zorg wel aan de orde komt.

Levinson e.a. (1997) toonden aan dat huisartsen die meer gebruikmaakten van markeringen (die in dit onderzoek werden aangeduid als oriënterende opmerkingen) minder risico liepen te worden aangeklaagd voor nalatigheid.

Floyd e.a. (1999) hebben in een Amerikaanse studie over het risico van hivbesmetting aangetoond dat patiënten gemakkelijker vragen over gevoelige onderwerpen beantwoorden als er markeringen worden gebruikt (of zoals deze auteurs het zelf noemen, 'een overbruggende leefstijlvraag') voordat er rechtstreeks vragen over hun seksuele gezondheid worden gesteld.

De vaardigheden van samenvattingen en markeringen samen bieden de volgende mogelijkheden:
- een interactief gesprek te voeren waarin samenwerking is;
- een open structuur te creëren die de patiënt begrijpt;
- uzelf en de patiënt te laten weten waar het gesprek heen gaat en waarom;
- een verandering van inhoud aan te geven;
- wederzijdse overeenstemming te bereiken en onzekerheid bij de patiënt te verminderen.

Markeren en samenvatten zijn ook belangrijk voor de uitleg-, advies- en planningfase van het consult. In hoofdstuk 7 bespreken we hoe we de twee vaardigheden in deze context kunnen gebruiken, aangevuld met resultaten die het belang ervan ondersteunen.

4.4.2 Aandacht voor een soepele doorstroom van het consult

Aaneenschakeling

Als de hulpverlener het verloop en een open gespreksplan heeft overlegd moeten hijzelf en de patiënt het eens worden. Daarna moet de hulpverlener zich wel aan die structuur houden. Hij moet zorgen voor een logische *aaneenschakeling* van de verschillende onderdelen. De patiënt moet dat kunnen merken wanneer het gesprek zich ontvouwt. Hulpverlener en patiënt kunnen efficiënte en nauwkeurige informatieverzameling bevorderen met een flexibele maar geordende benadering van de organisatie. Overgangen van het ene gespreksonderdeel naar het andere, moeten duidelijk aangegeven worden, door middel van markeringen.

Een van de belangrijkste manieren die de hulpverlener daarvoor heeft, is dat hij voortdurend een heldere structuur van het consult in gedachten houdt. De Calgary-Cambridge Observatielijst of de MAAS-Globaal bieden zo'n structuur. Hij kan het hele consult door af en toe de stand van zaken opnemen en bedenken wat er nog niet is bereikt. Zo houdt hij de controle over een gesprek dat anders maar chaotisch en verwarrend zou verlopen. Het paradoxale is zelfs dat een duidelijke structuur flexibiliteit mogelijk maakt. Als we alle stappen kennen en weten hoe we daarop terug kunnen komen, krijgen we zelfvertrouwen om het gespreksverloop vrij te laten: 'structuur maakt ons vrij'.

Timing

Een ander belangrijk instrument voor de hulpverlener is timing. Tijdkwesties zijn voortdurend problematisch in de moderne gezondheidszorg. Alle hulpverleners voelen zich onder tijdsdruk staan, terwijl ze het gesprek zo efficiënt mogelijk willen afronden. Het is niet eenvoudig om aan alle behoeften van de hulpverlener en de patiënt te voldoen binnen de beschikbare tijd, ook al hebben we in hoofdstuk 3 laten zien dat patiëntgerichte consulten nauwelijks langer duren dan traditionele gesprekken. Het gaat er dus vooral om dat we onze tijd effectief weten te gebruiken en het tempo in een consult gelijkmatig houden, zodat de tijd evenwichtig over alle onderdelen van het consult wordt verdeeld.

4.5 Samenvatting

In dit hoofdstuk hebben we bekeken welke vaardigheden een consult structuur geven en hoe we ze kunnen gebruiken. We hebben gekeken naar kwesties als macht, controle en ordening binnen het medisch consult. We hebben gezien dat hulpverleners expliciet rekening moeten houden met de structuur van de interactie en die aan de patiënt duidelijk moeten maken. Verder hebben we de voordelen onderzocht van een open structuur, waarin duidelijke markeringen worden aangebracht die ook voor de patiënt duidelijk zijn en waarmee hij moet instemmen. Zo kan de hulpverlener een route uitstippelen in een complexe situatie, die ook weer duidelijk moet zijn voor de patiënt en waarmee hij moet instemmen. Met structureringsvaardigheden kan de hulpverlener orde scheppen in het consult; de patiënt voelt zich meer op zijn gemak en weet wat er gaat gebeuren. Beide partijen gaan met meer zelfvertrouwen het gesprek aan.

5 De relatie opbouwen

5.1 Inleiding

Een van de rode draden door dit boek is de relatie tussen hulpverlener en patiënt. Deze relatie is van grote betekenis voor de communicatie in de gezondheidszorg, voor de mensen die ermee te maken hebben, de behandeling en de resultaten.

In figuur 5.1 zien we vijf taken van het gesprek die elkaar in de loop van het consult op natuurlijke wijze opvolgen. Het opbouwen van een relatie en het aanbrengen van structuur zijn taken die door het hele gesprek heen lopen. Een relatie opbouwen loopt parallel met de vijf opeenvolgende taken en vormt het cement van het consult.

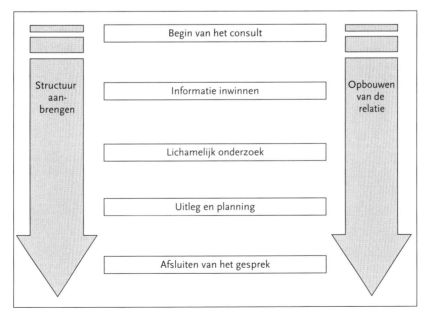

Figuur 5.1

Alle communicatievaardigheden van de taken in figuur 5.1 in dit boek dragen bij aan het opbouwen van een goede relatie met de patiënt. We beschouwen de relatieopbouw met opzet als een afzonderlijke categorie. Omdat het zo'n belangrijke taak is, wijden we een apart hoofdstuk aan dit onderwerp en bespreken we de belangrijkste relatiegerichte vaardigheden die tijdens het hele consult relevant zijn.

Een relatie opbouwen wordt gemakkelijk als vanzelfsprekend beschouwd, of gewoon vergeten. Vaak domineren andere componenten van het gesprek. De hulpverlener concentreert zich in de loop van het consult op de ziekte van de patiënt en probeert de verschijnselen in kaart te brengen. Wanneer we echter geen aandacht schenken aan de relatiegerichte vaardigheden, worden deze 'concrete' taken veel moeilijker te vervullen. Het opbouwen van een relatie in het consult kan al een doel op zich zijn – de hulpverlener hoeft soms niet meer te doen dan raad geven en ondersteuning bieden. Maar in de meeste consulten is de opbouw van een relatie onmisbaar om alle doelen van professionele communicatie te bereiken die we in hoofdstuk 1 hebben genoemd: nauwkeurigheid, efficiëntie en steun, grotere tevredenheid bij hulpverlener en patiënt en bevordering van partnerschap en samenwerking. In een goede relatie kan de patiënt zijn verhaal beter kwijt en kan hij zijn zorgen en angsten beter onder woorden brengen. De therapietrouw wordt versterkt en misverstanden en conflicten kunnen beter worden voorkomen.

Een goede band met de patiënt vormt de basis voor het succes van elk consult, in welke context dan ook. Vaak, en dat geldt vooral voor specialisten, is de relatie tussen hulpverlener en patiënt maar kortstondig. Hier is het helemaal van belang dat er een goed contact tot stand wordt gebracht: bij een goed contact durft de patiënt zijn problemen vrijuit met een vreemde te bespreken en wordt het consult volledig benut. Dat neemt niet weg dat het voor de hulpverlener een extra opgave is om in beperkte tijd een prettige relatie op te bouwen met een vaak angstige patiënt (Barnett, 2001).

Het belang van een goede relatie geeft ook aan dat we de hulpverlener-patiëntrelatie opvatten als een langetermijnrelatie. In veel gevallen blijft de relatie tussen hulpverlener en patiënt niet beperkt tot één gesprek, maar wordt deze gedurende vele volgende ontmoetingen voortgezet en versterkt (Leopold e.a., 1996). De ontwikkeling van een jarenlange relatie wordt door veel hulpverleners ervaren als het meest bevredigende aspect van hun werk.

Patiënten verwachten niet alleen dat hun hulpverlener zijn vak bijhoudt en competent is; ze hebben ook behoefte aan een hulpverlener met wie ze kunnen praten, die begrip toont en hen in tijden van tegenslag bijstaat. Aandacht voor de menselijke kant van het contact kan als resultaat hebben dat de patiënt beter over zijn hulpverlener te spreken is. De hulpverlener op zijn beurt ervaart zijn werk als minder frustrerend en meer bevredigend (Levinson e.a., 1993).

Vaardigheden om een relatie te ontwikkelen worden niet alleen in de context van hulpverlener-patiëntconsulten steeds belangrijker, maar ook tussen zorgverleners onderling. Hoffer Gittel (2003) doet verslag van een aantal onderzoeken waaruit de kracht van relaties wordt aangetoond voor goede prestaties in de luchtvaartindustrie. In hun boek (Hoffer Gittel e.a., 2000) vergeleken ze de efficiency en resultaten van negen ziekenhuizen (in Boston, New York en Dallas) met betrekking tot prothesechirurgie. Sommige ziekenhuizen investeerden grote bedragen in deskundigen die het personeel 'relationele vaardigheden' bijbrachten, dat wil zeggen het vermogen om interactief met anderen aan gezamenlijke doelstellingen te kunnen werken. Andere ziekenhuizen richtten zich juist op hooggekwalificeerde individuen. De tendens in deze ziekenhuisgroep om relationele competentie te negeren kwam het duidelijkst tot uitdrukking bij het aannemen van artsen. Uit de studie kwamen significante verschillen naar voren tussen ziekenhuizen als het ging om aandacht voor relationele coördinatie onder hulpverleners. Als de coördinatie aanwezig was, verbeterde het zorgproces beduidend. Hoffer Gittel (2003:48) rapporteerde bijvoorbeeld dat een verbetering van 100% in relationele coördinatie tot gevolg had dat de opnameduur van patiënten in het ziekenhuis met 31% werd verkort. Daarnaast verbeterde de servicekwaliteit in de waarneming van de patiënten met 22%, het percentage patiënten dat postoperatief vrij van pijn was nam toe met 7% en het percentage patiënten dat postoperatief mobiel was nam toe met 5%. Hoffel Gitterl e.a. (2000) concludeerden dat hulpverleners op posities die functionele deskundigheid van hoog niveau vereisen, óók vaak relationele competentie op hoog niveau nodig hebben om hun werk met dat van anderen te kunnen integreren. Een deelnemer aan het onderzoek formuleerde het zo: 'Er is een verschuiving opgetreden van patiënten die hulpverleners als individuen opvatten naar patiënten die hulpverleners als systemen opvatten... Het gaat niet meer alleen om individueel briljante hulpverleners. De hulpverlening is een gecoördineerde inspanning geworden.'

In de gezondheidszorg zijn relationele vaardigheden en het opbouwen van een relatie dus belangrijk voor het hulpverlener-patiëntconsult op zich én voor de relatie tussen hulpverleners onderling. We zijn het met Hoffer Gittel eens dat individuele deskundigen ook relationeel competent moeten zijn. Dit is van belang ten aanzien van patiënten maar ook ten aanzien van collega's, willen ze een potentiële bijdrage kunnen leveren. In dit hoofdstuk concentreren we ons op de relatie tussen hulpverlener en patiënt in een hulpverleningsconsult, maar de vaardigheden die we bespreken zijn ook relevant in een breder kader

145

in de gezondheidszorg, bijvoorbeeld in de relatie met collega's of partners van patiënten.

De hiervoor besproken onderzoeken onderbouwen het belang van relatiegerichte zorg. We gaan hierbij uit van het biopsychologische paradigma, dat verwant is aan patiëntgerichte geneeskunde. Relatiegerichte zorg richt zich op een persoonsgebonden, partnergerichte benadering van de gezondheidszorg (Suchman e.a., 2002). In deze benadering wordt de relatie in het therapeutische proces centraal gesteld. Met deze opvatting van het consult en de gezondheidszorg kunnen we onze aandacht beter concentreren op relaties tussen patiënten, hulpverleners, familieleden, andere zorgverleners, hun zorgverzekeringsinstellingen en hun leefomgeving (Tresolini & de Pew-Fetzer Task Force, 1994). Met deze benadering erkennen we dat communicatie en relatie tussen hulpverlener en patiënt tot stand komen binnen een organisatie. Communicatie en relaties worden niet alleen beïnvloed door de behoeften en vaardigheden van individuen. De waarden die uit het beleid en de processen van de organisatie tot uitdrukking komen spelen eveneens een rol, net als de manier waarop mensen binnen de organisatie elkaar behandelen (Suchman, 2001).

In dit hoofdstuk bespreken we de relationele vaardigheden en concepten die samenhangen met de andere consulttaken. Hulpverleners kunnen zo hun relationele competentie vergroten en betere relatiegerichte zorg bieden. Hoffer Gittel zegt dat 'de eerste stap is dat we mensen worden die om hun patiënten geven; de tweede stap is manieren vinden om dat in de praktijk van alledag én in extreme crisissituaties te laten zien'.

5.2 Communicatieproblemen

De media berichten regelmatig over patiënten die ontevreden zijn over de arts-patiëntrelatie. Veel artikelen wijzen op het onvermogen van de hulpverlener de patiënt als een individu met persoonlijke zorgen en wensen te beschouwen. De meeste indruk maken misschien wel de artikelen van de hand van de hulpverleners die onverwacht zichzelf in de rol van patiënt tegenkwamen. Een aantal van die verslagen is inmiddels gepubliceerd, bijvoorbeeld in een serie als 'Personal View' in het *British Medical Journal*. De nadruk ligt in dit soort artikelen vaak op de plotselinge openbaring dat de medische wetenschap de menselijke aspecten van zorg wel eens over het hoofd ziet of dat hulpverleners op het gebied van zorg en ondersteuning soms erg teleurstellen. Het is erg jammer dat dit pas tot ons doordringt als we zelf ziek worden.

Al bij de eerste onderzoeken over medische communicatie heeft men beseft dat problemen in de onderlinge relatie een belangrijke oorzaak zijn van slechte genezingsresultaten. Korsch e.a. (1968) onderzochten achthonderd bezoeken van ambulante patiënten aan de afdeling pediatrie. Uit hun evaluatie bleek het gebrek aan warmte en vriendelijkheid bij de hulpverleners een van de belangrijkste oorzaken van de grote ontevredenheid en lage therapietrouw van de patiënten.

Poole en Sanson-Fischer (1979) hebben laten zien dat er in de medische wereld aanzienlijke problemen bestaan met betrekking tot het onderwijs in deze vaardigheden. Ze toonden aan dat we niet zomaar kunnen aannemen dat hulpverleners wel over empathisch vermogen beschikken. Evenmin komt dit studenten in de opleiding vanzelf aanwaaien. Dit onderzoek demonstreert het gebrek aan inlevingsvermogen van eerste- en tweedejaarsstudenten in de geneeskunde. Ook beschrijven ze dat coassistenten in de psychiatrie weinig empathie tonen, hoewel we zouden verwachten dat ze deze vaardigheden tijdens hun studie ontwikkelen.

Veel commentatoren koppelen de slechte ontwikkeling van deze vaardigheden aan het feit dat studenten en coassistenten leren om 'niet persoonlijk betrokken te raken'. Zoals we in hoofdstuk 3 hebben gezien, is de traditionele klinische methode gebaseerd op wetenschappelijke redenering. Daarin staat klinische onpersoonlijkheid hoog aangeschreven. Studenten geneeskunde worden opgeleid in de wereld van de objectiviteit en de techniek. Ze leren zich te concentreren op de onderliggende ziektemechanismen. Dat gaat ten koste van het begrip van de zieke mens. In de traditionele opleidingen wordt studenten geleerd zichzelf te beschermen tegen de overweldigende emoties in de medische praktijk, waar gevoelens zowel voor de patiënt als de hulpverlener pijnlijk kunnen zijn. Onbewogen objectiviteit wordt aangeraden als manier om daarmee om te gaan. In zo'n omgeving maken vaardigheden om relaties op te bouwen vanzelfsprekend weinig kans.

Suchman en Williamson (2003, persoonlijke mededeling) bieden nog meer inzichten in de manier waarop scholen de ontwikkeling van relationele vaardigheden van studenten beïnvloeden:

> Studenten geneeskunde leren eerst en vooral van wat ze zien en ervaren, en niet van wat er geschreven staat. Ze kunnen getuige zijn van respectvolle interacties die om samenwerking draaien, ze kunnen meemaken dat de arts luistert, empathie en steun toont. Als ze een consult zo benaderd zien, met belangstellende vragen en dialoog in plaats van conflict en dominantie, dan vormen deze interacties vanzelf het kader van hun verwachtingen over de aard van relaties in de gezondheidszorg. Maar ze kunnen ook invloedrijke rolmodellen in

de gezondheidszorg geroutineerd een niet-genezende of zelfs negatieve relatie
zien aangaan met elkaar en met patiënten. Als ze merken dat hun supervisors
technische deskundigheid en kennis boven alles stellen, met name boven ken-
nis van zichzelf en anderen, en als ze zien dat onduidelijkheid en vernedering
de norm zijn in de medische pedagogiek, ontwikkelen studenten vanzelf een
heel ander kader voor de rest van hun professionele leven.

5.3 Doelstellingen

De doelen die we ons bij het opbouwen van een relatie met de patiënt stellen,
kunnen als volgt worden samengevat:
- een goed contact tot stand brengen, zodat de patiënt voelt dat hij begrepen,
  serieus genomen en ondersteund wordt;
- een vertrouwensband tussen hulpverlener en patiënt creëren en daarmee
  de basis leggen voor een therapeutische relatie;
- een omgeving nastreven waarin optimaal plaats is voor een nauwkeurig en
  efficiënt begin, inwinnen van informatie, overleg, advies en planning;
- het bieden van steun en begeleiding als afzonderlijk einddoel;
- het ontwikkelen en onderhouden van een langdurige relatie;
- de patiënt bij alles betrekken, zodat hij begrijpt wat er gaande is en met het
  verloop van het consult kan instemmen;
- potentiële conflicten tussen hulpverlener en patiënt zo veel mogelijk vermijden;
- de tevredenheid over het consult bij zowel de hulpverlener als de patiënt
  bevorderen.

Deze doelen behelzen veel van de taken en aandachtspunten die ook in andere
  publicaties over het consult aan de orde komen:
- Pendleton e.a. (1984, 2003):
  - een relatie met de patiënt creëren of onderhouden, waardoor andere
    taken gemakkelijker worden uitgevoerd.
- Neighbour (1987):
  - verbondenheid: een verstandhouding met de patiënt opbouwen.
- AAPP Three-Function Model (Cohen-Cole, 1991):
  - een verstandhouding met de patiënt opbouwen en op de gevoelens van
    de patiënt ingaan.
- Bayer Institute for Health Care Communication E4 Model (Keller & Carroll,
  1994):
  - de patiënt overal bij betrekken;
  - zich in de patiënt inleven.

- Het SEGUE Framework voor onderwijs en beoordeling van communicatievaardigheden (Makoul, 2001):
  - het gezichtspunt van de patiënt begrijpen.
- De Maastricht-MAAS-Globaal (Van Thiel & Van Dalen, 1995):
  - emoties;
  - flexibiliteit.
- Essential Elements of Communication in Medical Encounters: Kalamazoo
  Consensus Statement (Deelnemers aan de Bayer-Fetzer Conferentie over
  communicatie tussen arts en patiënt in medische opleidingen, 2001):
- een relatie opbouwen.
- Het Model van het Macy Initiative in Health Communication (Kalet e.a.,
  2004):
- een relatie opbouwen.
- Patient-centred Medicine (Stewart e.a., 2003):
- de arts-patiëntrelatie verbeteren.

5.4 Vaardigheden

Kader 5.1 Vaardigheden voor het opbouwen van een relatie

149

De juiste non-verbale communicatie gebruiken

- Het juiste non-verbale gedrag tonen:
  - oogcontact, gezichtuitdrukking;
  - houding, positie, beweging;
  - stemgebruik, bijvoorbeeld snelheid, volume, intonatie.
- Gebruik van aantekeningen: bij lezen, schrijven of computergebruik
  dit zó doen dat de dialoog of het contact met de patiënt niet verstoord wordt.
- Op de non-verbale signalen van de patiënt reageren (lichaamstaal,
  spraak, gezichtsuitdrukking); al deze aspecten waarnemen en erkennen.

Het ontwikkelen van een goede verstandhouding

- Erkenning: de denkbeelden en gevoelens van de patiënt erkennen en
  accepteren; niet neigen tot oordelen of veroordelen.
- Inlevingsvermogen: met empathie begrip en erkenning overbrengen
  voor de gevoelens of de hachelijke situatie van de patiënt; openlijk de
  mening en gevoelens van de patiënt erkennen.

- Steun: zorg, begrip en hulpvaardigheid uiten; pogingen van de patiënt accepteren om de situatie het hoofd te bieden en zichzelf te helpen.
- Gevoeligheid: met respect en tact omgaan met gênante en lastige onderwerpen en fysieke pijn, ook bij lichamelijk onderzoek.

De patiënt bij het onderzoek betrekken

- Gedachten uitwisselen: de patiënt vertellen wat u denkt en de patiënt aanmoedigen mee te denken (bijvoorbeeld 'Op dit moment denk ik dat....').
- Een reden geven: de redenen voor bepaalde onderdelen van het lichamelijke onderzoek uitleggen die misschien onlogisch lijken.
- Onderzoek: tijdens het lichamelijke onderzoek het proces uitleggen en toestemming vragen voor bepaalde handelingen.

5.5 Wat moeten we doceren en leren over het opbouwen van de relatie – onderbouwing van de vaardigheden

Nu bekijken we in detail de afzonderlijke vaardigheden voor het opbouwen van een relatie en bestuderen we het relevante materiaal uit theorie en onderzoek.

5.5.1 De juiste verbale en non-verbale communicatie

Het belang van non-verbale communicatie kunnen we niet genoeg benadrukken. Aan het effect van onze non-verbale interactie met patiënten moeten we evenveel aandacht schenken als aan de invloed die onze woorden op de patiënt hebben (Friedman, 1979; Hall e.a., 1995). We kunnen twee nauw met elkaar verbonden aspecten van non-verbale communicatie onderscheiden:
1 non-verbaal gedrag van de patiënten;
2 non-verbaal gedrag van de hulpverleners.

Als hulpverlener moeten we in staat zijn de non-verbale signalen van de patiënt in zijn manier van praten, zijn gezichtsuitdrukking, stemming en lichaamshouding te herkennen. Maar we moeten ons ook bewust zijn van ons eigen non-verbale gedrag; wel of geen oogcontact, positie en houding van het lichaam, bewegingen, gezichtsuitdrukkingen en stemgebruik kunnen allemaal het verloop van het consult beïnvloeden. Kader 5.2 geeft aan wat er zoal onder non-verbale communicatie valt (Mehrabian, 1972; Gazda e.a., 1995).

Kader 5.2 Wat bedoelen we met non-verbale communicatie?

- Houding: zittend, staand, stram, stijf, ontspannen.
- Nabijheid: het gebruik van de ruimte, de fysieke afstand tussen mensen.
- Aanraking: een hand geven, een klopje op de schouder, het fysieke contact tijdens een lichamelijk onderzoek.
- Lichaamsbewegingen: hand- en armbewegingen, onrustig bewegen, met het hoofd knikken, voeten en benen niet stil kunnen houden.
- Gezichtsuitdrukking: opgetrokken wenkbrauwen, fronsen, glimlachen, tranen in de ogen.
- Kijkgedrag: oogcontact, iemand aangapen, in de verte staren.
- Stemsignalen: hoogte van de stem, snelheid van praten, geluidssterkte, ritme, stiltes en pauzes, toon, versprekingen, gevoel, meelevendheid.
- Tijdfactor: vroeg, laat, precies op tijd, extra tijd geven, gehaast zijn, traag reageren.
- Fysieke kenmerken: geslacht, huidskleur, lichaamsvorm, kleding, (on)verzorgd uiterlijk.
- Omgevingsfactoren: locatie, stand van het meubilair, verlichting, temperatuur, kleuren van het interieur.

Het verschil tussen verbale en non-verbale communicatie

Wat zijn de verschillen tussen verbale en non-verbale communicatie (Verderber & Verderber, 1980)?
- Verbale communicatie is niet continu; we weten wanneer het bericht klaar is. Non-verbale communicatie daarentegen gaat altijd door, zolang de gesprekspartners zich in één ruimte bevinden. We kunnen nooit ophouden non-verbaal te communiceren (Watzlawick, 1967); zelfs wanneer mensen in stilte bij elkaar zitten, is de ruimte vol signalen. Het verschil tussen een aangename en een onaangename stilte wordt vaak door onze non-verbale communicatie bepaald.
- Verbale communicatie vindt meestal slechts op één manier plaats: gesproken of geschreven, terwijl non-verbale communicatie in allerlei vormen tegelijk kan optreden. We zijn in staat alle in kader 5.2 opgesomde signalen

tegelijk uit te zenden en te ontvangen; al onze zintuigen kunnen op hetzelfde moment signalen ontvangen.

– Verbale communicatie hebben we meestal onder controle, terwijl non-verbale communicatie op de grens van ons bewustzijn werkt of zelfs zonder dat we het ons bewust zijn. Non-verbale communicatie kan wel bewust worden benut; zo gebruiken we non-verbale signalen in onze stem en in lichaams-, hoofd- en oogbewegingen om er bij het leiden van een gesprek voor te zorgen dat iedereen aan het woord komt. Maar non-verbale communicatie werkt dus ook op een minder bewust niveau. Ze kan spontane signalen 'lekken', waarvan we ons niet realiseren dat we ze uitzenden. Deze signalen geven de ontvanger een beter beeld van onze ware gevoelens dan onze beter afgewogen verbale uitingen. DiMatteo e.a. (1980) hebben laten zien dat dit vooral geldt voor de houding en de bewegingen van het lichaam.

– Verbale uitingen zijn effectiever voor de communicatie van afzonderlijke mededelingen en voor de weergave van onze ideeën en gedachten. Non-verbale communicatie daarentegen is meestal het kanaal waarlangs onze houding, emoties en gevoelens naar buiten treden; langs die weg maken we duidelijk hoe we onszelf presenteren en hoe we onszelf en anderen zien en verstaan. Over voorkeuren, medeleven, kritiek of dominantie worden non-verbaal aanzienlijk meer signalen afgegeven dan verbaal. Non-verbale communicatie speelt vooral een belangrijke rol als iemand niet in staat of niet bereid is gevoelens expliciet te uiten. Dat geldt bijvoorbeeld wanneer culturele of maatschappelijke taboes het moeilijk maken een autoriteit tegen te spreken, of wanneer woorden tekortschieten om gevoelens van liefde, verdriet of pijn uit te drukken (Ekman e.a., 1972; Mehrabian, 1972; Argyle, 1975).

Waarom inzicht in non-verbale communicatie een consult kan beïnvloeden

Non-verbale communicatie kan verbale communicatie accentueren, verzachten, bijstellen, tegenspreken of er zelfs voor in de plaats komen. Meestal treden verbale en non-verbale communicatie tegelijk op om elkaar te versterken. In combinatie met non-verbale signalen kunnen verbale uitingen preciezer en efficiënter overkomen. Zoals wanneer de hulpverlener na een samenvatting vraagt: 'Zie ik dat goed?' en de patiënt op enthousiaste toon zegt: 'Ja, zo is het precies' en daarbij glimlacht of voorover leunt. Of wanneer een patiënte die over haar angst voor de operatie praat, naar beneden kijkt, langzamer praat en haar handen wringt.

Als de bijbehorende non-verbale signalen ontbreken, wordt onze verbale conversatie gemakkelijker verkeerd begrepen; we kennen allemaal wel het probleem bij een telefoongesprek, waarbij we uitsluitend op de woorden en de klank van de stem kunnen afgaan.

We kunnen non-verbale communicatie opzettelijk gebruiken om onzekerheden en misverstanden weg te nemen die onze verbale communicatie kan oproepen. 'Kunt u zich in dit plan vinden?', gecombineerd met oogcontact en een vragende uitdrukking op het gezicht geven aan dat u oprecht in het antwoord geïnteresseerd bent. Stelt u dezelfde vraag echter terwijl u het dossier al opzij legt, een snelle blik op de patiënt werpt en daarna direct wegkijkt, dan geeft u duidelijk aan dat deze niet het hart moet hebben om 'nee' te zeggen.

Zoals het laatste voorbeeld laat zien, kunnen beide vormen van communicatie elkaar ook tegenwerken. Onderzoek heeft uitgewezen dat wanneer beide vormen niet met elkaar overeenkomen of elkaar tegenspreken, de non-verbale signalen het winnen van het gesproken woord (Koch, 1971; McCrosky e.a., 1971). Stel dat 'Vertelt u eens over uw probleem' de verbale boodschap is, maar het non-verbale gedrag straalt haast en irritatie uit. Dan zal de patiënt tot de juiste conclusie komen dat de dokter vandaag krap in zijn tijd zit. Als de hulpverlener meedeelt dat er geen reden tot zorg is, maar dat wat aarzelend of hakkelend zegt, neemt de patiënt aan dat er misschien wat ernstigs aan de hand is dat wordt verzwegen. Deze generalisatie geldt echter waarschijnlijk alleen voor doorsneevolwassenen. Jonge kinderen en emotioneel labiele volwassenen hebben de neiging bij tegenstellingen tussen de verbale en non-verbale communicatie eerder de verbale boodschap te geloven (Reilly & Muzarkara, 1978).

Een ander gebruik van non-verbaal gedrag betreft de bekrachtigingstheorie bij sociale interactie (Mehraban & Ksionsky, 1974) en de non-verbale synchroniteit (DeVito, 1988). Mensen neigen er eveneens toe om, als teken van verwantschap, elkaars non-verbale gedragingen te weerspiegelen of te imiteren – iemands gebaren of manier van praten na te doen. Hulpverleners kunnen hier hun voordeel mee doen, ten eerste door zich voor te bereiden op een positieve ervaring met de patiënt en ten tweede door een houding van ontspannen aandachtig luisteren aan te nemen. Door onbewuste weerspiegeling en bekrachtiging van dit gedrag bij de patiënt zal deze ook meer ontspannen en oplettender worden. We kunnen anderen door ons gedrag dus positief beïnvloeden. Aan de andere kant zal ons non-verbale gedrag als we niet geïnteresseerd zijn ook als zodanig door de patiënt geregistreerd worden en de communicatie ernstig bemoeilijken.

153

De invloed van non-verbaal gedrag op het consult: wat zijn de onderzoeksresultaten?

Harrigan e.a. (1985) toonden aan dat artsen die recht tegenover hun patiënt zitten, meer oogcontact maken en de handen niet samenvoegen of de armen over elkaar slaan, eerder als meelevende, geïnteresseerde en warme mensen worden beschouwd.

Weinberger e.a. (1981) deden een onderzoek onder ambulante patiënten van een afdeling interne geneeskunde. Zij meldden een positieve relatie tussen de tevredenheid van de patiënten en de non-verbale communicatie van de hulpverleners in de vorm van hoofdknikjes, gebaren en een kleinere afstand tussen hulpverlener en patiënt in de informatiefase.

Larsen en Smith (1981) deden onderzoek in huisartspraktijken waaruit bleek dat er een positief verband is tussen non-verbale nabijheid (aanraken, kleinere fysieke afstand, naar voren leunen, lichaamshouding en kijkrichting) en tevredenheid en begrip bij de patiënt.

Hall e.a. (1981) gebruikten de techniek van gefilterde spraak om verbale boodschappen te scheiden van de klank ervan: in elektronisch gemanipuleerde opnamen was wel de expressie van de stem te horen, maar de woorden waren onverstaanbaar. Uit hun onderzoek in een gezondheidscentrum bleek dat patiënten en hulpverleners hun emoties via de klank van de stem bleken uit te wisselen. Als de een tevreden, boos of bezorgd leek te zijn, was de ander dat ook. Deze wisselwerking was in de gefilterde spraak veel duidelijker dan in ongefilterde opnamen of in transcripties van de gesprekken. De auteurs trokken de conclusie dat veel affectieve communicatie tijdens de interactie via non-verbale signalen plaatsvindt. Ze vonden ook een verband tussen de tevredenheid van de patiënt en het verschil tussen verbale en non-verbale kanalen. Verbale boodschappen met woorden die minder verontrustend en meer medelevend waren, leverden meer tevreden patiënten op. Daar staat tegenover dat non-verbale boodschappen die bozer of bezorgder overkwamen, ook tot een grotere tevredenheid bij de patiënt leidden. Soortgelijke resultaten vond men ook in de bereidheid van de patiënt zijn afspraken na te komen. De auteurs veronderstellen dat non-verbale signalen van boosheid of bezorgdheid door de patiënt worden opgevat als een uiting van oprechte belangstelling van de hulpverlener. De verbale en non-verbale kanalen brengen dus heel verschillende informatie over affect over.

Hall e.a. (1987) toonden aan dat artsen in de eerstelijnszorg die veel informatie gaven, vooral om hun manier van praten werden gewaardeerd; ze waren volgens onafhankelijke observatoren meer geïnteresseerd, bezorgder en minder verveeld. Artsen daarentegen die minder informatie gaven, besteedden meer tijd aan gezellig gekeuvel, maar hun stemmen klonken verveeld of kalm. Deze interpretatie past in het werk van Kaplan e.a. (1989), dat we in hoofdstuk 6 uitgebreid zullen bespreken. Zij ontdekten dat de medische resultaten beter waren wanneer zowel arts als patiënt 'negatief affect' uiten. De auteurs concludeerden dat dit misschien een 'gezonde wrijving' teweegbrengt. Wellicht betekent het ook dat hulpverleners die zich sterk bij hun patiënten betrokken voelen, meer bezorgdheid tonen.

DiMatteo e.a. (1980, 1986) toonden aan dat coassistenten en aankomende huisartsen die emoties toonden in hun gezicht en hun stem (*codering*), patiënten hadden die meer tevreden waren over de gezondheidszorg. Ze hadden ook méér patiënten. Artsen die non-verbale signalen uitstekend konden duiden (*decodering*), hadden meer tevreden patiënten, die hun afspraken ook beter nakwamen.

Goldberg e.a. (1983) lieten zien dat aankomende huisartsen die veel oogcontact met hun patiënten hadden, veel eerder emotionele problemen bij de patiënten vaststelden.

Ambady e.a. (2002) toonden aan dat er een verband bestaat tussen intonatiebeoordelingen van de stem van chirurgen en hun geschiedenis aan rechtszaken wegens nalatigheid. Gesprekken van chirurgen met patiënten werden opgenomen en heel korte stukjes uit die gesprekken werden beoordeeld door codeerders die hun nalatigheidsgeschiedenis niet kenden. Van de gesprekken met twee verschillende patiënten werden uit de eerste en de laatste minuut tien seconden gehaald. Er werd gecontroleerd op inhoud, de mate van hogere dominantie en lagere bezorgdheid/angst in hun intonatie. Op basis daarvan sprongen chirurgen met een geschiedenis aan nalatigheidsclaims er duidelijk uit. Uit deze studie blijkt de kracht van stemsignalen in medische interacties.

Griffith e.a. (2003) bestudeerden het verband tussen de non-verbale communicatie van coassistenten en de gestandaardiseerde tevredenheid over het gesprek bij de patiënt. Uit non-verbale communicatievaardigheden (gezichtsexpressie, frequentie van glimlachen, oogcontact, knikken, voorover leunen, lichaamshouding en intonatie) bleek onafhankelijk te voorspellen of patiënten in drie verschillende medische omgevingen tevreden waren. In de eerste omgeving ging het om een patiënt met een duidelijk medisch probleem in de eerstelijnszorg (een patiënt met pijn op de borst), de tweede een patiënt met een meer psychologische klacht (een depressieve patiënt met een geschiedenis van seksueel misbruik) en de derde in een adviesgesprek (advies over verminderd hiv-risico). De cijfers bleken veelbetekenend: de non-verbale communicatie leverde 32% van de variatie in patiënttevredenheid op bij pijn op de borst, 23% van de variatie in patiënttevredenheid in geval van depressie/seksueel misbruik en 19% van de variatie in patiënttevredenheid bij het adviesbureau over hiv. De auteurs concluderen dat betere non-verbale communicatievaardigheden geassocieerd kunnen worden met beduidend grotere patiënttevredenheid in allerlei soorten klinische ontmoetingen met standaardpatiënten.

Wat betekenen deze inzichten?

Hulpverleners moeten zich bewust zijn van hun eigen non-verbale gedragingen én van de non-verbale signalen die de patiënt uitzendt.

Non-verbale signalen van de patiënt interpreteren

Non-verbale signalen decoderen is nodig als de hulpverlener wil begrijpen wat de patiënt voelt. De culturele normen in de gezondheidszorg pleiten tegen het benoemen van gevoelens, want patiënten aarzelen vaak om hun gedachten of emoties openlijk te tonen en nemen hun toevlucht tot indirecte boodschappen (zie hoofdstuk 6). Een non-verbaal signaal is daarom misschien een van de weinige indicatoren die aangeven dat de patiënt zijn eigen zorgen over een probleem wil uiten.

Dat deze spontane signalen, die oprechte gevoelens vertegenwoordigen, gegeven worden, betekent nog niet dat u ze correct interpreteert door ze alleen maar op te merken. De ontvangst van non-verbale signalen kan aanleiding geven tot talloze vervormingen en misverstanden. Om non-verbaal gedrag correct te duiden moet u niet alleen nauwkeurig observeren, maar uw indrukken ook verbaal verifiëren. Uw interpretaties en veronderstellingen zijn misschien correct, maar misschien ook niet; u moet de patiënt vragen of u het bij het juiste eind hebt. Daarmee stimuleert u de patiënt verder te vertellen over zijn gedachten of gevoelens. Bij deze benadering snijdt het mes dus aan twee kanten: u voorkomt een verkeerde interpretatie en u krijgt aanvullende informatie.

De vaardigheden die u hierbij nodig hebt ('U lijkt wat van streek – wilt u daar iets over zeggen?'), zijn in hoofdstuk 3 beschreven.

De non-verbale signalen van de patiënt helpen de hulpverlener niet alleen de emotionele kant van de ziekte beter te begrijpen, ze spelen ook een belangrijke rol bij het stellen van de diagnose. Oog hebben voor de non-verbale signalen van een depressie is onmisbaar bij het diagnosticeren van deze ziekte (Hall e.a., 1995). Emotionele problemen die slechts via non-verbale tekens worden geuit, zijn vaak zelfs de oorzaak van lichamelijke symptomen.

Uw eigen non-verbale signalen uitzenden

Een soortgelijk verhaal geldt voor uw eigen non-verbale gedrag (codering); als u daar geen aandacht aan besteedt, worden uw andere pogingen tot communi-

catie gemakkelijk tenietgedaan. Als uw verbale en non-verbale signalen elkaar
tegenspreken, riskeert u op zijn minst verwarring of een verkeerde interpretatie. En in het slechtste geval bepalen de non-verbale signalen met welke indruk
de patiënt blijft zitten. Non-verbaal gedrag (oogcontact, houding, fysieke positie, bewegingen, gezichtsuitdrukkingen, timing, klank van de stem) kan onderstrepen dat u aandacht hebt voor de patiënt. Dit kan een positieve invloed hebben op de relatie; ineffectief gedrag zal echter elke interactie belemmeren en
het ontstaan van een goede verstandhouding onmogelijk maken (Gazda e.a.,
1995).
Nogmaals: de ongelijkwaardigheid tussen patiënt en hulpverlener op het
gebied van macht en beheersing van de situatie leidt ertoe dat de patiënt vooral gespitst is op de non-verbale signalen van de hulpverlener; patiënten vragen
maar zelden of hun interpretaties juist zijn en baseren hun indrukken gewoonlijk uitsluitend op non-verbale tekens.

Gebruik van aantekeningen en computers

Een van de belangrijkste non-verbale vaardigheden is het oogcontact. Helaas
kijkt de hulpverlener vaak in de status of op de monitor terwijl de patiënt aan
het woord is. Heath (1984) onderzocht bij Britse huisartsen de consequenties
van deze gewoonte om tegelijk te lezen en te luisteren. Ze toonde aan dat de
efficiëntie daarmee afnam:
– Patiënten onderbreken hun eerste reactie op de vraag van de arts tot er weer
  oogcontact is.
– Patiënten stoppen halverwege een zin met praten als de arts zijn aantekeningen gaat lezen en gaan pas verder als hij hen weer aankijkt.
– Patiënten gebruiken lichaamstaal om de aandacht van de arts te trekken als
  hij tijdens het gesprek in zijn papieren kijkt.
– Als de arts wegkijkt, gaat de patiënt meer aarzelen of hakkelen; als het oogcontact is hersteld, praat de patiënt weer gemakkelijker.
– Tijdens het lezen van aantekeningen ontgaat de arts vaak allerlei informatie, of hij hoort deze wel, maar vergeet ze weer.

De conclusie van dit onderzoek is dat een dossier lezen terwijl de patiënt aan
het woord is, leidt tot een inefficiënt consult. De patiënt zal zijn informatie
langzamer en onvolledig geven, terwijl de hulpverlener de verstrekte informatie misschien niet hoort. Heath biedt een paar strategieën om dit veelvoorkomende probleem te vermijden:
– Stel het gebruik van dossiers bewust uit tot de patiënt zijn openingsverhaal
  heeft afgestoken.

– Wacht met lezen tot zich daarvoor een geschikt moment voordoet.
– Markeer met een opmerking het moment dat u even moet lezen of een aantekening moet maken en wanneer u daarmee weer klaar bent, zodat de patiënt deze activiteiten kan volgen.

Tot deze bevindingen zijn ook Robinson (1998) en Ruusuvuori (2001) gekomen. Ruusuvuori toont duidelijk aan hoe zowel positie van het lichaam als oogcontact samen een signaal vormen dat de dokter naar het verhaal van de patiënt luistert. Een basispositie waarin het onderlichaam naar de patiënt is gekeerd en niet naar zijn bureau helpt de patiënt zijn verhaal vloeiend te vertellen. Als de hulpverlener zijn blik van de patiënt afwendt om naar aantekeningen te kijken, is dit minder schadelijk als het onderlichaam nog altijd naar de patiënt is gekeerd dan wanneer het hele lichaam naar het bureau is gekeerd. Ruusuvuori liet tevens zien dat het afwenden van de blik meer ontwrichtend werkt op momenten wanneer de patiënt praat over iets dat heel belangrijk voor hem is. Oogcontact is niet het hele consult door nodig (en hulpverleners moeten inderdaad af en toe in hun dossier kijken), maar op bepaalde punten in het verhaal van de patiënt is oogcontact van cruciaal belang.

Steeds vaker gebruiken hulpverleners hun computer tijdens het consult als aanvulling op geschreven dossiers, of gebruiken ze alleen nog maar een computer. In dat geval vereist een effectief consult nog meer aandacht voor oogcontact en lichaamspositie (Greatbach e.a., 1993), al biedt een computer ook veel voordelen (Mitchell & Sullivan, 2001; Booth e.a., 2002). De communicatie is in de volgende gevallen gebaat bij het gebruik van een computer als middel tot samenwerking:

– om informatie te delen (bijvoorbeeld een tabel met verhoogd risico op hartproblemen);
– om herhalingsonderzoeken te doen ('Ik zie dat het tijd is om uw bloeddruk te controleren. Zullen we dat vandaag doen?');
– om overeengekomen vervolgafspraken en de planning vast te leggen.

5.5.2 Het ontwikkelen van een goede verstandhouding

Erkenning

In hoofdstuk 3 bespraken we het belang van begrip voor de gezichtspunten van de patiënt. We constateerden daar dat het belangrijk is de *gedachten* (ideeën, zorgen en verwachtingen) van de patiënten te weten te komen en hun *gevoelens* in aanmerking te nemen. Op dit punt in hoofdstuk 5 is de hulpverlener inmiddels op de hoogte van al deze gedachten en gevoelens, maar hoe moet hij daar nu mee omgaan? Hier kan het concept *erkenning*, zoals voorgesteld door Briggs en Banahan (1979), van pas komen. Het houdt in dat een van de nuttigste reacties een *erkenningsresponse* is, en niet onmiddelijke geruststelling, weerlegging of zelfs instemming.

Erkenningsresponse

De erkenningsresponse (ook wel de ondersteunende of de accepterende response genoemd) is een praktische manier om:
- te erkennen dat de patiënt recht heeft op zijn eigen denkbeelden en gevoelens;
- te accepteren wat de patiënt zegt zonder direct te oordelen;
- de bijdrage van de patiënt op waarde te schatten.

De erkenningsresponse betreft zowel de patiënt zelf als diens emoties of gedachten, wat deze ook mogen inhouden. Deze benadering is effectief bij het opbouwen van een relatie, omdat ze leidt tot overeenkomsten tussen hulpverlener en patiënt. Beiden krijgen immers inzicht in het gezichtspunt van de patiënt. Erkenning is de basis van vertrouwen en vertrouwen is de hoeksteen van een goede relatie (Gibb, 1961; Briggs & Banahan, 1979).

De ideeën en emoties van de patiënt accepteren zonder er onmiddelijk een oordeel over te vellen, is misschien niet eenvoudig – vooral niet wanneer zijn denkbeelden haaks staan op de uwe. Maar door het standpunt van de patiënt serieus te nemen in plaats van dit direct met uw eigen opvattingen van tafel te vegen, kunt u de patiënt steun bieden en de relatie verstevigen. De kern is hier: te erkennen dat de patiënt recht heeft op zijn eigen meningen en gevoelens. Het helpt patiënten als ze begrijpen dat hun gedachten en emoties over hun ziekte niet alleen legitiem zijn, maar dat ze ook geuit moeten worden, wil de dokter kunnen begrijpen wat hun gezichtspunten en behoeften zijn.

Functies van de erkenningsresponse

De erkenningsresponse heeft drie waardevolle functies:
1 steunend reageren op de gevoelens of gedachten die de patiënt uit;
2 aanmoedigend reageren om deze gedachten en gevoelens beter te kunnen begrijpen;
3 de patiënt en zijn ideeën serieus nemen, zelfs wanneer de geuite gevoelens en zorgen onjuist of onterecht lijken.

Vaardigheden voor de erkenningsresponse

De volgende vaardigheden kunnen in de hieronder aangegeven volgorde gebruikt worden om een erkenningsresponse te geven. In dit voorbeeld heeft de patiënt zijn gedachten als volgt verwoord: 'Ik denk dat ik kanker heb, dokter; ik moet alsmaar winden laten, het is helemaal mis met mijn darmen':

- de gedachten of gevoelens van de patiënt erkennen door te benoemen, te herhalen of samen te vatten: 'U bent dus bang dat dat gerommel in uw darmen door kanker wordt veroorzaakt';
- erkennen dat de patiënt het recht heeft te denken wat hij denkt door zijn veronderstelling serieus te nemen: 'Ik begrijp dat u dit graag wilt laten onderzoeken';
- tot 'stilstand' komen: een aandachtige stilte en het juiste non-verbale gedrag gebruiken om de patiënt de gelegenheid te geven, verder te vertellen: 'Ja, weet u, mijn moeder is aan darmkanker gestorven toen ze veertig was en ik weet nog dat daar ook iets was met darmgassen – ik ben heel bang dat ik het ook krijg';
- de neiging vermijden om met een 'ja, maar...'-antwoord te komen.

Hoewel geen noodzakelijk onderdeel van elke erkenningsresponse, kan het helpen als de hulpverlener laat merken dat hij de openhartigheid van de patiënt op prijs stelt:

> *Het is goed dat u mij dit vertelt. Het is altijd beter als ik weet waarover u zich zorgen maakt.*

Reageren op openlijke gevoelens en emoties

In bovenstaand voorbeeld gebruikten we de erkenningsresponse om te reageren op wat een patiënt gelooft. Erkenning is ook waardevol als eerste reactie op gevoelens en emoties. We geven nu een voorbeeld van zo'n response op iemand die rouwt om haar overleden man: 'Ik ben zo kwaad op hem. Hoe kan hij mij zo in de steek laten; hij heeft niet eens een testament gemaakt.'

> *Dokter:* U bent eigenlijk boos omdat u plotseling alleen verder moet en er geen testament is. Dat moet wel een naar gevoel zijn.
> (Pauze – even tot stilstand komen geeft de patiënt tijd en ruimte om verder te gaan)
> *Patiënt:* Ja, het is afschuwelijk. Ik voel me zo alleen en ik maak me zo kwaad op hem omdat hij er niet meer is en dan voel ik me schuldig omdat

ik kwaad op hem ben. Soms denk ik dat ik gek word.

Dokter: *Dat zijn moeilijke emoties om mee om te gaan. Het is goed dat u*
daar zo openlijk over kunt praten.
(Pauze)

Reageren op indirect geuite gevoelens en emoties

De volgende twee voorbeelden laten zien dat de erkenningsresponse van pas
kan komen wanneer een gevoel of emotie indirect wordt geuit, bijvoorbeeld
alleen via non-verbaal gedrag. Hierbij kunnen we onze waarneming van een
non-verbaal signaal (zie hoofdstuk 3) combineren met de erkenningsresponse:

Ik merk dat u het helemaal niet prettig vindt dat u naar mij bent doorverwe-
zen (de patiënt komt voor een darmonderzoek). U bent niet de enige; de
meeste patiënten voelen zich zo als ze hier voor het eerst komen.

(Pauze/tot stilstand komen)

Ik zie dat de uitslag een enorme geruststelling voor u is; ik ben ook blij dat de
resultaten zo goed zijn.

(Pauze/tot stilstand komen)

161

Een belangrijk element in de erkenningsfase is een pauze na de eerste 'erken-
nende' opmerking, waarin u even stilstaat (maar vol aandacht bent). Begin niet
met '*ja, maar...*', want daarmee doet u de gesuggereerde acceptatie onmiddellijk teniet. 'Ja maar...' betekent eigenlijk meestal: 'nee, want...'. Deze reactie is
voor de meesten van ons bijna een automatisme. We willen zo graag helpen dat
we in plaats van even onze mond te houden direct 'ja, maar...' zeggen, gevolgd
door onze eigen opvatting, een correctie van verkeerde denkbeelden van de
patiënt of een geruststelling. Daarbij geven we de patiënt niet de kans de acceptatie te voelen of nog meer te zeggen. Onze 'ja, maar'-reactie kan later worden
gegeven, *nadat* de patiënt de gelegenheid heeft gekregen op onze erkenningsresponse te reageren. Natuurlijk moeten we corrigeren, adviseren en geruststellen; de vraag is alleen wanneer. Wat gebeurt er als we pauzeren voordat we
met 'maar' beginnen? Gewoonlijk reageren patiënten door eerst kort in te gaan
op de door u genoemde gevoelens of gedachten. Vervolgens delen ze hun
teleurstelling of blijdschap met u, om daarna het gesprek op een minder emotionele wijze voort te zetten.

Erkenning is niet hetzelfde als instemming

Erkenning en instemming moet u goed uit elkaar houden. Erkennen dat een patiënt graag opnieuw geopereerd wil worden, is niet hetzelfde als daarmee instemmen en de operatie uitvoeren. Het proces heeft twee stadia. Eerst identificeert en erkent u de opvattingen van de patiënt zonder er onmiddellijk tegenin te gaan; op deze manier kunt u de patiënt proberen te begrijpen zonder deze direct in de verdediging te dringen. Als u niet met de gedachten van de patiënt kunt meegaan, gaat u verderop in het consult, na voldoende overleg, over naar het tweede stadium: u geeft uw eigen mening en corrigeert misvattingen. Stel u bijvoorbeeld voor dat de patiënt uit het eerdere voorbeeld een jongeman van twintig jaar is. Op zijn klacht 'Ik denk dat ik kanker heb, dokter; ik moet alsmaar winden laten, het is helemaal mis met mijn darmen', zou de volgende conversatie kunnen volgen:

> Dokter: Ach, winden laten doen we allemaal, maar dat is op uw leeftijd geen teken van kanker; welke verschijnselen hebt u precies?
>
> Patiënt: Nou, ik voel me zo opgeblazen na het eten en zit dan de hele avond winden te laten.
>
> Dokter: Dat klinkt niet als iets waarover u zich zorgen moet maken.

Deze benadering neemt de mening van de patiënt niet serieus en de (waarschijnlijk terechte) geruststelling komt te snel om door de patiënt aanvaard te kunnen worden. De patiënt zal het in de toekomst waarschijnlijk uit zijn hoofd laten zijn eigen theorieën te noemen. Een gesprek met een erkenningsresponse zou zo kunnen gaan:

> Dokter: U bent dus bang dat die darmgassen door kanker veroorzaakt worden.
> (Pauze...)
>
> Patiënt: Ja dokter. Weet u, mijn moeder is aan darmkanker doodgegaan toen ze veertig was en ik weet nog goed dat ze voortdurend winden moest laten.
>
> Dokter: Logisch dat u daar steeds aan moet denken; we zullen het goed onderzoeken. Vertelt u eerst eens wat meer over de symptomen en dan zal ik daarna kijken of er iets aan de hand is.

Hier wordt de patiënt niet tegengesproken of onmiddellijk gerustgesteld. De nadruk ligt op het belang van zijn gedachten voor de hulpverlener. Misvattingen kunt u later uitleggen en corrigeren.

162

Erkenning is het tweede stadium in het in hoofdstuk 3 besproken driestadia-model. Via dat model ontdekken we de opvattingen van de patiënt:
- *identificatie*: de ideeën, zorgen en verwachtingen van de patiënt opmerken en goed luisteren;
- *erkenning*: opvattingen van de patiënt onderkennen en zijn recht erkennen deze te hebben, zonder dat u het overal mee eens hoeft te zijn;
- *uitleg*: de patiënt een uitleg geven die zowel met uw opvatting als met die van de patiënt rekening houdt.

Een hulpverlener die de erkenningsresponse toepast, kan blijven openstaan voor zijn patiënten. Erkenning sluit veroordelende commentaren uit en dwingt de hulpverlener tot een instelling die zijn eigen gelijk enigszins relativeert. Een voortijdige afsluiting van het gesprek of defensieve reacties worden voorkomen en er ontstaat een basis voor een goede verstandhouding.

Het probleem van voortijdige geruststelling

Door de visie van de patiënt te erkennen, vermijden we de valkuil van de vroeg-tijdige geruststelling. Geruststellende woorden op zich hebben niet altijd effect (Wasserman e.a., 1984). Vaak stellen we al gerust voordat we adequate informatie hebben verkregen, voordat we de zorgen van de patiënt hebben vernomen en voordat een goede verstandhouding is ontstaan. Als we niet eerst voldoende informatie verzamelen, kan een geruststelling verkeerd overkomen. Als we niet weten waar de patiënt bang voor is, spreken we hem misschien op het verkeerde onderwerp aan. Als er nog geen verstandhouding is, kan een geruststelling gemakkelijk als onverschilligheid of afwijzing worden uitgelegd. En ten slotte: als de geruststelling niet is gebaseerd op juiste, relevante informatie, zal de patiënt niet begrijpen waar we onze schijnbare zekerheden vandaan halen (Kessel, 1979). Erkenning voorkomt voortijdige geruststellingen; als we eerst vaststellen en begrijpen waarover de patiënt zich zorgen maakt, kan er vertrouwen ontstaan en kunnen we meer informatie over de ziekte en de angsten van de patiënt inwinnen voordat we onze mening geven. Dan kan de geruststelling uiteindelijk op het juiste moment worden gegeven, met een heldere uitleg, geheel afgestemd op de situatie en de gemoedstoestand van de patiënt.

Als de informatie niet compleet is en er nog geen onderzoek is gedaan, kunnen we niet alvast zeggen dat het allemaal wel in orde zal zijn. Maar we hebben wel degelijk iets te bieden. We kunnen de angsten van de patiënt erkennen en hem vervolgens op een andere, geschiktere manier geruststellen. We kunnen de patiënt bijvoorbeeld in plaats van over zijn ziekte geruststellen over onze inzet: we kunnen steun bieden door duidelijk te maken dat we ons samen met hem in het probleem willen verdiepen en dat we alle aandacht hebben voor zijn zorgen en angsten.

Inlevingsvermogen

Een van de centrale vaardigheden voor de opbouw van de arts-patiëntrelatie is het inlevingsvermogen (Spiro, 1992). Van alle vaardigheden in het consult wordt vooral het inlevingsvermogen door studenten beschouwd als een kwestie van aanleg en persoonlijkheid. Maar hoewel sommigen hier inderdaad van nature beter in zijn dan anderen, is inlevingsvermogen net als alle andere communicatievaardigheden aan te leren. De kunst is de empathische response te leren en empathie zo in het natuurlijke gedrag te integreren, dat het resultaat als oprecht wordt ervaren (Bellet & Maloney, 1991; Platt & Keller, 1994; Gazda e.a., 1995; Coulehan e.a., 2001; Buckman, 2002).
Inlevingsvermogen verloopt in twee stadia:
- gevoelig zijn ten aanzien van de situatie en de gevoelens van de ander;
- dit aan de patiënt laten weten en daarmee steun bieden.

Inlevingsvermogen bestaat niet alleen uit attent zijn op de situatie en de gevoelens van de ander, maar dit de patiënt ook openlijk tonen, zodat hij zich bewust is van uw steun en begrip. Empathisch denken is niet genoeg, u moet uw empathie ook laten zien. Als inlevingsvermogen op deze manier getoond wordt, kan dat de isolatie van de patiënt in zijn ziekte opheffen en op zich al therapeutisch werken. Bovendien kan het fungeren als een eerste aanmoediging aan de patiënt om meer van zijn zorgen en gedachten prijs te geven. Hieronder bespreken we de bouwstenen van de empathische response.

Begrip voor de situatie en de zorgen van de patiënt

Met veel van de in dit boek besproken vaardigheden laten we patiënten zien dat we zijn geïnteresseerd in wat zij denken. Samen creëren deze vaardigheden een sfeer die openheid bevordert en waarin de eerste stap van empathie, begrip voor de situatie van de patiënt, kan plaatsvinden:
- de patiënt warm verwelkomen;
- vaststellen wat de patiënt wil en verwacht;
- aandachtig luisteren;
- aanmoedigen, vooral via parafrasering van inhoud en gevoelsreflecties, en herhalen;
- samenvatten;
- acceptatie;

- een reactie waarin u niet oordeelt, maar erkent;
- het gebruik van stiltes;
- de patiënt uitnodigen als een gelijke aan het gesprek deel te nemen;
- keuzes aanbieden.

Als er een gesprekssfeer gecreëerd is waarin de patiënt gemakkelijker praat, moet de hulpverlener gespitst zijn op de verbale en non-verbale signalen van de patiënt, doorgronden in wat voor toestand deze zich bevindt en nadenken over zijn gevoelens en emoties. Suchman e.a. (1997) hebben in een beschrijvende kwalitatieve studie van medische consulten in allerlei medische situaties aangetoond dat patiënten hun emoties zelden direct uiten. Ze geven in opmerkingen over hun situatie of zorgen signalen over hun emoties. Hulpverleners moeten deze 'potentieel empathische gelegenheden' oppikken door de patiënt uit te nodigen verder uit te wijden, zodat deze zijn emotionele zorgen direct kan uiten. Alleen dan kan de hulpverlener reageren door zijn inlevingsvermogen te tonen. In veel gevallen gebruikten hulpverleners in de studie 'beëindigers van potentieel empathische gelegenheden', omdat ze het gesprek een andere kant op stuurden met een niet-gerelateerde biomedische vraag. Zo verhinderden ze dat de patiënt zijn emotie kon uiten. Levinson e.a. (2000) kwamen tot de vergelijkbare bevinding dat hulpverleners slechts in 38% van de gevallen bij chirurgie en in 21% van de gevallen in de eerstelijnszorg positief reageerden op emotionele signalen van de patiënt; in de overige gevallen lieten ze de gelegenheid voorbijgaan om op signalen van de patiënt in te gaan en hun gevoelens te erkennen.

Inlevingsvermogen tonen

Bovenstaande vaardigheden zijn voorwaarden voor het tweede stadium van het laten zien van empathie, waarin u de patiënt uw aandacht en begrip toont. Hier kunnen zowel verbale als non-verbale vaardigheden helpen.
Empathische non-verbale communicatie kan een lang verhaal overbodig maken. U kunt op verschillende non-verbale manieren aangeven dat u meeleeft: met uw gezichtsuitdrukkingen, fysieke nabijheid, aanrakingen, de klank van uw stem of het gebruik van stilte als reactie op de uitingen van de patiënt. Maar met welke verbale vaardigheden kunt u uw inlevingsvermogen demonstreren? In een empathische reactie wordt de situatie van de patiënt benoemd en met begrip erkend (Platt & Keller, 1994):
- 'Het lijkt me ook heel moeilijk voor u dat uw man zo vergeetachtig is geworden.'
- 'Het zal ook moeilijk voor u zijn over zoiets te praten.'

- 'Ik zie we dat u erg van streek bent geweest over haar gedrag.'
- 'Ik merk dat u het een angstig idee vindt dat de pijn misschien steeds blijft terugkomen.'

Voor oprecht medeleven hoeft u de ervaring van de ander niet aan den lijve te hebben ondervonden of zelf diep te voelen dat dit een zware ervaring is. Wat wel nodig is, is dat u het probleem *vanuit de positie van de patiënt* bekijkt en hem overtuigt van uw medeleven. Empathie moet niet worden verward met sympathie: dat is een gevoel van medelijden of zorg dat van *buiten de positie van de patiënt* komt.

Poole en Sanson-Fisher (1979) hebben laten zien dat inlevingsvermogen kan worden aangeleerd. Ze gebruikten een evaluatieschaal met negen punten (ontworpen door Truax & Carkhuff, 1967), die loopt van stadium 1: 'doof en blind voor zelfs de opvallendste opmerkingen van de patiënt; geen reacties op de toon en de inhoud van het verhaal van de patiënt', tot stadium 9: 'reageert voorbeeldig op het hele scala van gevoelens dat de patiënt toont; komt op basis van de signalen van de patiënt tot een allesomvattende maar tentatieve bespreking van gevoelens of ervaringen; onfeilbaar, fijngevoelig en uiterst nauwkeurig'). Truax toonde aan dat psychotherapeuten die op deze schaal hoog scoren, werkelijk resultaten boeken.

Poole en Sanson-Fisher lieten ook zien dat het inlevingsvermogen van medische studenten zonder specifieke training tijdens hun studie niet verbeterde: zowel eerstejaars als bijna afgestudeerden scoorden laag op de evaluatieschaal (gemiddeld 2,1). Maar na deelname aan acht workshops van twee uur, waarin audiobanden werden gebruikt, steeg het niveau naar een gemiddelde van 4,5 (stadium 5: 'reageert nauwkeurig op alle waarneembare gevoelens van de patiënt; eventuele misverstanden werken niet verstorend vanwege hun tentatieve karakter'). De training had bovendien tot resultaat dat de studenten:

- minder jargon gebruikten;
- meer hun best deden te doorzien wat gebeurtenissen, woorden en symptomen voor de patiënt betekenden;
- minder vaak onderwerpen met een emotionele lading probeerden te vermijden;
- meer beschrijvingen van probleemgebieden van de patiënt loskregen;
- hun manier van praten vaker aanpasten aan die van de patiënt;
- minder praatten;
- vaker begrijpend reageerden;
- minder adviezen gaven;
- door de patiënten als begripvol en zorgzaam werden omschreven.

Bylund en Makoul (2002) hebben meer recentelijk een nieuw meetinstrument ontwikkeld voor empathische communicatie tussen arts en patiënt. Ze hebben bevestigd dat vrouwelijke hulpverleners een hogere graad van empathie vertoonden in reactie op empathische gelegenheden die patiënt creëerden.

Steun

Er zijn ook andere benaderingen die bijdragen aan het opbouwen van een goede verstandhouding (Rogers, 1980; Egan, 1990). Men gebruikt deze vaak als aanvulling op de empathische response:
– Zorg

> *Ik ben er wat bezorgd over dat u vanavond alleen bent en met die arm in het gips niet alles zelf kunt doen.*

– Begrip

> *Ik kan heel goed begrijpen dat u kwaad bent op het ziekenhuis, omdat ze uw operatie hebben afgezegd.*

– Hulpvaardigheid

> *Als ik nog iets voor u kan doen, moet u mij dat laten weten.*

of:

> *We kunnen de kanker niet genezen, zoals u weet, maar ik kan u wel helpen met de symptomen; laat me dus direct weten als er iets gebeurt.*

– Samenwerking

> *We moeten samen zien dat we deze ziekte eronder krijgen, dus laten we de mogelijkheden eens grondig doornemen.*

167

– Erkenning van strijdlust en correcte zelfhulp

> *U hebt inderdaad precies het goede gedaan om zijn temperatuur naar beneden te krijgen.*

of

> *Ik vind dat u het ondanks alle problemen toch heel goed redt thuis.*

– Fijngevoeligheid

> *Het spijt me dat u dit onderzoek zo moeilijk en gênant vindt; ik zal proberen het zo snel mogelijk te doen.*

Waar het hier om gaat is dat u uw gedachten moet verwoorden om steun te kunnen bieden. Om effectief te zijn, moet communicatie open zijn en geen aanleiding geven tot misverstanden. Als u uw medeleven niet duidelijk uit, heeft de patiënt het misschien niet eens in de gaten.

Welke aanwijzingen zijn er dat een goede verstandhouding het medische consult beïnvloedt?

Buller en Buller (1987) beschreven twee algemene stijlen die artsen in medische gesprekken toepassen. De eerste bestond uit gedragingen die een positieve arts-patiëntrelatie moeten creëren en onderhouden. Veel van deze gedragingen komen overeen met de in de vorige paragraaf besproken vaardigheden: vriendelijkheid, interesse, aandacht, inlevingsvermogen, geen (ver)oordelende instelling en onbevooroordeeld zijn. De tweede stijl omvat gedragingen die de macht, status, autoriteit en de professionele afstand van de hulpverlener onderstrepen. Er bleek dat patiënten meer tevreden waren als dokters (zowel specialisten als huisartsen) de eerste stijl hanteerden.

Bertakis e.a. (1991) deden onderzoek onder artsen in interne geneeskunde en huisartsen. Zij toonden aan dat patiënten het meest positief waren over gesprekken waarin ze werden uitgenodigd over psychosociale omstandigheden te praten met een arts die niet dominant, maar vriendelijk en geïnteresseerd was.

Hall e.a. (1988) analyseerden 41 onderzoeken. Zij meldden dat de tevredenheid van de patiënt samenhangt met de hoeveelheid informatie die artsen geven, technische en intermenselijke competentie, meer samenwerking, meer opwekkende taal, meer positief non-verbaal gedrag en meer alledaagse conversatie.

De definities van 'samenwerking bevorderen' en 'meer opwekkende taal' bestaan voor een groot deel uit de vaardigheden die we in de voorgaande paragraaf beschreven.

Wasserman e.a. (1984) analyseerden het effect van bemoedigende opmerkingen tegen moeders die bij een kinderarts kwamen. Ze stelden vast dat empathische opmerkingen leidden tot grotere tevredenheid en minder moederlijke bezorgdheid. Stimulering en aanmoediging (bijvoorbeeld door te bevestigen dat de patiënt de problemen op de juiste manier aanpakt), brachten meer tevredenheid en een positiever oordeel over de artsen. Aan de andere kant leidde een oppervlakkige geruststelling, de reactie die het vaakst voorkwam, nooit tot betere resultaten. Dit bevestigt de veronderstelling dat geruststellen terwijl men de zorgen van de patiënt niet begrijpt of geen adequate informatie geeft, weinig of geen waarde heeft.

Wissow e.a. (1994) ontdekten dat als kinderartsen stimulerende opmerkingen gebruikten (complimenten, waardering, bezorgdheid, inlevingsvermogen, bemoediging en geruststelling), dat ouders dan openhartiger waren over psychosociale problemen.

Spiegel e.a. (1989) volgden over een lange periode vrouwen met borstkanker. Een controlegroep werd vergeleken met een experimentele groep die een jaar lang wekelijks een ondersteunende groepstherapie volgde. De vrouwen in de experimentele groep werden aangemoedigd om elkaar te steunen, over hun gevoelens en hun angst voor de dood te praten, een levensplan voor de hun nog resterende tijd te ontwikkelen, hun relaties met anderen te overdenken, problemen tussen hulpverlener en patiënt op te lossen en met zelfhypnose hun pijn te verlichten. Na vier jaar waren alle vrouwen in de controlegroep overleden en was eenderde van de experimentele groep nog in leven. Over een periode van tien jaar hadden vrouwen die de zelfhulpgroep bezochten gemiddeld achttien maanden langer geleefd dan vrouwen in de controlegroep. Dit onderzoek was weliswaar vooral gericht op het effect van een zelfhulpgroep en niet op de hulpverlener-patiëntrelatie, maar we noemen de resultaten hier toch: ze tonen aan hoe belangrijk het uiten van gevoelens in een ondersteunende omgeving is en welke kracht een gevoel van verwantschap kan geven. Dit onderzoek wijst ons er ook op dat opbouwen van een zo goed mogelijke relatie met de patiënt niet het enige is wat hulpverleners kunnen doen; een dokter kan ook informatie geven over geschikte zelfhulpgroepen of doorverwijzen naar hulpverleners die op een andere manier ondersteuning bieden.

5.5.3 De patiënt bij de gang van zaken betrekken

Een van de principes van effectieve communicatie uit hoofdstuk 1 was *het vermijden van onnodige onzekerheden*. Onzekerheid kan leiden tot gebrek aan concentratie of tot angst, waardoor effectieve communicatie wordt belemmerd. Een patiënt kan over van alles en nog wat onzeker zijn: over wat er tijdens het gesprek allemaal aan de orde zal komen, wat de betekenis is van een bepaalde reeks gerichte vragen, welke functie een bepaald lid van het team precies heeft, en over de houding, de intenties of de betrouwbaarheid van de hulpverlener. Daarom zijn vaardigheden waarmee u deze onzekerheden binnen de perken houdt, onmisbaar als u een goede relatie probeert op te bouwen.

Hardop denken

In dit hele boek adviseren we een systeem van communicatie dat wederzijds begrip tussen hulpverlener en patiënt bevordert. We hebben gezien hoe belangrijk het (voor beiden) is dat hulpverlener en patiënt elkaar begrijpen. Ook zijn de stappen aan de orde gekomen waarmee we ervoor kunnen zorgen dat de communicatie tijdens het consult geen eenrichtingsverkeer, maar een interactie is. Technieken als de *samenvatting* bij het verzamelen van informatie en de *verificatie van begrip* tijdens het geven van informatie zorgen niet alleen voor nauwkeurigheid, maar fungeren ook als stimulerende opening tot een echt interactief proces.

Hardop denken is ook een manier om de patiënt actief aan het gesprek te laten deelnemen:

> *Ik zit me nu af te vragen of die pijn in uw arm uit de schouder of uit de nek komt.*

of

> *Soms is het moeilijk vast te stellen of pijn in de buik een lichamelijke oorzaak heeft of het gevolg van stress is.*

Als u uw gedachtegang op deze manier verwoordt, kan de patiënt niet alleen beter begrijpen waarom u bepaalde vragen stelt, maar zal hij misschien ook gemakkelijker meer vertellen:

U zou wel eens gelijk kunnen hebben met die stress, dokter. Er was de laatste
tijd steeds zo'n gelazer met mijn zoon en ik heb geen idee wat ik daaraan
moet doen.

Deze open benadering geeft de patiënt inzicht in de structuur van het gesprek,
stelt hem in staat te begrijpen in welke richting uw vragen gaan en is bovendien een goede (want: open) methode om verdere informatie los te krijgen. Dit
werkt meestal beter dan wanneer u het dilemma in stilte bij uzelf overweegt en
vervolgens zonder nadere uitleg gesloten vragen gaat stellen:

Staat u momenteel onder spanning?

Gesloten vragen maken de patiënt zo vaak ongerust omdat hij niet weet waarom de arts deze richting kiest:

Denkt de dokter soms dat ik een neuroot ben?

Motieven noemen

Onzekerheden kunnen ook worden vermeden door de patiënt uit te leggen
waarom u bepaalde vragen stelt of wat de reden voor een lichamelijk onderzoek
is. Veel vragen en onderzoeken blijven voor de patiënt volstrekt raadselachtig
tenzij de hulpverlener even vertelt wat de zin ervan is. Een voorbeeld: aan een
patiënt met pijn op de borst wordt gewoonlijk deze vraag gesteld:

171

Met hoeveel kussens slaapt u?

Voor de patiënt is dit een ongewone vraag. Waarom is de dokter in zijn bedden-
goed geïnteresseerd? De arts had echter ook net zo goed kunnen vragen:

Komt u in ademnood als u in bed plat op uw rug gaat liggen?

indien nodig gevolgd door:

En probeert u dit dan te voorkomen door met een paar kussens in de rug te
slapen?

Op dezelfde manier kan een arts de patiënt in totale verwarring achterlaten en
zelfs een officiële klacht riskeren als hij niet uitlegt waarom hij een bepaald

onderzoek doet. De jonge vrouw die met een zere keel op het spreekuur komt, zal vreemd opkijken als de arts haar liezen wil bevoelen, tenzij hij uitlegt dat ze de ziekte van Pfeiffer zou kunnen hebben en dat hij wil onderzoeken of er nog andere lymfeklieren zijn opgezwollen. De man met ischias schrikt misschien als de dokter met een speld de gevoeligheid gaat onderzoeken, tenzij de arts eerst uitlegt wat de gevaren van hernia zijn. Beide voorbeelden hebben geleid tot aanklachten tegen artsen; bij een goede uitleg is niet alleen de patiënt minder verbaasd of angstig – ook de arts bevindt zich dan op veiliger terrein.

Vraag bij een lichamelijk onderzoek bij alles wat u doet de patiënt altijd om toestemming. Dat is niet alleen beleefd, maar toont de patiënt ook dat u zich realiseert dat uw handelingen misschien onaangenaam zijn; ook zo'n kleine geste draagt bij aan een goede verstandhouding.

5.6 Samenvatting

In dit hoofdstuk gingen we na welke vaardigheden nodig zijn om een goede relatie met de patiënt op te bouwen, om het consult zo succesvol mogelijk te laten verlopen. Als we geen aandacht schenken aan de non-verbale communicatie (van onszelf en van de patiënt), als we niet proberen een goede verstandhouding te creëren en de patiënt bij het proces te betrekken, kunnen er talloze problemen ontstaan. Niet alleen zal onze langetermijnrelatie met de patiënt eronder lijden, zelfs bij eenmalige consulten zullen patiënten ons van onbegrip en desinteresse betichten. Dan worden de andere doelen van het gesprek veel moeilijker haalbaar en zullen de tevredenheid en de therapietrouw van de patiënt sterk afnemen.

De hulpverlener moet tijdens het gesprek goed opletten dat hij de vaardigheden voor het opbouwen van een relatie op de juiste manier in de praktijk brengt. Als de hulpverlener de in de Calgary-Cambridge Observatielijst beschreven vaardigheden steeds in het achterhoofd houdt, levert dat een nauwkeuriger, efficiënter en voor de patiënt prettiger consult op, dat een goede basis legt voor de ontwikkeling van een productieve, blijvende vertrouwensrelatie.

6 Uitleg, advies en planning

6.1 Inleiding

De uitleg-, advies- en planningsfase is vaak het stiefkindje van het onderwijs in communicatievaardigheden. De meeste trainingen concentreren zich op de eerste helft van het gesprek en verwaarlozen deze belangrijke volgende fase in het consult (Maguire e.a., 1986; Sanson-Fisher e.a., 1991; Elwyn e.a., 1999). Tot op zekere hoogte is dat begrijpelijk, omdat veel communicatieproblemen voor-al in het begin van het gesprek of in de informatiefase optreden. Bovendien zijn, zoals we in dit hoofdstuk laten zien, veel van de vaardigheden die voor een geslaagde uitleg en planning nodig zijn, onlosmakelijk verbonden met de vaar-digheden waarmee we informatie verkrijgen. Een effectieve uitleg moet ener-zijds gebaseerd zijn op de verzamelde informatie over de ziekte en zorgaspec-ten van het probleem. Anderzijds moet deze in een vorm worden gegoten die aansluit bij de ideeën, zorgen en verwachtingen van de patiënt.

Voor een geslaagd consult zijn uitleg, advies en planning echter uiterst belang-rijk. Nagaan waarover de patiënt wil praten, een goede anamnese afnemen en alle noodzakelijke kennis van zaken hebben, leiden tot weinig als u niet samen met de patiënt een plan weet te maken dat hij begrijpt, waarmee hij instemt en dat hij bereid is te volgen. Als we een behandeling voorschrijven waar de patiënt zich niet aan houdt, zijn al onze pogingen om tot een juiste beoordeling en diagnose te komen voor niets.

Als we de eerste helft van het consult zien als het fundament van de professio-nele communicatie, dan zijn uitleg en planning het dak op dit huis. Alle moei-te die u hebt gedaan om de problemen van de patiënt te begrijpen, zijn vergeefs geweest als u dit aspect negeert.

6.2 Communicatieproblemen

Uit onderzoek blijkt dat de uitleg-, advies- en planningfase van het gesprek aanzienlijke problemen met zich meebrengt. De gegevens over dit onderwerp geven zelfs een verontrustend beeld van ons dagelijks werk. We geven een paar van de vele voorbeelden.

Hoeveelheid informatie

Veel onderzoeken laten zien dat hulpverleners in het algemeen zuinig zijn met informatie:
- Waitzkin (1984) liet zien dat Amerikaanse internisten in een gesprek van twintig minuten minder dan één minuut uittrokken voor het geven van informatie, terwijl ze zelf het gevoel hadden dat ze daar wel negen minuten aan besteedden.
- Makoul e.a. (1995) ontdekten dat Britse huisartsen de aandacht die zij de volgende, belangrijke onderwerpen gaven, zwaar overschatten: de risico's van de medicatie, de mogelijkheden van de patiënt het behandelplan aan te houden en de mening van de patiënt over de voorgeschreven medicijnen.
- Boreham en Gibson (1978) bestudeerden Australische huisartspraktijken. Zij toonden aan dat patiënten vaak op voorhand over weinig kennis beschikten en duidelijk te kennen gaven dat ze alles over hun ziekte wilden weten. Maar de meeste huisartsen onthielden hun zelfs de meest elementaire informatie over diagnose, prognose, oorzaak of behandeling.
- Svarstad (1974) bestudeerde de instructies die artsen hun patiënten geven als ze medicijnen voorschrijven. Hij ontdekte dat er in 20% van de gevallen helemaal niets werd besproken, in 30% noch de naam, noch de bedoelde werking van het medicijn werd verteld, in 80% niets werd verteld over de dosis en in 90% geen woord werd gezegd over de duur van de behandeling.
- Richard en Lussier (2003) bestudeerden de bespreking van medicijnen in Canadese huisartsenpraktijken. Ze beoordeelden banden waarop 462 consulten van veertig ervaren huisartsen waren opgenomen. Veel van hun bevindingen bevestigen eerdere onderzoeksresultaten en gaan daarop voort. Als er nieuwe medicijnen werden voorgeschreven, werden in 75,9% van de gevallen instructies gegeven; waarschuwingen en bijwerkingen werden zelden besproken en redenen waarom een herhalingsconsult nodig was werden slechts in 35,4% van de gevallen uitgelegd. Therapietrouw met betrekking tot de nieuwe prescripties kwam slechts in 5% van de gevallen ter sprake.

Soort informatie

We weten ook dat hulpverleners en patiënten het niet eens zijn over het relatieve belang van verschillende soorten informatie:

- Kindelan en Kent (1987) bestudeerden Britse huisartspraktijken en toonden aan dat patiënten vooral waarde hechten aan informatie over de diagnose, de prognose en de oorzaak van hun kwaal. Door artsen wordt deze wens echter onderschat; zij gaan er meestal vanuit dat de patiënten juist informatie willen over de behandeling en de voorgeschreven medicijnen. De patiënten werd in de regel niet gevraagd welke informatie ze wilden hebben.
- Anderson en Marlett (2004) deden een studie naar persoonlijke verhalen in combinatie met andere bronnen. Ze keken naar de aard van de informatie (in plaats van de hoeveelheid informatie) die hulpverleners vertellen aan patiënten die een beroerte hebben gehad en aan hun familie, en hoe mensen die informatie gebruiken om hun leven opnieuw te structureren na een beroerte. Verder onderzochten ze hoe communicatie de resultaten van een beroerte beïnvloedt – vaak negatief, omdat de nadruk ligt op wat er niet langer mogelijk is.

Begrijpen patiënten wat de hulpverlener zegt?

Uit talloze onderzoeken is gebleken dat hulpverleners vaak een voor patiënten onbegrijpelijke taal gebruiken en door middel van jargon bepalen wat de patiënt mag inbrengen:

- Korsch e.a. (1968) ontdekten dat de technische taal van kinderartsen (bijvoorbeeld 'oedeem') en de in medische kringen gebruikelijke afkortingen (bijvoorbeeld 'Hb') in meer dan de helft van de achthonderd onderzochte consulten de communicatie bemoeilijkten. Moeders begrepen de termen die de artsen gebruikten vaak niet, maar vroegen zelden om een verklaring.
- Svarstad (1974) veronderstelde dat artsen en patiënten samen een soort 'communicatiesamenzwering' aangaan. Bij consulten waarin onbekende termen werden gebruikt, zei slechts 30% van de patiënten ronduit dat ze er niets van begrepen. De artsen echter hielden hun verhaal alsof het voor iedereen gesneden koek was. Ze gebruikten met opzet ingewikkelde technische termen om greep te houden op het gesprek en vragen van de patiënt te voorkomen. Dit gedrag kwam tweemaal zo vaak voor als de artsen onder tijdsdruk stonden.
- McKinlay (1975) deed een onderzoek onder Britse verloskundigen en gynaecologen, waaruit bleek dat ze zich wel bewust waren van het feit dat patiënten hun uitleg niet altijd zo gemakkelijk konden volgen. Desondanks

bleven ze termen en uitdrukkingen gebruiken waarvan ze al eerder wisten dat de patiënten ze niet begrepen.

Begrijpen en onthouden patiënten de informatie?

Patiënten onthouden niet alles wat we zeggen, net zo min als ze ingewikkelde mededelingen altijd weten te ontcijferen. Zoals we verderop zullen zien, blijkt uit ouder onderzoek dat slechts 50 tot 60% van de gegeven informatie onthouden wordt. Recent onderzoek suggereert dat er in werkelijkheid veel meer onthouden wordt en dat het echte probleem is dat patiënten niet altijd begrijpen wat de hoofdoorzaken zijn. Daarnaast zijn ze niet altijd zonder meer bereid de mening van de dokter voor waar aan te nemen. Toch ontdekten Dunn e.a. (1993) dat kankerpatiënten zich na hun eerste gesprek met een oncoloog slechts 45% konden herinneren van de 'voornaamste punten' zoals die door de oncoloog waren genoemd.

Worden patiënten in de door hen gewenste mate bij de besluitvorming betrokken?

Degner e.a. (1997) bestudeerden vrouwen bij wie de diagnose borstkanker was vastgesteld en die oncologieklinieken bezochten. Ze ontdekten dat 22% van de patiënten hun eigen behandelwijze wilde kiezen, 44% dat wilde in samenspraak met hun arts en 34% de besluitvorming helemaal wilde overlaten aan de arts. Slechts 42% van de vrouwen geloofde in de gewenste mate bij de besluitvorming te worden betrokken.

Houden patiënten zich aan de adviezen?

De onderzoeksresultaten zijn helder en ontnuchterend:
- Onderzoek wijst keer op keer uit dat tussen 10 en 90% (met een gemiddelde van 50%) van de patiënten de door hun arts voorgeschreven medicijnen helemaal niet of op de verkeerde manier inneemt (Haynes e.a., 1996).
- Veel onderzoeken tonen aan dat patiënten de adviezen niet opvolgen: er is 20-30% therapieontrouw bij medicatie voor een acute aandoening, 30-40% bij medicijnen ter voorkoming van een ziekte, 50% bij langdurig gebruik van medicijnen en 72% bij diëten.
- Hulpverleners ontkennen therapieontrouw als mogelijke oorzaak voor een mislukte behandeling.
- Therapieontrouw is een dure aangelegenheid voor de samenleving. De kosten van de op die manier verspilde medicijnen bedragen in Canada vijf mil-

jard dollar per jaar, gebaseerd op gegevens dat 50% van de voorgeschreven medicijnen niet of verkeerd wordt gebruikt. Andere schattingen (waarbij behalve niet-gebruikte geneesmiddelen ook extra consulten, onderzoeken, aanvullende medicatie, verwijzing naar ziekenhuizen en verpleeghuizen, productiviteitsverlies en vroegtijdig overlijden in de statistieken zijn opgenomen) spreken van 7-9 miljard dollar in Canada (Coambs e.a., 1995) en 100 miljard dollar of meer in de vs (Berg e.a., 1993).

Meer informatie over therapieontrouw vindt u in de volgende publicaties: Haynes e.a., 1979; Meichenbaum & Turk, 1987; Ley, 1988; Coambs e.a., 1995; Butler e.a., 1996 en Haynes e.a., 1996.

Onderwijs in uitleg, advies en planning

Maguire e.a. (1986) gingen na hoe goed jonge artsen slaagden in het geven van informatie. Deze artsen hadden vijf jaar eerder bij hun medische opleiding een cursus gesprekstechnieken gevolgd. Bij die cursus werd echter aan het geven van informatie *op zich* geen aandacht besteed. De resultaten waren zeer verontrustend. De hulpverleners waren zwak in juist die technieken die tot tevredenheid bij de patiënt leiden en die hen ontvankelijk maken voor adviezen en behandelingen:

- de standpunten en verwachtingen van de patiënt aan het licht brengen (70% deed geen poging);
- overleggen (90% deed geen poging);
- vragen uitlokken (70% deed geen poging);
- advies en herhalen (63% deed geen poging);
- begrip verifiëren (89% deed geen poging);
- informatie categoriseren (90% deed geen poging).

177

Er bleek op het punt van deze vaardigheden (informatie verstrekken) geen verschil te bestaan tussen de hulpverleners die de cursus gevolgd hadden en een controlegroep. Toch boekten diezelfde studenten wel goede resultaten als het ging om informatie inwinnen (het voornaamste onderwerp van de cursus). Hieruit blijkt dat ons onderwijs niet alleen gericht moet zijn op het verkrijgen van informatie. Als we willen dat informatie effectief wordt overgebracht, moeten we ook speciale vaardigheden voor uitleg en planning onderwijzen. Sanson-Fisher e.a. (1991) pleiten sindsdien voor een plaats van dit specifieke onderwerp in het onderwijs in communicatievaardigheden. Daarbij komen, zoals we zullen zien, gezamenlijke besluitvorming en samenwerking, evenals informatieoverdracht.

Campion e.a. (2002) bekeken de scores van 2094 kandidaten op een module consultvaardigheden tijdens het toelatingsexamen aan het Royal College of General Practitioners in Engeland. Voor dit belangrijke examen dienden bijna-afgestudeerde coassistenten een video-opname in met zeven recente consulten met hun eigen patiënten. Ze mochten zelf selecteren in welke gesprekken ze hun beste prestaties hadden geleverd. Van alle studenten werden de eerste vijf gesprekken beoordeeld. Zelfs in deze streng geselecteerde gesprekken, waarin de kandidaten zich zeer bewust waren van de prestatiecriteria, ontdekten Campion e.a. significante gebreken in hun patiëntgerichte vaardigheden als het ging om uitleg en planning:

- 14% vroeg niet naar de mening van de patiënt over zijn ziekte; slechts 39% voldeed aan dit prestatiecriterium in drie of meer van de vijf consulten.
- 31% maakte geen gebruik van meningen bij de uitleg; slechts 17% voldeed aan dit criterium in drie of meer van de vijf consulten.
- 45% controleerde niet of de patiënt de uitleg had begrepen; slechts 9% voldeed aan dit criterium in drie of meer van de vijf consulten.
- 14% betrok de patiënt niet bij hun besluiten; slechts 36% voldeed aan dit criterium in drie of meer van de vijf consulten.

6.3 Doelstellingen

De doelstellingen van dit onderdeel van het gesprek kunnen als volgt worden samengevat:
- peilen hoeveel en welke informatie aan elke afzonderlijke patiënt moet worden gegeven;
- uitleg geven die de patiënt kan begrijpen en onthouden;
- uitleg even die aansluit bij het beeld dat de patiënt zelf van zijn situatie heeft;
- de interactieve benadering gebruiken zodat er wederzijds begrip kan ontstaan;
- de patiënt bij de planning betrekken, zodat deze meer bereid zal zijn zich aan de gemaakte plannen en afspraken te houden;
- voortdurend de gewenste goede relatie onderhouden en steun bieden.

In deze doelstellingen herkennen we veel van de taken en aandachtspunten uit andere bekende handleidingen voor het consult:
- Pendleton e.a. (1984, 2003):
  - met de patiënt de juiste actie voor elk probleem kiezen;
  - gezamenlijk de problemen zien te begrijpen;

- een goede relatie met de patiënt opbouwen en onderhouden.
- Neighbour (1987):
  - overdracht – arts en patiënt zijn het eens: overleggen, beïnvloeden en als geschenk verpakken.
- AAPP Three-Function Model (Cohen-Cole, 1991):
  - educatie, overleg en motivatie;
  - een verstandhouding creëren en op de emoties van de patiënt reageren.
- Bayer Institute for Health Care Communication E4 model (Keller & Carroll, 1994):
  - de patiënt voorlichten;
  - de patiënt de weg wijzen in de gezondheidszorg.
- Het SEGUE Framework voor het doceren en beoordelen van communicatie-vaardigheden (Makoul, 2001):
  - informatie geven.
- De Maastricht-MAAS Globaal (Van Thiel & Van Dalen, 1995):
  - informatie overbrengen;
  - diagnose stellen;
  - management.
- Essential Elements of Communication in Medical Encounters: Kalamazoo Consensus Statement (Deelnemers aan de Bayer-Fetzer Conferentie over arts-patiëntcommunicatie in de gezondheidszorg, 2001):
  - informatie overbrengen;
  - onderhandelen over een plan en daar overeenstemming over bereiken.
- Patiëntgerichte gezondheidszorg (Stewart e.a., 2003):
  - wederzijdse overeenstemming bereiken;
  - preventie en het promoten van een gezonde leefwijze.

6.4 De inhoud van uitleg en planning

In hoofdstuk 3 beschreven we het verband tussen de procesvaardigheden voor het verzamelen van informatie zoals aangegeven in de Calgary-Cambridge Observatielijst en de inhoud van deze observatielijst. De procesvaardigheden voor uitleg en planning corresponderen ook met drie specifieke inhoudelijke terreinen van de observatielijstkader (zie kader 6.1).

179

> ### Kader 6.1 De inhoud van uitleg en planning
>
> Differentiaal diagnose-hypothesen
> Zowel ziekte- als klachtaspecten
>
> Managementplan van de hulpverlener
> Onderzoek
> Behandelingsalternatieven
>
> Uitleg en planning met de patiënt
> Wat de patiënt is verteld
> Besproken actieplan

Merk op dat deze inhoudelijke componenten aspecten bevatten van de hulpverlener die voor zichzelf denkt en plannen opstelt én van gezamenlijk met de patiënt behandelde uitleg en planning. De rest van dit hoofdstuk moeten we voor ogen houden hoe proces- en inhoudelijke vaardigheden samenwerken in dit belangrijke onderdeel van het consult.

6.5 De procesvaardigheden in het kader van uitleg, advies en planning

> ### Kader 6.2 De procesvaardigheden in het kader van uitleg, advies en planning
>
> De juiste hoeveelheid en het juiste soort informatie geven
> *Doelen:* Begrijpelijke en geschikte informatie geven.
> Aansluiten bij de persoonlijke behoefte van elke patiënt.
> Niet te veel, maar ook niet te weinig informatie geven.
>
> – Informatie bij stukjes en beetjes verstrekken en steeds controleren: informatie op de juiste manier doseren; controleren of de patiënt het begrijpt; de reactie van de patiënt bepaalt het verloop van het gesprek.
> – Vaststellen wat de patiënt al weet: alvorens informatie te geven de patiënt vragen waarvan hij al op de hoogte is; nagaan hoeveel de patiënt wil weten.

- De patiënt vragen welke andere informatie nuttig zou zijn: bijvoorbeeld etiologie, prognose.
- Op de juiste momenten uitleg geven: geen advies of informatie geven of geruststellingen uiten als de patiënt daar nog niet aan toe is.

Begrip onthouden en bevorderen

Doel: Zorgen dat informatie voor de patiënt gemakkelijker te onthouden en te begrijpen is.

- De uitleg ordenen: de uitleg opdelen in kleine porties en een logische volgorde aanhouden.
- Een duidelijke categorisering of markering gebruiken: bijvoorbeeld: 'Er zijn drie punten die ik wil bespreken...' of 'Goed, zullen we dan nu verder gaan met...'.
- Herhalingen en samenvattingen gebruiken: de informatie nogmaals opsommen.
- Taal: beknopte, gemakkelijk te begrijpen uitspraken doen; jargon vermijden of duidelijk uitleggen.
- Visuele methoden gebruiken om informatie te geven: grafieken, tekeningen, modellen, geschreven informatie en instructies.
- Controleren of de patiënt de gegeven informatie (of het behandelplan) begrijpt: bijvoorbeeld door hem te vragen de informatie in zijn eigen woorden te herhalen; indien nodig een en ander opnieuw uitleggen.

Aandacht voor het gezichtspunt van de patiënt

Doel: Uitleg geven die gerelateerd is aan het gezichtspunt van de patiënt; nagaan wat de patiënt denkt en voelt na de gegeven informatie; interactie nastreven en eenrichtingsverkeer vermijden.

- De uitleg afstemmen op de toestand en de opvattingen van de patiënt: rekening houden met eerder geuite ideeën, zorgen en verwachtingen.
- De patiënt gelegenheid geven en stimuleren om aan het gesprek deel te nemen: door vragen te stellen, om opheldering te vragen of twijfels te uiten; bijdrage van de patiënt op de juiste manier honoreren.
- Verbale en non-verbale signalen opmerken: bijvoorbeeld als de patiënt iets zou willen vertellen of vragen, als hij de informatie niet kan verwerken, of als de zenuwen hem de baas worden.

181

- De patiënt zijn gedachten, reacties en gevoelens laten vertellen: over de gegeven informatie of de gebruikte termen; deze serieus nemen en indien nodig nader bespreken.

Advies en planning: gezamenlijke besluitvorming

Doel: Ervoor zorgen dat de patiënt het proces van besluitvorming begrijpt;

De patiënt voor zover mogelijk bij dit proces betrekken;

Ervoor zorgen dat de patiënt zich bij de plannen betrokken voelt.

- Hardop denken als dat nodig is: ideeën, gedachtegang en dilemma's.
- De patiënt erbij betrekken:
    - Door suggesties te doen in plaats van voorschriften uit te vaardigen.
    - Door de patiënt aan te moedigen zelf met ideeën en suggesties te komen.
- Behandelopties onderzoeken.
- Een plan maken dat voor beiden acceptabel is:
    - Eigen voorkeur of overwegingen aangeven met betrekking tot de beschikbare opties.
    - Vaststellen wat de voorkeur van de patiënt is.
    - Met de patiënt nagaan:
    - Of deze het plan accepteert
    - Of alle problemen aan de orde zijn geweest.

Verdere mogelijkheden bij uitleg en planning
(proces- en inhoudelijke vaardigheden)

Als meningen en het belang van problemen besproken worden:
- Zeggen wat u denkt dat er aan de hand is en de kwaal zo mogelijk noemen.
- Uitleggen hoe u tot deze mening komt.
- Oorzaken, ernst van de situatie, het verwachte resultaat en de consequenties op korte en lange termijn uitleggen.
- Nagaan wat de patiënt denkt en waarover hij zich zorgen maakt: bijvoorbeeld of de mening van de hulpverlener overeenkomt met de gedachten en gevoelens van de patiënt en zijn bereidheid tot aanvaarding.

Bij het opstellen van een gezamenlijk behandelplan:
- Opties bespreken: bijvoorbeeld geen verdere behandeling en onderzoeken, medicijnen of operaties, of een behandeling zonder medicijnen (fysiotherapie, krukken of looprekje, psychotherapie), preventieve maatregelen.
- Informatie geven over de geboden behandeling:
  - de naam;
  - de te volgen stappen; hoe het werkt;
  - voor- en nadelen;
  - mogelijke bijwerkingen.
- De patiënt vragen naar diens behoefte aan behandeling, de waargenomen voordelen, barrières, motivatie.
- De standpunten van de patiënt accepteren; indien nodig alternatieven aandragen.
- Vragen naar de reacties en de zorgen van de patiënt over de plannen en de behandelingen; informeren naar de mate van aanvaarding.
- Aandacht hebben voor de leefwijze van de patiënt, zijn geloofsovertuiging, zijn mogelijkheden.
- De patiënt aanzetten tot deelname aan de verdere plannen en hem stimuleren om verantwoordelijkheid te nemen en op zichzelf te vertrouwen.
- De patiënt vragen naar mogelijke mantelzorg; aangeven welke andere zorg beschikbaar is.

Bij de bespreking van onderzoeken en procedures:
- Duidelijke informatie geven over de procedures: uitleggen wat de patiënt te wachten staat en hoe de resultaten worden meegedeeld.
- Het verband duidelijk maken tussen de procedures en het behandelplan: belang en doel.
- Vragen uitlokken over mogelijke angsten of negatieve resultaten; serieus de antwoorden bespreken.

Vaardigheden voor het communicatieproces: de onderbouwing

Nu gaan we de vaardigheden bespreken die nodig zijn voor uitleg en planning, zoals genoemd in kader 6.2 en onderzoeken hoe het gebruik van deze vaardigheden in theorie en praktijk wordt gerechtvaardigd. We hebben de vaardigheden van uitleg en planning onderverdeeld in vijf onderwerpen en bekijken elke vaardigheid afzonderlijk:

1 het geven van de juiste hoeveelheid en het juiste soort informatie;
2 de patiënt helpen de informatie te onthouden en te begrijpen;
3 gezamenlijke overeenstemming bereiken: rekening houden met het gezichtspunt van de patiënt;
4 planning: gezamenlijke besluitvorming;
5 mogelijke opties in uitleg en planning.

Bij de bespreking van deze onderdelen lichten we de vaardigheden van uitleg en planning toe in een-op-eensituaties. Daarin bekijken we welke vaardigheden nodig zijn bij het geven van een lezing. We hebben allemaal wel eens een lezing bijgewoond waarvan de kwaliteit nogal te wensen overliet. Als we nadenken over een slechte lezing, krijgen we allerlei inzichten in de vaardigheden die nodig zijn om informatie te geven in een hulpverleningsconsult. Iedereen heeft wel eens een lezing uitgezeten waarop een aantal van de volgende kenmerken van toepassing zijn:

– De lezing heeft geen duidelijke structuur en als luisteraar weet u niet waar het verhaal naartoe gaat.
– De spreker gebruikt taal of jargon die u niet begrijpt.
– U bent de draad al snel kwijt en worstelt om die weer op te pakken.
– Het informatieniveau is te hoog of te laag voor u.
– U krijgt te veel of te weinig nieuwe informatie.
– De spreker heeft onjuiste aannames gedaan over uw persoonlijke behoeften, en de voor u interessante kwesties komen niet aan de orde.
– Aan het eind weet u nog niet wat de voornaamste punten waren.

In het ergste geval doet zich het volgende scenario voor. De spreker spreekt drie kwartier achter elkaar in een verduisterde ruimte en vertoont dia's van slechte kwaliteit. U concentreert zich een tijdje en dan komt er een vraag bij u op, die beantwoord moet worden om te begrijpen wat er tot nu toe is gezegd. Terwijl u hierover nadenkt, ontgaan de volgende minuten van de lezing u. U begint te dagdromen en richt uw aandacht na een onbepaalde tijd weer op de spreker. En dan is de rest van de lezing helemaal onduidelijk geworden. Na afloop vraagt de spreker of er nog vragen zijn, maar u durft de vraag die eerder bij u opkwam niet meer te stellen, omdat u niet weet of die is beantwoord toen u zat te dromen. U zegt dus niets.

Uit dit scenario kunnen we niet alleen leren hoe we een lezing moeten geven, maar ook hoe we de uitleg- en planningcomponent van het hulpverlener-patiëntgesprek moeten afwikkelen. Voor een optimale informatieoverdracht in beide settings is het nuttig om twee benaderingen van communicatie (die we in

ons andere boek hebben besproken) nog eens te bekijken. Barbour (2000) noemde deze benaderingen:
- de kogelstootbenadering;
- de frisbeebenadering.

De kogelstootbenadering definieert communicatie eenvoudig als een *goed geformuleerde, goed afgeleverde boodschap*. Sinds de Griekse oudheid tot begin de twintigste eeuw is de formele communicatietraining in alle beroepen altijd gericht geweest op de kogelstootbenadering. Effectieve communicatie betekende inhoud, afleveren en overtuigen. Formuleer de boodschap goed, lever die af en klaar is Kees. In een communicatiemodel dat een telefoonmaatschappij lang geleden heeft ontwikkeld, wordt deze kogelstootbenadering weerspiegeld: de zender zet een duidelijke, overtuigende boodschap in elkaar en zendt die uit, de ontvanger vangt de boodschap al of niet op en dan wordt de communicatie als beëindigd beschouwd.

De traditionele lezing in zijn meest elementaire vorm is een schoolvoorbeeld van deze benadering. De vaardigheden die voor een effectieve lezing vereist zijn, maken deel uit van wat effectieve communicatie in de arts-patiëntrelatie inhoudt. Dit betekent dat we moeten weten hoe we een boodschap effectief kunnen overbrengen en hoe we die moeten verpakken en verwoorden, zodat de patiënt die onthoudt en begrijpt. Maar de kogelstootbenadering alleen is niet toereikend.

In de jaren 1940 begon de opvatting over effectieve communicatie te verschuiven naar een meer interactieve, geven-en-nemen-benadering. Dit nieuwe gezichtspunt – die de toepasselijke bijnaam frisbeebenadering heeft gekregen – sloeg in de jaren 1960 eindelijk aan. In deze benadering wordt *wederzijdse overeenstemming* gezien als de benodigde basis voor vertrouwen en nauwkeurigheid. Daarom is het bereiken van wederzijdse overeenstemming een van de kernconcepten van deze benadering. Als wederzijdse communicatie belangrijk is voor effectieve communicatie, schiet de eendimensionale, traditionele focus op de goed geformuleerde, goed afgeleverde boodschap tekort. In de interpersoonlijke of frisbeebenadering is de boodschap natuurlijk nog altijd belangrijk, maar de nadruk verschuift naar interactie, feedback en samenwerking.

Daarmee zijn we terug bij de principes van communicatie die we eerder hebben besproken: *effectieve communicatie zorgt voor interactie, niet een direct transmissieproces*. Als communicatie wordt gezien als directe transmissie, gaat de zender van de boodschap ervan uit dat aan zijn verantwoordelijkheid als communicator is voldaan als hij de boodschap eenmaal heeft geformuleerd en verzonden. Wordt communicatie echter gezien als een interactief proces, dan is de interactie pas compleet als de zender feedback ontvangt over de interpretatie van de boodschap, als hij verneemt of de boodschap is begrepen en welke invloed die op de ontvanger heeft. Gewoon informatie meedelen is niet voldoende; reageren op feedback over de invloed van de boodschap wordt uiterst belangrijk. De nadruk verschuift naar de wederzijdse afhankelijkheid van zender en ontvanger bij het opbouwen van een wederzijdse overeenstemming (Dance & Larson, 1972).

Gelukkig is de frisbeebenadering inmiddels in de lezingstijl doorgedrongen. De eerste stap op weg naar modernisering van de lezing was dat er aan het eind van de lezing tien minuten werd vrijgemaakt voor het beantwoorden van vragen uit het publiek. Dit maakt de interactie binnen de frisbeebenadering enigszins mogelijk, maar dat geldt slechts voor een bepaald deel van de gang van zaken. Steeds meer wordt het een vast patroon dat de spreker op een aantal punten tijdens zijn lezing een onderbreking inlast en een vraagt stelt. Hij kan dan informeren of er vragen zijn. Bij sommige lezingen vraagt de spreker het publiek zelfs van tevoren naar zijn behoeften en verwachtingen: de studentgerichte lezing.

In het hulpverlener-patiëntgesprek moeten we kiezen voor een nog interactievere benadering. We moeten rekening houden met de individuele en unieke vereisten van elke patiënt afzonderlijk, met zijn vermogen om informatie in zich op te nemen en met zijn specifieke behoeften en zorgen. Waarover maakt hij zich het meest zorgen? En in hoeverre zou hij bij het besluitvormingsproces betrokken willen worden? We moeten dit allemaal echter doen zonder dat dit ten koste gaat van de belangrijke organisatorische en linguïstische vaardigheden die we in de kogelstootbenadering hebben geleerd.

6.5.1 De juiste hoeveelheid en de juiste soort informatie geven

Een van de kerntaken bij uitleg en planning is peilen welke informatie de patiënt op een bepaald moment moet krijgen. Wanneer geven we te weinig informatie en wanneer vertellen we veel meer dan de patiënt aankan? Hoe stellen we de informatiebehoefte van elke patiënt vast en hoe passen we onze informatie daarop aan? Hoe ontdekken we welke informatie elke patiënt nodig heeft om de situatie te begrijpen, in plaats van een lezing te geven op basis van aannames over de behoeften van de patiënt?

Zijn hulpverleners en patiënten het eens over de hoeveelheid informatie die verstrekt moet worden?

We hebben al gezien dat de hoeveelheid informatie die hulpverleners aan de patiënten geven, problemen kan opleveren. Maar wil de patiënt eigenlijk wel beter geïnformeerd worden?

Artsen vergissen zich vaak op dit punt. Ze onderschatten meestal de gewenste hoeveelheid informatie. Waitzkin (1984) toonde aan dat internisten in 65% van hun gesprekken met patiënten de behoefte aan informatie onderschatten; in slechts 6% van de gevallen was sprake van overschatting.

Faden e.a. (1981) onderzochten de verschillen tussen de houding van neurologen en hun epileptische patiënten en de door hen gegeven informatie. Het bleek dat patiënten graag volstrekte openheid wilden over alle risico's van medicijngebruik, zelfs over vrij zeldzame bijwerkingen. De artsen daarentegen zeiden dat ze bij die informatie liever alleen de risico's meldden die frequent optreden. Artsen hadden het gevoel dat al te gedetailleerde informatie over de geneesmiddelen tot therapieontrouw zou leiden. Patiënten waren van mening dat ze zich met meer informatie juist beter aan de voorschriften zouden houden.

Veel onderzoeken hebben uitgewezen dat hulpverleners, overigens met de beste bedoelingen, patiënten informatie onthouden om hen niet al te bezorgd te maken. Pinder (1990) ontdekte dat artsen bij het diagnosticeren van de ziekte van Parkinson vooral wilden 'beschermen': bepalen hoe, wanneer en aan wie iets verteld moet worden en afwegen hoeveel men prijsgeeft over diagnose en prognose. Patiënten daarentegen probeerden hun ziekte te begrijpen en in hun leven in te passen. Ze zaten met vragen over het ziekteverloop en de mogelijke behandelingen en waren angstig over de symptomen en hun toekomst. De artsen neigden tot positief, overdreven optimistisch en beschermend gedrag. Zo gaven ze geen details over de geneesmiddelen, waren ze terughoudend over bijwerkingen en werden de problemen van het medicijngebruik tegen Parkinson over een langere periode in het geheel niet aangesneden. De meeste patiënten wilden precies weten wat ze gingen slikken en wensten voor de bijwerkingen gewaarschuwd te worden.

Als onderzoek uitwijst dat patiënten in het algemeen meer informatie wensen (Cassileth e.a., 1980; Beisecker & Beisecker, 1990), waarom zijn hulpverleners daar dan zo zuinig mee? Waarom is er zo'n brede kloof tussen wat hulpverleners denken dat de patiënten willen en wat de patiënten ons over hun behoeften vertellen? En hoe kunnen hulpverleners bepalen hoeveel informatie elke afzonderlijke patiënt precies wil hebben? De traditionele manier van informatie verstrekken zullen we hieronder vergelijken met een modernere benadering die de veranderingen in de maatschappij weerspiegelt.

Het traditionele beeld van de hulpverlener-patiëntrelatie

Een onoverbrugbare deskundigheidskloof

Het traditionele beeld van de hulpverlener-patiëntrelatie zoals men dat in de eerste helft van deze eeuw had, was dat van een onoverbrugbaar verschil in deskundigheid; echt begrip voor de patiënt was daardoor onmogelijk. Parsons (1951) was van mening dat de indrukwekkende opleiding en kennis van de arts zo'n enorme afstand creëerde tussen hem en zijn patiënten, dat hij niet eens in staat was ingewikkelde zaken helder uit te leggen. De patiënten aanvaardden het advies van hun dokter zonder meer omdat zij een onbegrensd vertrouwen hadden in hem als persoon en in de medische stand als geheel. Volgens deze theorie waren de patiënten afhankelijk van de wijsheid van de arts. Ze werden immers beschermd door de strenge ethische code van de beroepsgroep: deze verplichtte de arts onvoorwaardelijk alles wat in zijn mogelijkheden lag te doen om de patiënt te genezen..

In deze analyse verschilt het medisch consult enigszins van andere situaties waarin een expert informatie uitwisselt met minder kundige cliënten: de specialist die de huisarts adviseert, de advocaat die een huurder bijstaat, een wetenschapper die samenwerkt met een ondernemer, een docent die zijn studenten onderwijst. In al deze situaties moeten mensen van een verschillend kennisniveau samen tot een compromis komen. Soms moeten ze omwille van de communicatie informatie achterwege laten en de gesprekspartner niet zelf keuzes en plannen laten maken, omdat hij anders door de bomen het bos niet meer zou zien.

Ziekte gaat gepaard met emoties

Waarom zou het hulpverleningsconsult zo anders zijn als we Parsons mogen geloven? Een van de argumenten is dat de sterke emoties die klachten met zich meebrengen, een rationele communicatie in de weg staan. Er wordt verondersteld dat de patiënt bang is en daarom de rol aanneemt van de afhankelijke 'zieke' die bereid is een goedbedoelende, vaderlijke adviseur te accepteren. De privileges van een ziekte en de herstelperiode stellen de patiënt vrij van de gewone dagelijkse verplichtingen. Deze veronderstelling leidt tot de angst dat informatie over de ernst van de ziekte de patiënt geen goed zal doen en dat een hulpverlener zijn patiënten vaak beter kan behoeden voor de mogelijke emotionele gevolgen van een dergelijke openheid.

Professionele autoriteit

Een tegenovergestelde opvatting (Freidson, 1970) is dat het verschil tussen een hulpverleningsgesprek en andere gesprekken waarin informatie wordt verstrekt, niets te maken heeft met emotionele problemen. Het gaat er juist om dat artsen hun hoge status in de maatschappij willen behouden. Deze analyse suggereert een veel minder belangeloze reden voor het verzwijgen van informatie. Als de medische stand het verschil in maatschappelijk aanzien tussen hulpverlener en patiënt per se in stand wil houden, kan ze dit gedeeltelijk bereiken door leken slechts beperkt te informeren. Het gebruik van Latijnse termen kan een aspect zijn van dit ingewikkelde proces van vertroebeling. De patiënt komt met een zere keel, de dokter deelt mee dat dit een acute faryngitis is. Dit indrukwekkende woord is uiteraard slechts een exacte vertaling van de woorden van de patiënt, maar dan in een taal die hij niet machtig is (Bouhris e.a., 1989).

De waargenomen 'deskundigheid', de emotionele problemen van de hulpverlener-patiëntrelatie en de behoefte aan professionele autoriteit kunnen ertoe geleid hebben dat hulpverleners in de uitleg- en planningsfase informatie achterhouden en dat patiënten passieve toeschouwers blijven.

189

Waarom denkt men dat moderne onderzoeken het traditionele beeld van informatieverstrekking bevestigen?

Tuckett e.a. (1985) hebben gesteld dat de medische beroepsgroep een aantal onderzoeksresultaten over informatieverstrekking ten onrechte heeft geïnterpreteerd als een bevestiging van oude vooroordelen.

Publicaties over het onthouden van informatie

Uit onderzoek in de jaren 1970 bleek het vermogen van patiënten om de gegeven informatie te onthouden nogal mager te zijn. Ley (1988) citeert rond de 60% in ziekenhuissituaties (gebaseerd op diverse auteurs), waarbij er na vervolgafspraken meer werd onthouden dan na een eerste bezoek. Bij huisartsen vond Ley 50% en 56%. Bertakis (1977) ontdekte 62% bij nieuwe patiënten en Hulka (1979), die vooral vervolgafspraken onderzocht, kwam op 67% bij diabetici en zwangere vrouwen, en 88% bij moeders van zieke kinderen.

Ley toonde eveneens aan dat er een verband bestaat tussen de hoeveelheid gegeven informatie en de hoeveelheid onthouden informatie. Uit zijn onderzoek bleek dat hoe meer uiteenlopend de gegeven informatie was, des te meer er vergeten werd. Hij kon dit resultaat staven met gegevens over ambulante patiënten in een ziekenhuis, maar niet uit huisartspraktijken. Dit onderzoek werd algemeen beschouwd als het bewijs dat:
– 'patiënten maar weinig onthouden van wat je hun vertelt';
– 'hoe meer je hun vertelt, hoe minder ze onthouden'.

gevolgd door de haast onvermijdelijke conclusie:
– 'vertel hun dus maar niet te veel, want dat is vergeefse moeite'.

De vraag is of deze conclusies wel terecht zijn. Ook al onthoudt de patiënt maar 50% van wat er gezegd wordt, betekent dit dan dat we ons de moeite beter kunnen besparen? Of moeten we ons juist afvragen hoe we deze situatie kunnen verbeteren?

Vervolgonderzoek

Later onderzoek wees uit dat patiënten in werkelijkheid misschien veel meer onthouden dan de bovengenoemde percentages suggereren. Tuckett e.a. (1985) gebruikten een andere methodologie die meer gericht was op wat nu eigenlijk onthouden werd. Daarbij werd niet alle uitleg van de dokter geanalyseerd, maar alleen de kernpunten. Hierbij bleek dat slechts 10% van de patiënten in de eerstelijnszorg niet alle kernpunten kan onthouden. Interessant is dat, zoals voorspeld, patiënten de informatie minder goed onthouden in een omgeving waar de informatie zorgwekkender is en de patiënt mogelijk angstiger. Dunn e.a. (1993) ontdekten dat kankerpatiënten in hun eerste gesprek met een oncoloog slechts 45% van de kernpunten onthielden.

Ley was trouwens nooit van mening dat we de patiënten informatie moeten onthouden (Ley, 1988). In een commentaar bij zijn werk over de verhouding tussen de hoeveelheid gepresenteerde informatie en de hoeveelheid onthouden informatie zegt hij: 'Bedenk dat het de hoeveelheid vergeten informatie is die toeneemt; dit is heel goed te rijmen met het feit dat patiënten die meer informatie krijgen, ook meer weten over hun ziekte dan patiënten die minder te horen krijgen.' Hoewel er meer vergeten wordt, onthoudt men in absolute zin steeds meer.

Bevestiging van vooroordelen

Tuckett heeft overtuigend beschreven hoe de verkeerde interpretaties van Leys onderzoeksresultaten de traditionele opvattingen in de medische wereld bevestigden en als richtlijn voor de opleiding werden geaccepteerd (Tuckett e.a., 1985). De aspecten van Leys werk die goed in het traditionele model pasten, hebben de meeste aandacht gekregen. De andere zijn goeddeels vergeten. In het verleden werd studenten verteld dat patiënten het grootste deel van de verstrekte informatie niet onthouden en dat een hulpverlener het dus maar simpel moet houden. Er werd geleerd niet te veel verwachtingen te koesteren over het effect van informatieverstrekking. 'Een patiënt onthoudt alleen iets goed als het aantal mededelingen beperkt blijft tot twee' (Horder e.a., 1972). Hulpverleners hebben Leys constateringen overgenomen en daarmee hun opvatting gerechtvaardigd dat men zich maar beter tot de strikt noodzakelijke informatie kan beperken. Maar zoals gezegd, betrof het hier niet de conclusies van Ley zelf. Hij was van mening dat hulpverleners strategieën moesten gebruiken om meer informatie aan hun patiënten te kunnen geven en ervoor te zorgen dat deze beter onthouden werd. Hij wilde dat artsen meer en duidelijker informatie gaven en die ook beter formuleerden, met als doel patiënten een beter inzicht te geven in hun situatie.

Wat zijn de laatste ontwikkelingen op dit gebied?

Maatschappelijke veranderingen

In de afgelopen decennia is de maatschappij sterk veranderd en zijn veel grenzen tussen rangen en standen vervaagd. Vrijheid van meningsuiting, de bestrijding van discriminatie op grond van sekse of ras en het recht op informatie hebben onomkeerbare veranderingen in de samenleving veroorzaakt. Beter onderwijs en toegenomen persoonlijke welvaart brachten met zich mee dat mensen hogere verwachtingen hebben en dat er aan veel diensten, waaronder de zorgsector, hogere eisen worden gesteld. Het voorkómen van kwalen en het op peil houden van de lichamelijke conditie zijn tegenwoordig minstens zo belangrijk als het genezen van ziekten; dat heeft ertoe geleid dat men veel beter op de hoogte is van alles wat met gezondheid te maken heeft. Een overvloed aan artikelen en radio- en tv-programma's over dit onderwerp zorgt ervoor dat informatie over ziekte en gezondheid alom beschikbaar is. Zelfhulpgroepen of patiëntenverenigingen hebben de invloed van de patiënt op het consult veranderd. De maatschappij staat niet stil en de hulpverlener-patiëntrelatie ook niet; de consument trekt de kennis en de motivatie van de hulpverlener zo nodig in twijfel en heeft niet meer het blinde vertrouwen in de wetenschap en de deskundigheid van de hulpverleners.

Veranderingen in de geneeskunde

Als iemand een zeer ernstige ziekte heeft, stelt hij zich misschien wel afhankelijk op en is hij dankbaar dat de hulpverlener de leiding neemt, maar tegenwoordig gaan de meeste consulten in de westerse praktijk niet over levensbedreigende kwalen. Bovendien spelen langdurige zorg en preventie een steeds grotere rol. Als gevolg hiervan wordt de communicatie minder gehinderd door angst en afweer; de patiënten voelen zich opgewassen tegen alle informatie en nemen actief deel aan het consult.

De autonome patiënt

De medische ethiek is steeds meer gaan draaien om de zelfstandigheid van de patiënt. Een bevoogdende houding tussen hulpverlener en patiënt wordt steeds meer als niet meer van deze tijd beschouwd. Zoals we later zullen zien, kan het ook problemen opleveren als we de patiënt al te veel als consument beschouwen; een samenwerking tussen hulpverlener en patiënt, met gezamenlijk overleg, wordt als de beste weg gezien.

Hulpverleners hebben deze veranderingen geleidelijk in hun werk kunnen constateren. Patiënten stellen veel vaker vragen over preventieve maatregelen, zoals een hormoonbehandeling, met de overtuiging dat ze op basis van de antwoorden zelf een goede beslissing kunnen nemen – vroeger zou de dokter gewoon iets hebben aanbevolen dat de patiënt verondersteld werd op te volgen. Als artsen in een ziekenhuis patiënten op zaal bezoeken, komt het minder vaak voor dat men aan het voeteneind van het bed staat te praten over de patiënt alsof deze geen gevoelens heeft en eigenlijk niets met het behandelingsproces te maken heeft. De grootste verandering is misschien wel dat informatie over ernstige ziekten of slecht nieuws niet langer verzwegen wordt. Nog niet zo lang geleden was het gebruikelijk om over ziekten als kanker maar niets te zeggen, omdat de harde waarheid de patiënt zou schaden. Hulpverleners beschermden hun patiënten tegen informatie waar ze wellicht geen raad mee zouden weten. Het was de verantwoordelijkheid van de hulpverlener te bepalen of, samen met de familieleden, discretie in acht genomen moest worden of dat men de plicht had eerlijk te zijn. Tegenwoordig staat het recht van de patiënt op informatie voorop; het behoort nu tot de taken van de hulpverlener de patiënt (voorzichtig) van zijn ziekte op de hoogte te stellen. Er is nog slechts verschil van mening of deze informatie verzwegen mag worden als de patiënt zelf aangeeft dat hij het liever niet wil weten (Vrolijk, 1991; Buckman, 1994). In allerlei landen bestaan er bij de besluitvorming nog steeds belangrijke culturele verschillen ten aanzien van de verhouding tussen individuele autonomie van de patiënt en het belang van de familie. In Japan bijvoorbeeld geven artsen hun patiënten liever een optimistische prognose en de familie eerder een pessimistische (Akabayashi e.a., 1999; Elwyn e.a., 2002).

Welke aanwijzingen zijn er voor de veronderstelling dat meer informatie beter is?

Patiënten willen meer informatie dan ze in de regel krijgen. Maar kunnen we ook aantonen dat het verstrekken van informatie invloed heeft op de resultaten van de gezondheidszorg?

Er is veel onderzoeksmateriaal dat de waarde van informatieverstrekking bevestigt. Voor een analyse van de invloed van verschillende hoeveelheden informatie die in het medische gesprek worden overgedragen, onderzochten Hall e.a. (1988) de literatuur van 1966 tot 1985. Zij vonden 41 studies die communicatievariabelen van de zorgverleners in verband brachten met verbeteringen in tevredenheid, geheugen of therapietrouw. Ze groepeerden de mogelijke variabelen in zes algemene categorieën en concludeerden dat, van alle categorieën, de hoeveelheid informatie de sterkste factor was voor de tevredenheid van de patiënt, therapietrouw, onthouden van informatie en begrip. De positieve relatie tussen tevredenheid van de patiënt en de hoeveelheid gegeven informatie duikt overal in de communicatieliteratuur op (bijvoorbeeld Bertakis, 1977; Stiles e.a., 1979; Deyo & Diehl, 1986).

Veel onderzoeken leggen een verband tussen het geven van informatie en belangrijke gezondheidsaspecten, zoals minder symptomen en een betere fysiologische toestand (Kaplan e.a., 1989; Stewart, 1995). Egbert e.a. (1964) toonden aan dat als de anesthesist vóór de operatie uitlegt hoe de pijn na de operatie bestreden gaat worden, er niet alleen minder pijnstillende middelen nodig zijn, maar de patiënt ook eerder naar huis kan. Mumford e.a. (1982) signaleerde vele soortgelijke resultaten bij informatieverstrekking of psychologisch ingrijpen: snellere genezing en betere vooruitzichten na operaties of hartinfarcten.

Willen alle patiënten meer informatie?

Wil elke patiënt nu echt meer informatie en zo nee, hoe komt de hulpverlener te weten welke informatie aansluit bij de behoeften van de patiënt?

193

In Pinders onderzoek (1990) over informatieverstrekking aan patiënten met Parkinson volgden de artsen een vast stramien met alle patiënten, ondanks het feit dat de behoefte aan informatie onderling sterk verschilde. De meeste patiënten wilden meer weten over hun ziekte en de medicatie, maar sommige niet. Jenkins e.a. (2001) toonden in een uitgebreide studie onder 2331 kankerpatiënten aan dat 87% zoveel mogelijk informatie wilde, terwijl 13% het liever aan de dokter overliet om uit te wijden over details. Uit een aantal andere onderzoeken is gebleken dat we patiënten wat informatie betreft kunnen verdelen in 'zoekers' (80%) en 'vermijders' (20%). De zoekers kunnen beter overweg met informatie dan de vermijders (Miller & Manga, 1983; Deber, 1994). Steptoe e.a. (1991) lieten zien dat de informatievermijders achteraf meer tevreden zijn over het wederzijds begrip en de communicatie tussen hulpverlener en patiënt dan de zoekers. Paradoxaal genoeg begrijpen diezelfde vermijders veel slechter wat er aan de hand is. De zoekers daarentegen zijn minder tevreden over de communicatie en zouden nog veel meer informatie willen hebben, ondanks het feit dat ze de situatie al vrij goed begrijpen. Tuckett e.a. (1985) ontdekten dat 19% van de patiënten hun artsen geen vragen stelde omdat ze niet nieuwsgierig waren naar medische details. Broyles e.a. (1992) onderzochten ouders van pasgeboren kinderen met ademhalingsproblemen. De arts vertelde maar kort iets over kunstmatige beademing. Slechts de helft van de moeders vroeg om meer informatie nadat gevraagd werd of ze er meer over wilden weten.

De meeste patiënten willen dat hun dokter meer informatie geeft, een minderheid wil niet te veel weten. Het is echter niet zo gemakkelijk vast te stellen welke patiënt in welke groep thuishoort. Zoals Waitzkin (1985) bijvoorbeeld zei: 'Onderzoek heeft uitgewezen dat de algemene veronderstelling dat patiënten uit de arbeidersklasse geen volledige uitleg over hun ziekte willen, eerder komt doordat de patiënten niet goed durven doorvragen dan dat er sprake is van desinteresse.' Barsevich en Johnson (1990) toonden aan dat er slechts een zwakke relatie was tussen de vragen van vrouwen die een baarmoederonderzoek ondergingen en de manier waarop ze dit in hun gedrag lieten merken. Uit verscheidene studies is gebleken dat de aanname dat oudere patiënten geen informatie willen hebben over hun ziekte, ongegrond is. Er is een klein verschil met jongere patiënten, maar de overgrote meerderheid van oudere patiënten wil zeer goed geïnformeerd worden over hun ziekte (Davis e.a., 1999; Stewart e.a., 2000b).

Welke vaardigheden kunnen we gebruiken om te peilen hoeveel en welke soort informatie elke patiënt wenst?

We hebben gezien dat hulpverleners in het verleden de informatiebehoefte van patiënten hebben onderschat en ook dat een aanzienlijke minderheid liever niet zoveel informatie wil hebben. De uitdaging waar hulpverleners dus voor staan, is uitvinden hoeveel informatie een patiënt in een gegeven situatie wenst. Doe dus niet zelf aannames en pas vervolgens de hoeveelheid informatie aan aan deze individuele patiënt. In het verleden hielden we vaak informatie achter aan alle patiënten, alleen om een enkeling te beschermen die liever onwetend bleef. Het gaat er nu om dat we de meerderheid informeren, terwijl we tactvol omgaan met de behoeften van een minderheid. En we moeten niet alleen nadenken over de *juiste hoeveelheid* informatie maar ook over *de soort* informatie die we de patiënt vertellen. Hoe komen we erachter wat de patiënt al weet en welke vragen hij wel beantwoord wil zien?

Als we weer de vergelijking maken met een lezing, hoe kunnen we de lezing dan aanpassen aan de behoeften van het publiek en niet een van tevoren vastgestelde speech afsteken op basis van wat wij denken dat het publiek wil horen? U kunt beginnen op de weg die u van plan was, maar de lezing dan opbreken in duidelijke onderdelen en het publiek vragen stellen over het behandelde in elk onderdeel. Zo krijgt u de kans om steeds vragen te beantwoorden voor u verdergaat en – net zo belangrijk – het kennisniveau en de behoeften van het publiek te peilen. Verder kunt u het publiek al vroeg specifieke vragen stellen over het onderwerp, welke problemen ze daarmee hebben en op welke specifieke vragen ze graag een antwoord zouden horen. Dit proces kunt u de hele lezing door herhalen door voortdurend te vragen welke informatie nuttig zou zijn. Met andere woorden, u kunt de interactiviteit verbeteren en dus overgaan van de kogelstoot- naar de frisbeebenadering. Daar gaat het ook precies om in de context van een medisch consult.

Informatie bij stukjes en beetjes verstrekken, en steeds controleren

Gedurende de hele uitleg- en adviesfase van het gesprek is het van belang dat u stap voor stap te werk gaat, niet alleen om te peilen hoeveel informatie u precies moet geven, maar ook om ervoor te zorgen dat de gegeven informatie kan worden *onthouden* en er *wederzijdse overeenstemming* kan ontstaan.

De hulpverlener moet de informatie in kleine stukjes geven en steeds pauzeren om te controleren of ze zijn begrepen. Daarbij moet hij zich laten leiden door de reacties van de patiënt, om te bekijken welke informatie vervolgens is vereist. Deze techniek vormt een belangrijke, zij het indirecte beoordelingscomponent van de algemene informatiebehoefte van de patiënt. Als u informatie in kleine stukjes geeft, krijgt de patiënt alle gelegenheid om een bijdrage te leveren. Hij zal met duidelijke signalen laten merken welke en hoeveel informatie hij nog nodig heeft.

> Dokter: Nou, als ik afga op de symptomen die u hebt beschreven en de zeer
> typerende manier van hijgen na inspanning of 's nachts, ben ik er
> bijna zeker van dat we rekening moeten houden met astma. We
> moeten overwegen u daarvoor te behandelen.' (Pauze) 'Bent u het
> tot zover met mij eens?
> Patiënt: Ja, ik geloof het wel, maar ik weet niet zeker of ik begrijp wat astma
> inhoudt. Is dat iets erfelijks of zo?

Vaststellen wat de patiënt al weet

In de uitleg- en planningfase is het de moeite waard kort vast te stellen wat de patiënt al weet. Hoe kunt u tenslotte bepalen op welk niveau u informatie moet geven als u geen idee hebt over welke kennis de patiënt al beschikt? Hoe kunt u vaststellen op welke punten uw mening afwijkt van die van de patiënt en welke benadering nodig is om elkaar beter te begrijpen, als u niet al vroeg te weten komt in hoeverre de patiënt het probleem kan bevatten?

Iedereen begrijpt dat de uitleg van bijvoorbeeld een diagnose van diabetes aan een hoger opgeleide waarschijnlijk anders is dan wanneer de patiënt alleen de basisschool heeft afgerond. Maar het is niet terecht hier zonder meer vanuit te gaan, terwijl u de patiënt niet eerst vraagt wat hij al van de ziekte weet. De hoger opgeleide mag dan een expert in astronomie zijn, van diabetes weet hij niet veel meer dan dat je er blind van kunt worden en dat hij dan zijn werk niet meer kan doen. De lager opgeleide daarentegen is misschien opgegroeid met ouders die suikerziekte hadden en weet perfect wat het inhoudt. Daarom kunt u, voor u met een gedetailleerde uitleg begint, beter eerst eens vragen:

> Dokter: Ik weet niet of u bekend bent met suikerziekte?
> Patiënt: Een beetje – mijn beste vriend op school had het.
> Dokter: Misschien kunt u me kort vertellen wat u al weet, dan zal ik daarna
> proberen het verhaal aan te vullen.

Op dezelfde manier is het belangrijk erachter te komen hoe de patiënt in het algemeen over informatie denkt. Hoort hij bij de grote groep die meer wil weten of bij de minderheid die het zo wel goed vindt? Hoe komen we erachter of hij een zoeker of een vermijder is? Stukje bij beetje informeren, controleren en de patiënt uitnodigen vragen te stellen zijn indirecte benaderingen van dit probleem. Een directe benadering houdt in dat u de patiënt al vroeg in het proces gewoon vraagt:

> Dokter: Over de ziekte van Parkinson en de medicijnen die we daarbij gebruiken is heel veel te vertellen. Sommige patiënten willen daar graag zoveel mogelijk over horen, en anderen willen maar liever niet te veel weten – wilt u het zeggen als u het genoeg vindt?

Onthoud dat de behoefte van een patiënt aan informatie in de loop van de tijd en van situatie tot situatie kan veranderen. Een patiënt met een dodelijke ziekte kan bijvoorbeeld van ontkenning naar acceptatie gaan en een open gesprek willen als hij zijn situatie aankan. We moeten ons bewust zijn van deze mogelijkheid en er niet vanuit gaan dat de behoefte aan informatie voor iedereen altijd hetzelfde is.

Vragen welke andere informatie zou kunnen helpen

Zoals we hebben gezien, begrijpen hulpverleners niet altijd wat voor soort informatie de patiënt verlangt. De patiënt heeft altijd vragen en meestal wil hij daar liever antwoord op dan horen wat de behandeling inhoudt (Helman, 1978). Hulpverleners gaan meestal niet in op het bekende rijtje 'wat is er aan de hand, hoe komt dat, waarom ik, waarom nu, wat gebeurt er als er niets aan gedaan wordt'. Het *is* ook moeilijk de individuele behoeften van elke patiënt aan te voelen. Directe vragen stellen is dan een voor de hand liggende, goede methode om te voorkomen dat belangrijke zaken onbesproken blijven:

> Dokter: Hebt u nog andere vragen of zijn er misschien dingen die ik vergeten ben?
>
> Patiënt: Denkt u dat ik anderen kan aansteken, ik bedoel, is het besmettelijk?

Op de juiste momenten uitleg geven

Het komt vaak voor dat de hulpverlener veel te vroeg in het consult advies en informatie geeft of de patiënt geruststelt. Een voorbeeld: tijdens de informatiefase zegt de moeder van een astmatisch kind:

> Patiënt: Robyn is zo ziek van die verkoudheid – kan ze geen antibiotica krijgen?
>
> Dokter: Ik denk niet dat antibiotica hier veel helpen. De verkoudheid heeft waarschijnlijk haar astma verergerd, er is geen sprake van infectie. We moeten de astma behandelen.

U draait uw standaardverhaal af. Vervolgens gaat u doorvragen en dan blijkt dat Robyn al de hele nacht ziek was en verhoging had. Onderzoek wijst uit dat de tekens eenduidig zijn. Nu moet u op uw eerste reactie terugkomen en merkt u dat de moeder geen vertrouwen meer heeft in uw oordeel:

> Dokter: Ja, dit moet inderdaad toch met antibiotica worden behandeld.

U had de vraag van de moeder ook direct serieus kunnen nemen om deze later te beantwoorden, als u over alle feiten beschikt:

> Dokter: Dat zou best eens kunnen – maar laat ik Robyn eerst maar onderzoeken, zodat we precies weten wat er aan de hand is.

En dan, nadat u hebt uitgelegd wat het onderzoek uitwijst:

> Dokter: Om op uw vraag terug te komen – ze heeft een infectie aan de luchtwegen waarvoor ze antibiotica nodig heeft. Kunt u het altijd zien wanneer de problemen van de astma komen en wanneer ze griep heeft?
>
> Patiënt: Ja, ik denk van wel, maar het is niet altijd gemakkelijk.
>
> Dokter: Weet u, een verkoudheid activeert de astma meestal, zonder dat er direct sprake is van een infectie.

6.5.2 Begrip en onthouden bevorderen

Een volgend belangrijk onderwerp is hoe we informatie zó geven dat de patiënt deze gemakkelijker kan onthouden en begrijpen. In de vorige paragraaf over het verschaffen van de juiste soort en hoeveelheid informatie onderzochten we de noodzaak om over te gaan op een zeer interactieve frisbeebenadering, waarmee we onze boodschap aan de behoeften van de patiënt kunnen aanpassen. Maar dit betekent niet dat we de lessen van de kogelstootbenadering overboord kunnen zetten. De manier waarop we informatie geven, kan tot gevolg hebben dat patiënten de informatie uitstekend onthouden en begrijpen, óf kan een uiterst onbevredigende ervaring opleveren.

Hoe komen we dus tot een *goed geformuleerde, goed overgedragen boodschap*? Hoe geven we informatie zo dat mensen begrijpen en onthouden wat we zeggen? Het oude adagium van lezingen 'zeg wat je gaat vertellen, vertel het ook en zeg dan wat je hebt verteld' geeft iets weer van de organisatorische en structureren-de instrumenten die informatieverstrekking effectief maken. Daar komen nog juist taalgebruik en visuele hulpmiddelen bij, plus de vaardigheden die nodig zijn om te controleren of het gezegde begrepen is. Deze vaardigheden zullen we hier in de context van het medisch consult onderzoeken.

Het onderzoek naar herinnering van Ley

In de jaren 1970 en 1980 deed Ley (1988) uitvoerig onderzoek om vast te stel-len welke communicatievaardigheden tot gevolg hebben dat de patiënt infor-matie beter onthoudt. Zijn eerste uitkomsten waren gebaseerd op psychologi-sche experimenten in een laboratoriumsituatie. Later verplaatste hij zijn onderzoek naar de klinische omgeving: dokters in ziekenhuizen en huisarts-spraktijken werden verschillende technieken bijgebracht om te zien of de onderzoeksresultaten herhaald konden worden in de spreekkamer. Hieronder geven we onze interpretatie van Leys resultaten.

Categorisering en markering

Met deze techniek vertelt de hulpverlener de patiënt van tevoren welke soorten informatie hij verstrekt, waarna hij deze per categorie meedeelt:

> *Er zijn drie belangrijke punten die ik wil uitleggen. Ten eerste zal ik u vertellen wat er aan de hand is, ten tweede welk verder onderzoek gedaan moet wor-den en ten derde hoe we uw aandoening kunnen behandelen. Punt één, ik denk dat u ...*

Ley liet zowel bij proeven als klinische experimenten zien dat de patiënten de informatie met deze methode beter onthielden (een toename van 50 tot 64%). Dit is toe te schrijven aan twee processen. Het eerste proces betreft de ordening van de verstrekte informatie. Door te categoriseren kan de hulpverlener infor-matie in kleine stukjes opdelen, die vervolgens in een logische volgorde kun-nen worden gegeven. Bij het tweede proces gaat het erom de categorisering aan de patiënt duidelijk te maken. Ook dit is een vorm van markering, een techniek die in hoofdstuk 3 is behandeld. Markering houdt in dat u de patiënt uitlegt in welke richting het gesprek hierna zal gaan en waarom. Als u het consult enige structuur geeft, zal de patiënt niet zo gauw angstig of onzeker worden, wat de communicatie anders ernstig zou bemoeilijken. Dit is vergelijkbaar met sprekers die een plan maken dat ze voor hun lezing aan hun publiek presenteren.

Belangrijke informatie benadrukken: nog een voorbeeld van markering

Ley betoogt herhaaldelijk dat mensen alles wat ze het eerst horen, het best onthouden: het voorrangeffect. Hij voerde experimenten uit waaruit bleek dat medische feiten die vrijwilligers aan het begin van een reeks gegevens te horen kregen, beter werden onthouden dan informatie die later werd gegeven. Zijn volgende onderzoek voerde Ley in de praktijk uit. Hij had eerder aangetoond dat patiënten informatie over de diagnose beter onthouden dan instructies en adviezen, omdat zij de diagnose belangrijker vinden dan informatie over de behandeling. Om te zien of het onthouden van instructies en advies kon worden verbeterd, gebruikte hij de poliklinische omgeving om informatie in verschillende volgordes te geven. Patiënten aan wie eerst de behandeling werd uitgelegd, onthielden 86% van de informatie, terwijl patiënten die deze informatie later kregen, daar maar 50% van onthielden. Merkwaardig genoeg was er geen verbetering in de totale hoeveelheid onthouden informatie. Naarmate instructies en adviezen beter werden onthouden, herinnerde men zich de informatie over de diagnose slechter.

Het voorrangeffect speelt dus een belangrijke rol in de informatieverstrekking. We willen echter kanttekeningen plaatsen bij Leys conclusie dat we 'belangrijke' informatie het eerst moeten geven. Het werk van Ley suggereert dat we therapietrouw kunnen bevorderen door informatie over de behandeling en verder advies te laten voorafgaan aan de diagnose en een uitleg van de achtergronden. Bij deze aanpak gaat men ervan uit dat patiënten aanwijzingen over de behandeling minder goed onthouden en dat ze – als we daarmee geen rekening houden – zich niet aan de afspraken zullen houden. Maar wat in totaal onthouden wordt, verandert niet. Volgens Leys onderzoek herinnerde men zich de diagnose en de motieven voor de behandeling slechter wanneer er meer aandacht aan de behandeling werd besteed. Natuurlijk kan de patiënt het behandelplan niet gehoorzaam volgen als hij het niet heeft kunnen onthouden. Maar zal deze benadering de therapietrouw echt bevorderen of zijn er nog andere factoren in het spel? Ley zei al dat patiënten de diagnose belangrijker vinden dan instructies en advies; zou het dan niet waarschijnlijk zijn dat minder begrip van de diagnose een nadelig effect heeft op de therapietrouw? Hoe zit het bijvoorbeeld als de patiënt nog precies weet wat de dokter over de behandeling heeft gezegd, maar zich daar niets van aan wenst te trekken omdat hij zijn toestand niet kan of wil accepteren:

> *Hij heeft gezegd dat ik deze inhalator steeds tweemaal per dag moet gebruiken, maar het gaat nu zo goed dat ik geen medicijnen meer nodig heb.*

Instructies onthouden is mooi, maar zonder context betekent dat op zich niet zoveel. En wie maakt uit wat de 'belangrijkste' informatie is? Daarover kunnen hulpverlener en patiënt wel eens een heel verschillende opvatting hebben. Leys benadering is hier dus nogal artsgericht, in die zin dat de dokter bepaalt welke informatie de patiënt per se moet begrijpen. Dit staat lijnrecht tegenover het werk van Tuckett e.a. (1985), dat we in de volgende paragraaf zullen behandelen. Zij leggen de nadruk op de aandacht voor de individuele patiënt en zijn persoonlijke behoefte aan informatie.

Ley heeft daarnaast beschreven dat het soms helpt als de arts bepaalde stukjes informatie extra gewicht geeft, zodat de patiënt beter oplet. Dit is een vorm van markering:

> *Het is belangrijk dat u dit goed onthoudt...*

Bij stukjes en beetjes informeren, en steeds controleren

In onze opvatting is goede uitleg niet zozeer een kwestie van ordening, maar moeten we zien te vermijden dat de patiënt de grote hoeveelheid informatie ineens te verwerken krijgt. Een monoloog zal een sterk voorrangeffect teweegbrengen – de patiënt denkt nog na over de eerste mededeling, terwijl de dokter al drie items verder is. De patiënt kan de rest van het verhaal dan niet meer goed in zich opnemen. Als we willen dat de patiënt alles beter onthoudt, beter begrijpt en zich beter aan het behandelplan houdt, moeten we in de eerste plaats vermijden dat direct al het voorrangeffect optreedt.

Dit kunt u doen door de informatie stukje bij beetje te geven. Daarbij pauzeert u regelmatig en controleert u of de patiënt het tot zover begrijpt. U bepaalt steeds op basis van de reacties van de patiënt wat de volgende informatie moet zijn. Alleen dan is te verwachten dat de patiënt alles begrijpt en onthoudt; de verwerking van elk stukje informatie bereidt hem voor op het volgende item. Deze techniek is bij uitstek geschikt om erachter te komen wat de patiënt in het algemeen wil weten. Als de informatie bij kleine beetjes komt en de patiënt de gelegenheid krijgt om te reageren, krijgt de dokter duidelijke signalen over de hoeveelheid en het soort informatie dat nog ontbreekt.

Herhaling

Er zijn twee soorten herhaling die ervoor zorgen dat de patiënt de informatie beter onthoudt:
- zelf de belangrijke punten herhalen;
- de informatie door de patiënt laten herhalen.

Dat herhaling belangrijk is, is door Ley (1988) in experimenten en door Kupst e.a. (1975) in de spreekkamer aangetoond. Kupst e.a. stelden vast dat na de eerste presentatie van de arts 76% van de patiënten alles goed onthouden had; 90% wist alles nog na de herhaling van de dokter.

> *Dokter: Dus even recapituleren: we hebben besloten dat we dit als een schimmelinfectie gaan behandelen met een crème die u twee weken lang tweemaal daags opsmeert. Als het dan nog niet beter is, komt u weer bij me terug.*

Het is hoogst effectief als de patiënt de gegeven informatie herhaalt. De hulpverlener controleert door te vragen de informatie in eigen woorden te herhalen, in hoeverre de patiënt de informatie heeft begrepen. Naar aanleiding daarvan kan de hulpverlener dan eventuele onduidelijkheden opnieuw uitleggen. Uit het werk van Kupst e.a. blijkt dat met deze methode 91% van de patiënten het gezegde direct onthoudt – net zoveel als bij de herhaling door de hulpverlener. Uit onderzoek naar de herinnering na een maand bleek een herhaling door de patiënt die feedback had gekregen echter de effectiefste methode te zijn. Bertakis (1977) wilde weten hoe bruikbaar de combinatie was van herhaling door de patiënt en aanvullende uitleg door de arts. Uit zijn onderzoek bleek dat wanneer huisartsen in deze techniek waren getraind, de patiënten meer tevreden waren. De informatie werd 61 tot 83% beter onthouden.

De moeilijkheid is dat het daarbij allemaal draait om de juiste formulering en intonatie van de stem. De hulpverlener maakt o zo gemakkelijk een neerbuigende indruk, door te impliceren dat de patiënt maar beperkt kan begrijpen wat de slimme dokter allemaal heeft gezegd! Het is heel belangrijk om formuleringen te oefenen die voor u persoonlijk het beste werken:

> *Dokter: Ik besef dat ik u vandaag heel wat informatie heb gegeven en ik weet niet of alles helemaal duidelijk is geworden– U zou me helpen als u nog eens zou willen herhalen wat we tot nu toe zijn overeengekomen, om zeker te weten of we op hetzelfde spoor zitten.*

Een kunstgreep om dezelfde informatie te weten te komen kan zijn dat u de patiënt vraagt wat hij thuis aan zijn vrouw gaat vertellen.

Taal

We zagen al dat het gebruik van jargon de communicatie ernstig kan verstoren en dat patiënten uit angst voor dom aangezien te worden, maar zelden vragen of de arts dat ook in gewoon Nederlands kan zeggen. Het probleem zit niet alleen in de technische termen (Hadlow & Pitts, 1991), ook eenvoudige alledaagse woorden kunnen in de medische context verwarrend werken. Mazzullo e.a. (1974) vroegen een groep mensen naar hun mening over een geneesmiddel 'voor vocht vasthouden' en ontdekten dat 52% dacht dat deze pillen bevorderden dat er vocht vastgehouden werd. Ley beveelt daarom een vereenvoudiging van de informatie aan:
- minder jargon gebruiken;
- vaktermen uitleggen;
- geen moeilijke woorden gebruiken;
- korte zinnen formuleren.

Uitleg en adviezen zo formuleren dat de patiënt ze begrijpt en ernaar kan handelen

203

Ley haalt Bradshaw (1975) aan om te demonstreren dat specifieke, toegespitste opmerkingen gemakkelijker worden onthouden dan algemene opmerkingen: vrouwen met overgewicht onthielden 16% van de algemene dieetadviezen en 51% van de op hen toegesneden raadgevingen.

Een meer gericht advies is in sommige situaties zeker zinnig, bijvoorbeeld over het innemen van medicijnen. Maar we betwijfelen of deze methode onder alle omstandigheden de beste is. Wat wel effectief is, is een samenwerkingsmodel voor uitleg en planning waarbij de patiënt keuzes kan maken: de hulpverlener geeft geen voorschriften, maar biedt mogelijkheden en doet suggesties. Patiënten houden zich eerder aan een plan als de hulpverlener openstaat voor hun reacties en, indien mogelijk, tot overleg bereid is. Ley merkt op dat een patiënt de mededeling dat hij veertig pond moet afvallen waarschijnlijk beter onthoudt dan het advies toch maar eerst eens 'wat' gewicht kwijt te raken. Maar leidt dit ook voor betere therapietrouw? Wat is het gevolg als de patiënt zo'n concreet advies verkeerd interpreteert:

Veertig eraf! Zo weinig heb ik mijn hele leven nog niet gewogen – dat kan helemaal niet!

Er is nog een derde benadering. Doe een suggestie, vraag om een reactie en onderhandel. Tot slot van dit proces legt u dan in detail uit hoe de verdere behandeling, waartoe u gezamenlijk hebt besloten, zal verlopen. Wat 'in detail' is, hangt af van de complexiteit van de taak. Bij eenvoudige instructies zijn de details betrekkelijk simpel. Maar bij ingewikkeldere onderwerpen als gezonder leven of preventieve maatregelen treffen, is de motivatie van de patiënt minstens zo belangrijk als zijn vermogen om te onthouden wat u allemaal zegt. Als u specifieke adviezen geeft, moet u het juiste evenwicht vinden tussen uw overtuigingskracht en de motivatie van de patiënt.

Informatie visueel overbrengen

Talloze onderzoeken tonen aan dat het gebruik van grafieken, plaatjes, modellen, tekeningen en schriftelijke uitleg en instructies een gunstig effect heeft; er bestaat uitgebreide literatuur op dit gebied, waaruit blijkt dat de lay-out van gedrukt materiaal een positieve invloed kan hebben op de manier waarop de patiënt de informatie gebruikt, begrijpt en onthoudt; Ley heeft deze resultaten helder samengevat (1988). Tattersall e.a. (1997), McConnell e.a. (1999), Scott e.a. (2001) en Sowden e.a. (2001) leveren publicaties met modernere benaderingen, waarbij patiënten informatie krijgen die op hun ziekte is toegespitst. Ze leverden ook audio- en video-opnamen met daarop de werkelijke consulten met patiënten en brieven aan hen achteraf. Beide methoden leidden tot grotere tevredenheid bij de patiënten. Bovendien onthielden en begrepen ze de informatie ook beter. Ze werden zelf ook actiever. Algemene tapes over een ziekte leiden er echter niet toe dat patiënten informatie beter onthouden. Soms onthouden ze zelfs minder en zijn ze minder tevreden over een specifiek consult. Tattersall e.a. (1994) toonden aan dat patiënten meer waarde hechten aan audiobanden dan aan brieven of gesprekken met een verpleegkundige die gespecialiseerd is in oncologie.

We willen echter een paar kanttekeningen plaatsen bij het gebruik van visueel materiaal of audiobanden.
- Geschreven of opgenomen materiaal werkt niet goed als enig informatiemiddel of als vervanging van interactie met een arts. Voor optimaal profijt ervan moeten hulpverleners:
  - een inleiding geven bij het materiaal, dit persoonlijk op de patiënt toespitsen en nazorg verlenen;

- de patiënt de gelegenheid geven om na het doornemen van het materiaal vragen te stellen.
- Het materiaal kan ongeschikt zijn als de patiënt niet vertrouwd is met het taalgebruik van de informatie.
- Geschreven materiaal (ook geschreven instructies en schema's) is niet geschikt als de patiënt niet goed kan lezen. Zelfs in landen waar iedereen naar school gaat, is het percentage analfabeten veel hoger dan veel hulpverleners zich realiseren.

6.5.3 Tot wederzijdse overeenstemming komen – aandacht voor het gezichtspunt van de patiënt

In de analyse van Ley (1988) kwamen de afzonderlijke vaardigheden aan de orde waarmee we het herinneringsvermogen van de patiënt kunnen vergroten. Deze benadering richt zich in de eerste plaats op het onthouden van informatie die de arts als belangrijk beschouwt. Maar zoals we al uit het werk van Kindelan en Kent (1987) en ook uit Leys eigen analyse hebben begrepen, komen de meningen van de hulpverlener en de patiënt over wat echt belangrijk is niet altijd overeen. Wat de dokter denkt te moeten vertellen en de beste manier om dat te doen, is dus maar de helft van het verhaal. Hoe zit het met de informatie waar de patiënt behoefte aan heeft (Grol e.a., 1991)?

Dat we deze vraag stellen, betekent niet dat we Leys onderzoeksresultaten niet accepteren; hij beschrijft belangrijke vaardigheden waarmee we informatie duidelijker kunnen brengen en die voor de patiënten ook voordeel oplevert. Maar we moeten een aanvullende analyse van de informatie geven die aansluit bij de behoeften van de patiënt. Hoe leg je iets zo uit dat het aansluit bij het beeld dat de patiënt van zijn toestand heeft? Hoe kom je erachter wat de patiënt over de verstrekte informatie denkt? Hoe bereik je een heldere onderlinge verstandhouding en wederzijds begrip?

Begrip van de patiënt: het onderzoek van Tuckett en collegae

Het onderzoek van Tuckett e.a., beschreven in het boek *Meetings between experts: an approach to sharing ideas in medical consultations* (1985) vormt het uitgangspunt van onze verhandeling. Hun gebruik van een andere methodologische benadering heeft grote invloed gehad op onze opvattingen en veronderstellingen.

De methodologie van Tuckett e.a.

Tuckett e.a. maakten een diepgaande studie van 1302 consulten van zestien artsen in Britse huisartspraktijken, waarbij ze uitgingen van de volgende principes:

1   *Niet alle informatie is even belangrijk.*
     In eerder werk werd informatie verkregen door te tellen hoeveel mededelin-
     gen van de dokter door de patiënt werden onthouden. Maar misschien is
     sommige informatie belangrijker dan andere informatie. Doet het er iets
     toe als patiënten bepaalde dingen vergeten, terwijl ze de belangrijkste zaken
     onthouden? Helpt het echt als patiënten meer mededelingen onthouden als
     deze voor een goed begrip van hun toestand niet strikt noodzakelijk zijn?
     We moeten ons niet alleen afvragen *hoeveel*, maar ook *welke* informatie we
     geven. Vervolgens ontwikkelde Tucketts team een methode waarmee men
     kon vaststellen welke kernpunten de arts opsomde. Hiermee kon het
     onderzoek van de herinnering van de patiënt worden beperkt tot de belang-
     rijkste mededelingen van de hulpverlener, die de patiënt nodig had om zijn
     ziekte en de behandeling te begrijpen.

2   *Onthouden betekent nog niet begrijpen of opvolgen.*
     Als u ervoor zorgt dat de patiënt alles goed onthoudt, betekent dit nog lang
     niet altijd dat de behandeling betere resultaten afwerpt. De patiënt ont-
     houdt dan wel van alles, maar kan er misschien geen touw aan vastknopen.
     Onthouden zonder te begrijpen levert weinig op; goed onthouden is belang-
     rijk, maar kan niet het enige doel van de informatieverstrekking zijn.
     Tuckett e.a. keken daarom naar de volgende drie maatstaven:
     –   de herinnering van de patiënt;
     –   het begrip van de patiënt: kon deze het verhaal van de dokter volgen?
     –   de betrokkenheid van de patiënt: was de patiënt het eens met de voor-
         naamste ideeën van de dokter, en waren deze ideeën niet in tegenspraak
         met zijn eigen verklaring?

3   *Het gezichtspunt van de patiënt is even belangrijk als dat van de hulpverlener.*
     Informatie geven betekent niet alleen dat u als hulpverlener precies vertelt
     wat u kwijt wilt; de patiënt moet ook in staat worden gesteld díe informatie
     op te pikken die hij nodig heeft. De hulpverlener kan dit proces bevorderen.
     Tuckett e.a. bestudeerden daarom twee benaderingen van informatiever-
     strekking. In de eerste plaats bestudeerden ze Leys concept over helderheid
     in informatieverstrekking. Als de arts in staat was Leys suggesties te gebrui-
     ken (duidelijke categorisering, korte zinnen, samenhang tussen de zinnen,
     zo min mogelijk jargon, geen aannames die niet worden uitgelegd, lang-
     zaam en duidelijk praten), had dat dan invloed op de herinnering, het

begrip en de betrokkenheid van de patiënt? In de tweede plaats bekeken ze
een heel ander punt: de onderlinge uitwisseling van gedachten en denkbeelden, vergelijkbaar met het ziekte-klachtmodel dat we in hoofdstuk 3
bespraken. Verloopt de informatieverstrekking beter als we begrijpen wat
de patiënt gelooft en als we rekening houden met zijn eigen kijk op de ziekte? Voor een antwoord op deze vraag keek Tucketts onderzoeksteam naar de
pogingen van hulpverleners om patiënten ertoe te bewegen hun ideeën te
uiten. Het onderzocht ook de reactie van de artsen op elke aanwijzing dat de
patiënt eigen ideeën had, in hoeverre de redenering van de hulpverlener
direct samenhing met de ideeën van de patiënt en in hoeverre de hulpverlener controleerde wat de patiënt begreep.

Wat zeggen Tuckett en zijn team over de uitleg van artsen?

– Zoals verwacht legden artsen veel meer nadruk op de diagnose en de
  behandeling dan op preventieve maatregelen of implicaties.
– In slechts weinig gevallen gaven ze een duidelijke uiteenzetting van hun
  denkbeelden.
– In slechts 50% van de gevallen bevatte de uiteenzetting motieven.
– Zelfs als er motieven werden gegeven, waren ze meestal onvoldoende qua
  inhoud en helderheid.
– De uitleg van artsen hield bijna nooit verband met de denkbeelden van de
  patiënt – in slechts 12 van de 405 consulten gebeurde dat wel.
– In slechts 6% van de consulten werd de patiënt naar zijn ideeën en verklaringen over zijn toestand gevraagd.
– Zelfs wanneer de patiënt ongevraagd zijn ideeën uitte, door middel van
  hints of door spontane mededelingen, vroegen de artsen in slechts 7% van
  de consulten om een nadere uitleg.
– Niet alleen werd de patiënten zelden om een nadere uitleg gevraagd, de arts
  probeerde hen ook vaak te ontwijken, viel in de rede of verhinderde bewust
  dat de patiënt kon uitwijden.
– In slechts 7% van de consulten controleerden de artsen of de patiënt wel
  begreep wat er gezegd was.

Samengevat: het onderzoek van Tuckett e.a. toont aan dat artsen de uitleg maar
zelden ordenen. Er bleek ook weinig interesse te bestaan voor de theorieën,
hypothesen en inzichten van de patiënt. Als we deze uitslagen vergelijken met
de twee modellen voor het 'hoe' van de informatieverstrekking (dat van Ley en
het ziekte-klachtmodel), kunnen we ons dus beter geen illusies maken over de
effectiviteit waarmee hulpverleners informatie geven.

Wat zeggen Tuckett en zijn team over de invloed van de patiënt op de uitleg?

Proberen patiënten de manier waarop hun dokter informatie geeft te beïnvloeden en doen ze dat openlijk of indirect? Om te zien hoe vaak patiënten proberen een actieve rol in het consult te spelen, onderzochten Tuckett e.a. de volgende strategieën waarmee patiënten de informatieverstrekking kunnen beïnvloeden. Zij kunnen:

- hun eigen verklaring aandragen;
- nadere uitleg vragen van de denkbeelden en instructies van de dokter;
- de dokter vragen naar zijn gedachtegang en zijn motief;
- twijfel uiten.

Dit kunnen ze op twee manieren doen:
- openlijk;
- indirect.

85% van de patiënten gebruikte minstens één van deze strategieën. Dit gebeurde echter meestal steels, met hints en vage vragen en maar zelden met openlijke opmerkingen of vragen. Deze uitkomst komt overeen met andere situaties waaruit bleek dat het aantal patiënten dat directe vragen stelt, klein is (Svarstad, 1974; Stimson & Webb, 1975; Roter, 1977; Beisecker & Beisecker, 1990).

Welk effect had de actieve deelname van de patiënt op de hulpverlener? Wanneer patiënten openlijk ingrepen, kregen ze vaak meer informatie. Pogingen om via hints of andere indirecte middelen invloed uit te oefenen, hadden veel minder effect. Svarstad (1974), Boreham en Gibson (1978) en Roter (1977) hebben eveneens laten zien dat wanneer patiënten openlijk vragen stellen, artsen ook antwoord geven en de patiënten een veel gedetailleerdere uitleg krijgen.

De patiënt kan dus wel degelijk invloed uitoefenen op het gedrag van de hulpverlener en het is hem aan te raden openlijk directe vragen te stellen als hij meer informatie wenst. Deze houding van de patiënt kan echter ook negatieve effecten hebben. Als de arts niet positief reageerde op een patiënt die hem naar zijn motieven vroeg of twijfels uitte, was de patiënt eerder geneigd de houding van de arts als ontwijkend te betitelen en namen de spanningen behoorlijk toe. Roter (1977) ontdekte ook dat meer vragen van de patiënt de dokter onrustiger en bozer maakten. Maar zoals we verderop zullen zien, kan dit ogenschijnlijk negatieve resultaat de communicatie in feite juist bevorderen.

Hebben patiënten er behoefte aan de arts vragen te stellen en zo ja, waarom doen ze dat dan niet openlijk? In het onderzoek van Tuckett e.a. meldde 76% van de patiënten achteraf dat ze tijdens het gesprek bepaalde twijfels hadden die ze echter niet hardop hadden geuit. Waarom aarzelen patiënten met hun vragen? En als ze hun moed bij elkaar geschraapt hebben, waarom stellen ze hun vragen dan niet openlijk, maar geven ze alleen indirecte signalen dat ze nog iets willen weten? De patiënten in het onderzoek gaven de volgende redenen voor hun gedrag. Ze:

- waren niet in de positie om vragen te stellen, twijfels te uiten of zich te gedragen alsof hun mening van belang was (36%);
- waren bang een slechte indruk op de dokter te maken (22%);
- waren bang voor een negatieve reactie van de arts (14%);
- waren te zenuwachtig of te gehaast om samenhangende vragen te stellen (27%);
- twijfelden of de dokter hun op dat moment nog wel meer kon vertellen (22%);
- waren het vergeten, of ze wachtten tot een volgende keer als ze zich zekerder voelden of hadden besloten wat een redelijke vraag zou zijn (36%);
- waren bang voor de waarheid (9%).

Slechts 19% van de patiënten die tijdens het gesprek duidelijk slecht op de hoogte waren, gaf aan dat ze geen vragen stelden omdat ze niet in het antwoord geïnteresseerd waren.

Welk effect hebben de patiënt- en de hulpverlenergerichte benadering op de betrokkenheid van de patiënt?

Als we de resultaten van de onderzoeken van Tuckett en zijn team naar het gedrag van artsen en patiënten bij elkaar zetten, ziet het er treurig uit. Beide partijen leken de rol te accepteren die hun door de traditie wordt voorgeschreven. De patiënten voelden dat het niet gepast was om de dokter tegen te spreken of vragen te stellen. Ze waren bang voor de reactie van de arts op hun vragen. 85% van de patiënten probeerde hun ideeën, vragen of twijfels te uiten, maar de meerderheid deed dat vooral door tekens te geven of vage vragen te stellen. Artsen waren slecht in staat deze signalen of steelse vragen op te pikken, moedigden de patiënten niet aan hun ideeën te uiten of verhinderden dit zelfs, en reageerden vaak geprikkeld op vragen of meningen. Deze combinatie van gedrag van hulpverlener en patiënt dwingt de patiënt in een passieve rol, die wederzijds begrip onwaarschijnlijk maakt.

209

De traditie dat de arts bepaalt welke informatie van belang is, is blijkbaar behoorlijk sterk; de patiënten spelen de passieve partner en artsen die het initiatief nemen, gaan ervan uit dat de patiënt niet geïnteresseerd is. Helaas houdt dit gedrag zichzelf in stand.

Kan een positieve, wederzijdse invloed een betere informatieverstrekking bevorderen?

We hebben al gezien dat hoe actiever de patiënt aan het consult deelneemt, des te groter de kans is dat hij de door hem gewenste informatie krijgt. Het lijdt geen twijfel dat hulpverleners, als ze dat willen, de patiënten zodanig kunnen beïnvloeden dat die een actievere rol spelen. Svarstad (1974) toonde aan dat als artsen bepaald communicatieremmend gedrag vermeden, de patiënten de kans kregen meer vragen te stellen. Remmend gedrag houdt in: op de klok kijken, jargon gebruiken, onverstaanbare opmerkingen mompelen, de patiënt onderbreken, opmerkingen van de patiënt negeren, onvriendelijk zijn en het consult plotseling beëindigen. Artsen bleken in staat om hun gedrag te variëren naar de omstandigheden te variëren. Ze gebruikten de communicatiebeperkende strategieën vooral wanneer ze onder tijdsdruk stonden. Zowel de hulpverlener als de patiënt kunnen de inhoud van het consult dus beïnvloeden.

Sluit het werk van Tuckett e.a. aan bij eerdere onderzoeken?

Een belangrijke vaststelling van Tuckett e.a. was dat patiënten veel meer informatie onthielden dan op basis van eerder onderzoek werd verondersteld. Tuckett en zijn medeonderzoekers ontdekten dat slechts 10% van de informatie vergeten werd, waar Ley 30 tot 50% vond. Omdat artsen in het verleden het slechte geheugen van patiënten als reden zagen om maar mondjesmaat informatie te geven, waren deze nieuwe gegevens buitengewoon belangrijk. Wat zou de reden zijn van dit opvallende verschil?

Het kan natuurlijk zijn dat de verschillende omstandigheden waarin de gesprekken plaatsvonden een rol gespeeld hebben, maar de meer voor de hand liggende verklaring is de andere methodologie waarmee Tucketts team werkte. In de eerste plaats concentreerden ze zich bij hun beoordeling van het herinneringsvermogen van de patiënt uitsluitend op de kernpunten van de dokter uit de vier onderzoekscategorieën. Dit is een heel andere benadering dan tellen hoeveel willekeurige mededelingen van de hulpverlener onthouden werden. In de tweede plaats voerden Tuckett en zijn team diepgravende gesprekken – bij eerder onderzoek beperkte men zich tot de vrije herinnering, waarbij de ondervragers een algemene vraag stelden (zoals: 'Wat zei de dokter over de redenen voor uw bezoek?') en vervolgens niet verder op het antwoord mochten ingaan. In Tucketts onderzoek gebruikten de interviewers weliswaar standaard-vragenlijsten, maar het was hun toegestaan door te vragen naar de opvattingen van de patiënt en de inhoud van de antwoorden.

Was de uitleg begrijpelijk?

Patiënten onthielden 90% van de kerninformatie die de arts gaf. Maar begre-pen ze die ook? Tuckett e.a. vergeleken het begrip van de patiënten met de wer-kelijke betekenis van de gegeven informatie, via een beoordeling door een waarnemer: 73% van de patiënten begreep uitstekend waar de kernpunten over gingen.

Vervolgens werd nagegaan welk effect de twee concepten van informatiever-strekking (helderheid en wederzijds begrip door een uitwisseling van denk-beelden) hadden op de mate van begrip bij de patiënt. Verrassend genoeg bleek er geen enkel verband te zijn tussen de helderheid van de uitleg en de mate waarin de patiënt de mededelingen van de dokter begreep. Helderheid lijkt voor begrip dus weinig uit te maken.

Pogingen om de waarde van wederzijds begrip te koppelen aan begrip van de patiënt leverden echter wel degelijk aanwijzingen voor het belang van een rela-tie. Consulten waarin de arts de mening van de patiënt vermeed of ontweek, leidden veel vaker tot onbegrip bij de patiënt. Het begrip daalde van 40 naar 29%. Ook vergaten patiënten meer. Dit wekt de indruk dat aandacht voor het gezichtspunt van de patiënt niet tot meer begrip leidt. De andere aspecten van wederzijds begrip konden niet worden beoordeeld, omdat de artsen de daar-voor benodigde vaardigheden te weinig vertoonden. De artsen vroegen maar zo zelden of de patiënt alles wel begreep, ze hadden zo weinig aandacht voor de mening van de patiënt en waren zo zuinig met motieven, dat de effecten van deze vaardigheden niet te meten waren.

Om verdere informatie te verzamelen over de uitwisseling van gedachten en meningen, maakten Tuckett e.a. een kwalitatieve analyse van een klein aantal consulten. Dit onderzoek wees uit dat patiënten bepaalde zaken slecht konden onthouden en informatie niet begrepen als de uitleg van de arts niet aansloot op het beeld dat zijzelf van hun toestand hadden. Het leek erop dat de sleutel tot het probleem lag in het verschil (of de overeenkomst) tussen de gedetailleer-de ideeën van de patiënt en de verklaringen van de arts. Was er weinig verschil, dan begreep de patiënt de uitleg uitstekend, zelfs als deze onduidelijk of mini-maal was. Hadden hulpverlener en patiënt echter verschillende opvattingen en ideeën over de situatie, dan bleek de patiënt de uitleg achteraf vaak niet goed begrepen te hebben. Het zal niet verbazen: informatie die nieuw, onverwacht of bedreigend is, is moeilijker te accepteren. Als artsen de uitleg dan ook nog vaag en warrig geven, blijft de patiënt in het ongewisse.

Als de hulpverlener onvoldoende informatie verstrekt, leidt dat onvermijdelijk tot onbegrip. Als de hulpverlener en de patiënt een heel verschillende kijk op de situatie hebben, kan de patiënt ongemerkt conclusies trekken die niet op het verhaal van de hulpverlener zijn gebaseerd. Als de hulpverlener niet heeft gemerkt hoe de patiënt zijn toestand opvat, niet heeft geconstateerd dat hij heel andere ideeën heeft en ook niet heeft gecontroleerd of de patiënt de informatie heeft begrepen, is het niet uit te sluiten dat de patiënt de informatie verkeerd interpreteert. Hij zou zelfs kunnen geloven dat de dokter het met hem eens is. Komen de denkbeelden van beiden vrijwel overeen, dan krijgt de hulpverlener niet te maken met de gevolgen van vaagheid en onduidelijkheid. Hulpverlener en patiënt begrijpen elkaar immers vanzelf al.

Volgden de patiënten de aanwijzingen van de arts?

De overgrote meerderheid (75%) van de patiënten die de informatie hadden begrepen en onthouden, accepteerde ook de mening van de arts. Nogmaals: consulten waarin de dokter de ideeën van de patiënt weigerde aan te horen of vermeed, leverden qua acceptatie weinig resultaten op.

Uit de kwalitatieve analyse kwam een groot verschil in accepterende en niet-accepterende patiënten naar voren. De eersten gingen er vanuit dat ze te horen kregen wat ze al verwachtten en waren het overal direct mee eens. Maar bij patiënten die heel andere opvattingen hadden, bleek dat het consult daar weinig aan veranderde. Ze wezen de informatie van de dokter af en bleven bij hun eigen mening. Omdat de artsen maar zelden lieten merken dat ze in de ideeën van de patiënten waren geïnteresseerd, kwamen zij die ideeën niet te weten en konden ze hun uitleg daar ook niet op afstemmen. Tuckett e.a. zijn ervan overtuigd dat een uitwisseling van denkbeelden in zo'n geval onmogelijk is. De kans is daarom klein dat de patiënt de aanwijzingen van de arts wil opvolgen. Zoals gezegd uitten veel patiënten twijfels of vroegen ze de arts om een betere uitleg. De onderzoekers stelden vast dat patiënten die hun arts op deze manier raadpleegden, uiteindelijk minder volgzaam waren. Blijkbaar willen patiënten waarschuwen dat we hun ideeën en gedachten serieus moeten nemen, terwijl we hun pogingen om te communiceren toch vaak negeren.

Conclusies van Tuckett en zijn team

Tuckett en zijn team hebben aangetoond dat consulten fout gaan als de opvattingen van arts en patiënt over de juiste verklaring te ver uiteenlopen. Volgens hen ligt de voornaamste oorzaak van slechte resultaten in het feit dat artsen de ideeën van de patiënt te weinig serieus nemen. Ze zijn niet in staat om, als ze worden tegengesproken, medische modellen aan te passen aan de opvattingen en het begripsvermogen van de patiënt. We moeten de denkbeelden en veronderstellingen van de patiënt serieus nemen en onze uitleg daarop afstemmen. Een succesvolle benadering moet tweeledig zijn:
- helder, zodat de patiënt begrijpt wat er wordt gezegd en zich bewust is van eventuele verschillen in opvatting.
- verdiepend: de hulpverlener onderzoekt de ideeën en standpunten van de patiënt en controleert zijn interpretaties en reacties. Hij moet bereid zijn om de verschillen in opvattingen nader te bekijken en een uitleg te geven die voor beiden acceptabel is.

Tuckett e.a. suggereren dat de bijdrage van de patiënt door het traditionele beeld van de arts-patiëntrelatie gedevalueerd is en uitwisseling van gedachten onmogelijk wordt. We moeten onze uitleg en planning herzien en erkennen dat niet alleen de arts, maar ook de patiënt een 'expert' is; de arts in medisch opzicht, de patiënt als individu met zijn eigen gevoelens en ervaringen. Helaas konden Tuckett en zijn team deze hypothese niet onomstotelijk bewijzen. Uit hun werk blijkt wel duidelijk dat verschillen in gezichtspunten tot minder begrip en minder volgzaamheid leiden, maar ze konden niet direct bewijzen dat de maatregelen die ze hadden voorgesteld ook doeltreffend zijn. Er waren maar zo weinig consulten waarin hulpverleners oprechte belangstelling toonden voor de ideeën van de patiënt en een uitleg gaven die rekening hield met de patiënt, dat een statistische analyse onmogelijk was. We zitten dus nog met de gedeeltelijk onbeantwoorde vraag: als we de (misschien) tegendraadse opvattingen van de patiënt serieus nemen en de formulering van onze conclusies daarop afstemmen, zal dat dan het begrip en de therapietrouw van de patiënt verbeteren?

213

Andere aanwijzingen voor het belang van wederzijds begrip

Het concept van Tuckett e.a. past uitstekend in het ziekte-klachtmodel dat we in hoofdstuk 3 behandelden. Daar presenteerden we een plan met drie stadia om de gedachten van de patiënt te leren kennen:

1 identificatie;
2 erkenning;
3 uitleg.

Het uiteindelijke doel van dit plan is dat hulpverleners en patiënten elkaar leren begrijpen en tot een overeenkomst komen. Welke aanwijzingen bestaan er nog meer dat dit een goede benadering is?

Eisenthal en Lazare (1976) (zie hoofdstuk 3) lieten zien dat patiënten in een psychiatrische polikliniek eerder tevreden waren en zich eerder aan een behandelplan hielden wanneer artsen hun verwachtingen leerden kennen, of ze daar nu aan voldeden of niet. Met andere woorden: u probeert niet achter de verwachtingen van een patiënt te komen om hem alles te kunnen geven wat hij wil, maar om de onderlinge verstandhouding te kunnen baseren op wederzijds begrip. Door naar de verwachtingen te vragen, kan de hulpverlener overdenken wat de positie van de patiënt betekent en kan hij de voors en tegens van verschillende benaderingen overwegen. Het gaat er niet om dat de hulpverlener erachter komt of de patiënt een bepaalde therapie wil en op verzoek ook te laten doen. Het is de bedoeling dat de hulpverlener de verwachtingen van de patiënt leert kennen, uitlegt hoe hij zelf over de denkbeelden van de patiënt denkt en een plan aandraagt dat voor beide partijen acceptabel is.

Arborelius en Brember (1992) bestudeerden huisartsenpraktijken. Ze toonden aan dat in consulten waarover zowel de arts als de patiënt tevreden waren, meer moeite werd gedaan om de ideeën en zorgen van de patiënt boven tafel te krijgen. Bovendien werd er meer tijd besteed aan taken die wederzijds begrip en betrokkenheid van de patiënt bevorderden.

Maynard (1990) koos voor een kwalitatieve benadering om te onderzoeken hoe belangrijk al aanwezige kennis en gevoelens waren wanneer ouders informatie kregen over kinderen met een achtergebleven ontwikkeling. In dit 'slechtnieuwsscenario' stelde Maynard vast dat *interactional alignment* (overeenstemming op basis van interactie) een kritieke factor was als de hulpverlener wil vaststellen hoe ouders de diagnose opnemen. Als de hulpverlener een bericht meedeelde zonder eerst te vragen wat de ouders al wisten en hoe ze daarover dachten, was de kans groot dat de ouders de diagnose ronduit afwezen. Als de hulpverlener eerst had vastgesteld wat de ouders al begrepen, konden ze de diagnose zo vertellen dat die gemakkelijker werd geaccepteerd. Maynard raadt daarom een interactieve stijl aan bij het geven van moeilijke informatie. De hulpverlener identificeert zich dan met de patiënt en ziet problemen op tijd aankomen. Wordt de gegeven informatie eenmaal afgewezen, dan is het heel moeilijk om het vertrouwen te herstellen.

Het werk van Maynard kan ons een heel eind helpen met de problemen die door ander onderzoek aan het licht kwamen. Iets wat keer op keer in de literatuur opduikt (Starfield e.a., 1981; Bass & Cohen, 1982) is dat er aan het eind van het consult geen overeenstemming is over de aard van het probleem of de noodzaak van verdere behandeling. Eén manier om de situatie te verbeteren is misschien Maynards *interactional alignment*.

Inui e.a. (1976) deden onderzoek naar het effect dat één trainingssessie over therapietrouwbevorderende vaardigheden had op artsen die patiënten met hoge bloeddruk behandelden. De artsen kregen een cursus van twee uur, waarin bleek dat:

– hun patiënten zeer therapieontrouw waren;
– het hoogstwaarschijnlijk was dat therapieontrouw toenam als de bloeddruk niet voldoende gecontroleerd werd (dit verband bestond in 90% van de gevallen);
– artsen beter de kennis, instelling en gedachten van de patiënt kunnen bespreken dan naar complicaties van de klacht gaan zoeken;
– artsen de patiënten niet alleen moeten diagnosticeren, maar hen ook moeten onderwijzen. Ze moeten de ideeën, instellingen en het begrip van de patiënt koppelen aan hun uitleg, duidelijk zijn over de motieven en de patiënt helpen de adviezen ter harte te nemen.

Uit de onderzoeksresultaten bleek dat de getrainde artsen meer tijd namen om de mening van patiënten te horen en hen voor te lichten dan de artsen uit de controlegroep. De patiënten begrepen beter wat er met hen aan de hand was. Bovendien was het zelfs een halfjaar na de cursus nog steeds beter met hun bloeddruk. Deze uitkomst vormt dus een bewijs voor het belang van wederzijds begrip. Vergelijkbare verbeteringen in therapietrouw na één trainingssessie is sindsdien ook vastgesteld bij patiënten met middenoorontsteking in een kinderkliniek (Maiman e.a., 1988).

Bekijk nog eens de Headache Study Group van de University of Western Ontario (1986), waarnaar we in hoofdstuk 3 verwezen. In die eenjarige studie kwam naar voren dat de beste prognose voor verbetering niet diagnose, behandeling, doorverwijzing of medicatie was. Het was het gevoel van patiënten dat ze hun verhaal konden doen en hun bezorgdheid over de hoofdpijn tijdens het eerste consult uitgebreid konden bespreken met de arts. Kennelijk beïnvloedt alleen al een gevoel van wederzijdse overeenstemming – over het bereiken van een verstandhouding die kan ontstaan wanneer patiënten de kans krijgen om hun verhaal en hun zorgen te delen – de resultaten in de gezondheidszorg aanzienlijk.

In een andere studie naar resultaten, waar we in de volgende paragraaf uitgebreid op terugkomen, coachten Kaplan e.a. (1989) patiënten bij het uiten van hun vragen en zorgen tijdens een consult. Ze ontdekten dat hun gedrag als gevolg daarvan niet alleen ingrijpende veranderingen teweegbracht in het consult op zichzelf, maar dat de fysiologische resultaten op het gebied van diabetes en hoge bloeddruk ook verbeterden.

Welke vaardigheden bevorderen wederzijds begrip tussen hulpverlener en patiënt?

Hoe brengen we de lessen uit de hiervoor beschreven onderzoeken in de praktijk? Ook hier kunnen we de vergelijking trekken met lezingen: de meest interactieve benadering daarvan is de 'toehoordergerichte' lezing. Daarvoor geldt:
- Stem de presentatie af op de behoeften van de toehoorder: breng de informatie bij stukjes en beetjes en controleer wat hij al weet (frisbeebenadering).
- Schenk aandacht aan structuur en organisatie, taalgebruik en visuele hulpmiddelen (kogelstootbenadering).

De spreker stimuleert zijn publiek ook actief om al vroeg vrijuit te komen met twijfels, zorgen en verwachtingen. In de loop van de lezing doet de spreker steeds het volgende:
- Hij refereert aan de twijfels van het publiek.
- Hij controleert hoe het publiek met non-verbale en verbale signalen op zijn woorden reageert.
- Hij vraagt het publiek nadrukkelijk om reacties op zijn woorden.

De spreker moet dus in deze benadering veel flexibeler zijn om aan de behoeften van zijn publiek tegemoet te komen. Hij moet op de juiste momenten zorgvuldig gebruikmaken van structuur- en organisatorische instrumenten. Zo voorkomt hij dat de lezing te willekeurig en chaotisch wordt. Met andere woorden, we moeten in ons verlangen om interactief te zijn de lessen van de kogelstootbenadering niet uit het oog verliezen.

Tot zover de vergelijking met lezingen. De frisbeebenadering werkt niet het beste in de context van een grote groep toehoorders, maar in de interpersoonlijke context van twee of drie individuen die als partners communiceren en een samenwerking aangaan. De frisbeebenadering levert zelfs nog meer mogelijkheden op voor interactie en een goede relatie. In de context van het medisch consult gaat het niet alleen om wat de dokter zegt, maar ook om wat de patiënt wil vertellen. Alle lessen die we hebben geleerd van de publieksgerichte lezing zijn nog steeds van toepassing, maar in een consult zijn er meer mogelijkheden voor flexibel en interactief gedrag. De hulpverlener en de patiënt horen immers elkaars reacties en bereiken duidelijk eerder wederzijdse overeenstemming.

De uitleg afstemmen op het gezichtspunt van de patiënt

In hoofdstuk 3 bespraken we informatieverzameling. We zagen hoe belangrijk het is voor een effectief consult om het gezichtpunt van de patiënt te kennen. Aanmoediging en begrip leveren niet alleen inzicht op in de ideeën, zorgen, verwachtingen en gevoelens van de patiënt, ze leiden ook tot een correcte diagnose en een effectiever, efficiënter consult.

Het belangrijkste voordeel van inzicht in het beeld dat de patiënt zelf van zijn ziekte heeft, is het effect dat dit heeft op uitleg en planning. Herinnering, begrip, tevredenheid en therapietrouw hebben allemaal te lijden wanneer de uitleg niet aansluit op de individuele ideeën, verwachtingen en zorgen van de patiënt.

Daarom moeten we al vroeg in het consult onze uitleg afstemmen op het gezichtspunt van de patiënt, net als in de informatieverzamelingsfase:

U zei eerder dat u bang bent voor angina... Ik begrijp wel waarom u dat gevoel hebt, maar ik denk dat het toch eerder een spierpijn is... Ik zal u uitleggen waarom...

De patiënt gelegenheid geven actief aan het gesprek deel te nemen

De tweede stap om tot overeenstemming te komen is ontdekken wat de patiënt denkt en voelt over de informatie die u nu geeft. Een wezenlijk element is dat de patiënt de kans krijgt om vragen te stellen, om verduidelijking te vragen of zijn twijfels te uiten. Hulpverleners moeten op dit punt heel expliciet zijn: veel patiënten komen maar moeilijk met wat op het puntje van hun tong ligt en aarzelen vaak voor ze iets durven vragen. Als u hen niet nadrukkelijk uitnodigt om dat wel te doen, is de kans groot dat ze weggaan en nog met vragen zitten. Bovendien begrijpen ze minder en houden ze zich slechter aan het behandelplan:

Hebt u hierover vragen? Zijn er nog zaken die ik heb overgeslagen of niet goed heb uitgelegd?

Vervolgens moet de hulpverlener natuurlijk gepast reageren. Zonder bevestiging en belangstelling van de hulpverlener krijgt de patiënt niet het gevoel dat zijn ideeën belangrijk worden gevonden. Hij zal dan een passievere rol aannemen:

> *Ja, dat is een goede vraag. Ik ben blij dat u dat vraagt. Ik zal u proberen een antwoord te geven...*

Verbale en non-verbale signalen opmerken

U kunt er ook achter komen wat de patiënt denkt en voelt door verbale en non-verbale signalen op te pikken. Vergeet niet dat de meeste patiënten met indirecte of steelse hints te kennen geven dat ze twijfels of vragen hebben. Veel minder vaak doen ze directe uitspraken. De hulpverlener moet daarom letten op subtiele signalen: heeft de patiënt behoefte om zelf informatie te geven of vragen te stellen? Wil hij juist aangeven dat hij overstroomd wordt door te veel informatie of zenuwachtig wordt?

> *U lijkt te schrikken van het idee dat u misschien geopereerd moet worden.*

De patiënt vragen naar zijn ideeën, reacties en zorgen

U moet niet alleen op signalen letten, het is ook belangrijk dat u de reacties op uw gesprek boven tafel krijgt. U kunt expliciet naar gevoelens en zorgen van de patiënt informeren en daar zonodig op reageren:

> *Ik weet niet wat dit bericht voor u betekent...*

of

> *Maakt u zich daar bezorgd over, of twijfelt u nog ergens aan?*

6.5.4 Advies en planning: gezamenlijke besluitvorming

Na de uitleg komt het advies. Niet alleen op het gebied van informatieverstrekking zijn belangrijke nieuwe inzichten opgedaan, ook de benadering van adviseren en beslissen is ingrijpend veranderd. Onderzoekers, docenten en patiëntengroepen zijn steeds meer modellen gaan propageren voor de bespreking van de problematiek en de onderlinge samenwerking (Coultier, 1999). Daarmee wordt het probleem therapieontrouw aangepakt, dat veel van onze goede bedoelingen bij diagnose en behandeling ondermijnt. Welke theorieën en onderzoeksresultaten vormen daarvoor de basis?

De theorie achter de gezamenlijke besluitvorming

De afgelopen dertig jaar hebben veel schrijvers het idee van gezamenlijke besluitvorming theoretisch onderbouwd. In Beckers *health belief model* (Becker, 1974) onderzoekt hij hoe therapietrouw of een verandering in gezondheidsgedrag wordt beïnvloed. Hij onderzocht het evenwicht tussen enerzijds begrip en erkenning van de potentiële baten van therapietrouw en anderzijds de kosten en persoonlijke of sociale bezwaren van de voorgestelde behandeling. Volgens dit model moet de hulpverlener de patiënt voorlichten over de aard en de resultaten van de behandeling. Daarnaast moet hij ook zien vast te stellen welke redenen de patiënt zou kunnen hebben om de adviezen niet op te volgen. Hebben die een financiële, persoonlijke of sociale aard? Dan kan de hulpverlener op deze punten ingaan en naar mogelijkheden zoeken om de problemen op te lossen. Dit proces kan alleen succesvol zijn als de hulpverlener bereid is tot samenwerking en overleg. Slack (1977) is van mening dat patiënten moeten worden aangemoedigd om met adviezen van de dokter zelf beslissingen te nemen. De patiënt hoeft niet alles aan de dokter over te laten. De arts hoeft zich dan ook geen zorgen te maken over therapietrouw en komt los van het gevoel verantwoordelijk te zijn voor alles wat er met de patiënt gebeurt, wat het geval is in een paternalistische rol. Brody (1980) presenteert vier stappen die samenwerking bevorderen:

1   een sfeer creëren waarin gelijkwaardige deelname mogelijk is, de hulpverlener bijdragen verwelkomt en belangstelling toont voor de ideeën en vragen van de patiënt;
2   nagaan waarom de patiënt de dokter bezoekt en vaststellen wat zijn eisen en verwachtingen zijn;
3   de juiste informatie geven over de aard van het probleem, waarbij de hulpverlener uitlegt waarom dat zo is, wat de alternatieven zijn, voor- en nadelen daarvan en aanbevelingen (dus geen instructies);
4   de patiënt vragen naar zijn ideeën en voorkeuren en overleg plegen over eventuele meningsverschillen.

Quill (1983) bespreekt de rol van onderhandelen en betrokkenheid in een consensusrelatie. Herman (1985) benadrukt hoe belangrijk het is dat de hulpverle-

219

ner samen met de patiënt de mogelijkheden bespreekt en vraagt naar diens voorkeur. Zo begrijpt de patiënt waarom de hulpverlener tot een bepaald oordeel komt. Hij is betrokken bij de besluitvorming en heeft samen met de hulpverlener controle over de gang van zaken. Deber (1994) geeft aan dat de keuze voor de optimale behandeling vaak een marginale beslissing is: de 'correcte' beslissing wordt sterk beïnvloed door de waarde die de individuele patiënt aan de verschillende mogelijke uitkomsten hecht en aan zijn opvatting over bepaalde procedures. Alleen als de hulpverlener op de hoogte is van de (uiterst persoonlijke) gezichtspunten van de patiënt, kunnen hulpverlener en patiënt samen een weloverwogen beslissing nemen. Stewart e.a. (1997) zijn voorstanders van wederzijdse samenwerking in partnerschap in hun patiëntgerichte model, net als Tresolini en de Pew-Fetzer Task Force laten zien in hun Pew-Fetzer Task Force-document (1994) over relatiegerichte gezondheidszorg.

Het wederkerigheidsmodel

Roter en Hall (1992) beschrijven in hun boek *Doctors talking with patients, patients talking with doctors* vier modellen van de hulpverlener-patiëntrelatie: paternalisme, consumentalisme, *laissez faire* en samenwerking.

In het *paternalistische model* staat de arts ver boven de patiënt. De dokter bepaalt

wat goed is voor de patiënt. De patiënt neemt het advies ter harte en doet wat hem gezegd wordt. In bepaalde situaties wil de patiënt juist zo'n verhouding, bijvoorbeeld als hij een ernstige ziekte heeft, zich kwetsbaar voelt en niet in staat is tot een meer gelijkwaardige relatie met de behandelaar. Ook zijn er bepaalde typen patiënten die zich graag aan dit model onderwerpen. Dat geldt met name voor ouderen en lager opgeleiden (Haug & Lavin, 1983). Evengoed werpt het paternalistische model allerlei vragen op, zelfs wanneer zowel de arts als de patiënt zich er goed bij voelen. De afstand tussen patiënten en hulpverleners is vaak groot en maar weinig patiënten hebben echt invloed op het opbouwen van een relatie. Het resultaat van een jarenlange traditie van eerbied en onwetendheid is een passieve rol (Deber, 1994). Er wordt daarom wel beweerd dat de taak van de arts voor een deel uit opvoeding en aanmoediging zou moeten bestaan. De patiënt zou dan kunnen meebeslissen, zodat er een gelijkwaardige patiënt-hulpverlenerrelatie ontstaat.

Consumentalisme vormt het andere uiterste. Hier maakt de patiënt de dienst uit. De jonge, goed geïnformeerde patiënt is de assertieve partij, de arts mag meewerken en voldoen aan verzoeken om een bepaald onderzoek of medicijnen. De kans bestaat dat de wensen van de patiënt buiten de normale gang van zaken vallen, dat ze juist schadelijk zijn voor de patiënt of een verspilling van publieke gelden. Zo'n gezondheidszorg houdt in dat de patiënt allerlei dokters kan uitproberen tot hij er een vindt die naar wens reageert. Dit heeft tot gevolg dat het inkomen van de hulpverlener afhangt van het aantal patiënten en de verrichtingen die hij uitvoert. In dat geval valt ook de medische praktijk ten prooi aan klantenbinding en geld verdienen. In dit model is vertrouwen tussen arts en patiënt niet eens aan de orde en maakt het niet uit of de arts kundig is. *Laissez faire* is het model waarin niemand de verantwoording neemt. Arts en patiënt brengen geen van beiden enige regel of structuur aan. De relatie wordt voor beiden doelloos en weinig productief.

In het samenwerkingsmodel hebben zowel de arts als de patiënt een sterke positie. De patiënt wordt naar zijn voorkeuren gevraagd, die dan met de mening van de arts worden vergeleken. De arts stemt zijn uitleg af op de ideeën van de patiënt. Open overleg tussen twee gelijkwaardige partners leidt tot een plan waar beiden het mee eens kunnen zijn. Een patiënt kan openlijk zeggen aan welk alternatief hij de voorkeur geeft of waarom hij een bepaalde weg niet wil of kan volgen. Ook de hulpverlener kan zijn dilemma's ter sprake brengen, uitleggen waarom het voorstel van de patiënt weliswaar begrijpelijk, maar niet verstandig is en waarom de dokter het dus moet afwijzen. Hulpverlener en patiënt kunnen meestal vrij gemakkelijk tot overeenstemming komen; potentiële meningsverschillen komen al tijdens het consult aan het licht en kunnen dan ter plekke worden besproken.

Het gezamenlijke-besluitvormingsmodel

Charles e.a. (Charles e.a., 1997, 1999a) hebben een gezamenlijke-besluitvormingsmodel gepromoot. In dit model worden drie benaderingen tegen elkaar afgezet:
- de paternalistische aanpak;
- geïnformeerde keuze;
- gezamenlijke besluitvorming.

De *paternalistische benadering* is hiervoor al beschreven. Interessant is de opmerking van de auteurs dat de hulpverlener zelfs in een paternalistische relatie de voorkeuren van de patiënt kan vragen en die opnemen in het besluitvormingsproces. De onderzoekers beschrijven de hulpverlener dan als een perfecte belangenbehartiger voor de patiënt: de hulpverlener probeert dezelfde beslissing te nemen als de patiënt *indien de patiënt over dezelfde medische deskundigheid zou beschikken als hij* (Gafni e.a., 1998). De hulpverlener kan wel het idee hebben dat de beslissing gezamenlijk tot stand komt, maar uiteindelijk neemt hij de beslissing voor de patiënt. Hijzelf heeft de leiding over het besluitvormingsproces. Per definitie bestaat er in een echte hulpverleningsrelatie in de paternalistische benadering dus geen gezamenlijke planning.

221

In de aanpak van de *geïnformeerde keuze* bestaat zo'n samenwerking wel, alleen gaat het om een strikte taakverdeling. De rol van de hulpverlener is enkel dat hij informatie geeft. De arts begint en levert informatie over alle relevante behandelingsopties plus de voor- en nadelen daarvan. De patiënt moet voldoende informatie krijgen om een goed afgewogen keuze te kunnen maken. Nu is het de beurt aan de patiënt. Op dit punt heeft de patiënt de benodigde informatie en zijn eigen voorkeuren om een keuze te kunnen maken. Hij weegt in zijn eentje de verschillende mogelijkheden af en neemt een beslissing. De arts heeft daarbij geen verantwoordelijkheid en mag zich niet met het besluitvormingsproces bemoeien. Hij mag geen behandeling aanraden of adviseren (Eddy, 1990). Het probleem met deze aanpak kan zijn dat de patiënt steeds nerveuzer wordt en zich zelfs in de steek gelaten voelt als hij zonder steun van de arts voor een moeilijke beslissing staat. Verder kan de arts niets bijdragen aan het besluitvormingsproces. Zo kan hij gedwongen worden tot maatregelen die hij zowel voor zichzelf als voor de maatschappij in het algemeen onaanvaardbaar vindt. De patiënt is uiterst mondig geworden, maar er bestaat een aanzienlijk risico dat alle partijen verliezen (Quill & Brody, 1996).

Het *gezamenlijke-besluitvormingsmodel* daarentegen is meer interactief van aard. De arts en de patiënt lopen alle stappen van het besluitvormingsproces samen door. Dit model erkent dat in veel consulten de effectieve overdracht van alle informatie door een zeer capabele arts op een onafhankelijke patiënt niet optimaal is. Er zijn allerlei redenen waarom een patiënt niet altijd op eigen houtje tot een goed afgewogen beslissing kan komen. Dat zijn bijvoorbeeld gebrekkige communicatievaardigheden en kennis van de arts, het effect van emoties die de patiënt heeft en allerlei verschillende kennis- en begripniveaus van de patiënt. In het gezamenlijke-besluitvormingsmodel is er tweerichtingsverkeer in de informatievoorziening (technische informatie van zowel de arts als de patiënt plus de ideeën, zorgen en verwachtingen van de patiënt). Beide partijen geven aan wat hun voorkeuren zijn en samen beslissen ze wat de beste behandeling is. Arts en patiënt zijn allebei gerechtigd om beslissingen te nemen en werken samen naar consensus toe. Net als in de benadering van de geïnformeerde keuze is uitwisseling van alle beschikbare informatie belangrijk, maar deze leidt hier naar een volgende stap in de gezamenlijke besluitvorming. Dit zijn afzonderlijke componenten van de uitleg- en planningsfase, waarvoor afzonderlijke vaardigheden nodig zijn.

In dit model is het volstrekt acceptabel dat de arts zijn eigen voorkeur heeft, zolang hij maar duidelijk aangeeft dat de mening van de patiënt net zo belangrijk is en dat ze echt samen tot een beslissing komen. Maar het is evengoed mogelijk dat de hulpverlener werkelijk niet kan meegaan in de behandelingsvoorkeuren van de patiënt (*equipoise position*, Elwyn e.a., 2000). Of de hulpverlener echter ergens tegen of voor is, hij mag de uiteindelijke beslissing van de patiënt nooit *afkeuren*. Alles draait om de discussie.

Tegenwoordig wordt deze benadering vaak aangeraden (Coultier e.a., 1999; Elwyn e.a., 1999; Holmes-Rovner e.a., 2000; Schofield e.a., 2003). Er worden ook vaak synoniemen voor het gezamenlijke-besluitvormingsmodel gebruikt, die tot verwarring kunnen leiden. Voorbeelden hiervan zijn: patiëntkeuze op basis van bewijsmateriaal (Hope, 1996; Edwards & Elwyn, 2001; Ford e.a., 2003), geïnformeerde gezamenlijke besluitvorming (Towle & Godolphin, 1999; Godolphin, 2001) en geïntegreerde besluitvorming (Trevena & Barratt, 2003).

Maar maken hulpverleners ook automatisch gebruik van deze benaderingen? Helaas blijken hulpverleners in de praktijk niet te zitten wachten op het concept van de gezamenlijke besluitvorming (Makoul e.a., 1995; Stevenson e.a., 2000; Campion e.a., 2002; Elwyn e.a., 2003b; Richard en Lusier, 2003).

Andere benaderingen die deelname en betrokkenheid van de patiënt willen stimuleren, concentreren zich vooral op de rol van de patiënt. Er zijn strategieën ontwikkeld waarmee patiënten zich op deelname aan een consult kunnen voorbereiden (Tuckett e.a., 1985; Kaplan e.a., 1989; Middleton, 1995; Health Canada, 1996; Korsch & Harding, 1997; Bayer Institute for Health Care Communication, 1999; Fleisig e.a., 2000; Cegala, 2003). Zo'n voorbereiding houdt bijvoorbeeld het volgende in:

- Vraag de patiënt een lijst met punten te maken die hij tijdens het consult wil bespreken.
- Geef kaartjes met nuttige vragen als geheugensteuntje.
- Bied informatie over manieren om zoveel mogelijk uit het consult te halen.

Van therapietrouw naar overeenstemming

Nauwe samenwerking bij de besluitvorming is het beste concept voor overeenstemming (Marinker e.a., 1997; Marinker & Shaw, 2003; Britten, 2003). Overeenstemming is eigenlijk gezamenlijke besluitvorming in de context van medicijneninname (Elwyn e.a., 2003a). Marinker e.a. (1997) hebben dit als volgt omschreven:

> *Een overeenkomst tussen een patiënt en een hulpverlener. Bij het bepalen of, wanneer en hoe medicijnen ingenomen moeten worden, is rekening gehouden met de overtuigingen en wensen van de patiënt. Hoewel het om tweerichtingsverkeer gaat, is dit een bondgenootschap waarin de hulpverlener erkent dat de patiënt het laatste woord heeft over de aanbevolen medicatie.*

In deze definitie wordt de voor de hand liggende waarheid aanvaard dat de patiënt thuis zelf beslist of en hoe hij de medicijnen inneemt. We weten dat 50% van de langdurig voorgeschreven medicijnen niet of verkeerd worden ingenomen (Haynes e.a., 1996), dus de patiënt blijkt toch al zelf te kiezen. Deze enorme therapieontrouw heeft allerlei implicaties voor de gezondheid en de maatschappij. Coambs e.a. (1995) concluderen in hun publicaties over therapieontrouw: modellen met verklaringen voor therapieontrouw kunnen alleen met succes voorspellen of een patiënt zich aan de therapie zal houden als ze rekening houden met de houding van de patiënt, zijn overtuigingen en zijn intenties om de therapie te volgen. Biologische en sociale kenmerken op zich zijn niet voldoende. Ze concluderen verder dat 'de therapietrouw groter is en de gezondheidstoestand eerder verbetert wanneer de hulpverlener-patiëntrelatie een onderhandelingsproces is, waarin de voorgestelde behandeling beter begrepen is en op instemming kan rekenen.'

Steeds vaker vermijden hulpverleners überhaupt het woord 'therapietrouw'. Het staat voor passiviteit, gehoorzaamheid en 'doen wat de hulpverlener zegt'. Het woord 'trouw' past niet in de moderne benadering van gezamenlijke besluitvorming. In literatuur over therapietrouw zou worden gesuggereerd dat de geneeskunde rationeel is en therapieontrouw van de patiënt irrationeel. Hulpverleners worden gezien als de voornaamste bijdragers aan de besluitvorming als het gaat om medicijngebruik. Patiënten worden gezien als passieve ontvangers van adviezen zonder daar vragen over te stellen. Therapieontrouwe patiënten zijn eigenlijk een beetje 'ongehoorzaam' en de schuld van de ontrouw ligt in de eerste plaats bij de patiënt.

In werkelijkheid nemen patiënten natuurlijk hun eigen beslissingen, op basis van hun overtuigingen, ervaringen en beschikbare informatie. Ze hebben hun eigen rationele manier van denken die kan afwijken en kunnen een bredere context hebben dan het beperkte medische perspectief. Voorschriften zijn natuurlijk niet alleen gebaseerd op exacte of neutrale wetenschap. Hulpverleners verschillen onderling van mening en er wordt grote (commerciële) druk op hulpverleners gelegd door verzekeringsinstanties en farmaceutische bedrijven. Daarnaast kan de persoonlijke ervaring van de hulpverlener het voorschrijven onwillekeurig beïnvloeden (Donovan, 1995).

De verschuiving naar overeenstemming is een poging om deze balans te herstellen. Het kan zo zijn dat een patiënt zich niet aan de therapie houdt, maar gebrek aan overeenstemming kan alleen in een consult of gesprek aan de orde zijn (Britten, 2003). Overeenstemming betreft een relatie tussen twee partijen. Als hulpverleners moeten we de dilemma's en voorkeuren van de patiënt kennen en die openlijk bespreken, in plaats van de beste route naar de besluitvorming op medische argumenten alleen uitstippelen. Overeenstemming impliceert dat artsen niet alleen overwegen hoe ze de ziekte (bijvoorbeeld toevallen) onder controle kunnen krijgen, maar ook kijken naar de beste resultaten vanuit het gezichtspunt van de patiënt (bijvoorbeeld een evenwicht tussen toevalvermindering en minimalisering van de bijwerkingen van de medicijnen). De uiteindelijke gezondheidstoestand in termen van ziekten moet ondergeschikt worden aan de levenskwaliteit zoals de patiënt die waarneemt. De bedoeling van overeenstemming is dat verschillen en problemen worden blootgelegd. Dergelijke dingen komen toch altijd wel boven water, maar in de traditionele benadering weten hulpverleners eenvoudig niet of hun patiënten hun therapie wel volgen.

Overeenstemming verwijst dus naar het sluiten van een overeenkomst over het medicijngebruik, waarin rekening is gehouden met de overtuigingen en wensen van de patiënt en niet met therapietrouw in de zin van het volgen van instructies (Britten, 1994; Dowell e.a., 2002). Marinker e.a. (2003) hebben dit treffend samengevat:

> *Hulpverleners en patiënten zijn het niet altijd met elkaar eens. Overeenstemming impliceert dat het gezichtspunt van de patiënt voorrang krijgt wanneer een meningsverschil ontstaat. Hierdoor worden lastige vragen opgeworpen over keuze en verantwoordelijkheid. Als de enige behandeling waarmee de patiënt akkoord gaat ernstig tekortschiet in vergelijking met wat de moderne wetenschap kan bereiken, blijft de arts zitten met de last van de verantwoordelijkheid. Emotioneel, ethisch en wettelijk is daar moeilijk mee om te gaan. Het probleem van hulpverleners in de gezondheidszorg is dat ze de agenda van de patiënten moeten erkennen en niet zelf bepalen of patiënten de medicijnen van hun eigen keus innemen. Patiënten hebben hun eigen overtuigingen over medicijngebruik in het algemeen. Ze hebben hun eigen prioriteiten als het gaat om gezondheidszorg, risico's en voordelen. Soms staan die haaks op de opvattingen van de arts. Maar daarom zijn ze niet minder steekhoudend, coherent en belangrijk.*

225

Wat zou er gebeuren als alle hulpverleners het overeenstemmingsmodel toepasten? Wat zou de invloed zijn op de gezondheidstoestand van individuen en de bevolking in het algemeen? Dat weten we nog niet. Een mogelijk gevolg is dat de kosten van medicijngebruik dalen als we openlijk rekening zouden houden met de mening van de patiënt en geen medicijnen voorschrijven die hij toch niet inneemt. Zou de gezondheid van de hele bevolking daardoor verbeteren? Niet per se, want er is een verschil tussen de geneeskunde in het algemeen (wat 'goed' is voor de bevolking als geheel) en de autonomie van het individu.

Onderzoeksresultaten die de gezamenlijke besluitvorming ondersteunen

Welke onderzoeksresultaten tonen aan dat een samenwerkingsverband tussen hulpverlener en patiënt tot voordeel van de patiënt is?

Eisenthal e.a. (1979) lieten zien dat zowel de therapietrouw als de tevredenheid van de patiënt toenemen als de kwaliteit van het overleg en de deelname van de patiënt aan de genomen beslissingen beter zijn. Met overleg werd dan bedoeld dat de patiënt werd aangemoedigd zijn verwachtingen en wensen met betrekking tot de zorg te uiten. Verder moest hij actief bij de bespreking van het behandelplan worden betrokken en werd er gevraagd of hij het met de genomen beslissing eens was.

Schulman (1979) nam waar dat patiënten met hoge bloeddruk er veel beter van werden als ze actief aan een behandelplan deelnamen. Ze zagen zichzelf dan als gelijkwaardige gesprekspartners die samen met de hulpverlener een beslissing namen. De patiënten werden correct voorgelicht over de behandeling en aangemoedigd om hun mening te geven en bijwerkingen te melden. 'Actieve' patiënten met hoge bloeddruk gaven er blijk van dat ze hun klacht beter begrepen. Ze vertoonden minder bijverschijnselen en een betere therapietrouw. Verder waren ze eerder bereid gezond te gaan leven en het belangrijkste was dat ze hun bloeddruk beter onder controle wisten te houden.

Brody e.a. (1989) toonden aan dat patiënten die een actieve rol in het consult hadden gespeeld, meer tevreden waren over hun artsen, zich minder zorgen maakten over hun klachten en beter konden omgaan met de situatie in het algemeen dan passieve patiënten.

Kaplan e.a. (1989, 1996) bestudeerden de situatie bij patiënten met chronische ziekten (hoge bloeddruk, diabetespatiënten die insuline moeten gebruiken en patiënten met reumatische artritis), zowel in huisartsenpraktijken als bij specialisten. Ze merkten op dat patiënten betere resultaten boekten als de arts niet overheerste maar meer samenwerkte. Als artsen konden overbrengen dat ze bereid waren om samen te werken, waren de patiënten eerder tevreden en minder geneigd om een andere dokter te zoeken. Ook bleek dat de actievere patiënten minder gezondheidsproblemen hadden, zich minder beperkt voelden door hun ziekte en zich meer bewust waren van hun lichamelijke toestand. Bovendien konden actieve patiënten hun hoge bloeddruk en suikerziekte beter onder controle houden. Maar waren deze bevindingen niet eerder het gevolg van heel persoonlijke verschillen tussen de patiënten? Of vormde activiteit van de patiënt zelf de sleutel tot deze fysiologische successen? Als dat laatste al zo is, kan actieve deelname aan een consult dan worden aangeleerd?

Voor een antwoord op deze vragen voerden Kaplan e.a. een reeks onderzoeken uit waarin patiënten met hoge bloeddruk, diabetes, borstkanker en maagzweren afzonderlijk onder de loep werden genomen. Ze onderzochten wat het effect was als patiënten werden begeleid. De patiënten leerden hoe ze betere vragen konden stellen, ze kregen technieken aangereikt voor beter overleg en leerden methoden die gevoelens van domheid en gêne konden verminderen. Bovendien kregen ze hun eigen dossiers te lezen en leerden ze hoe ze het behandelplan beter konden begrijpen. Deze educatieve maatregelen leidden tot aanzienlijke veranderingen in het gesprek en de gevolgen. De patiënten namen actiever deel aan het gesprek, hadden meer in te brengen en wisten hun dokters meer informatie te ontlokken. Bovendien voelden ze zich gezonder en konden hun ziekte beter onder controle houden (zelfs lagere diastolische bloeddruk en lagere HbA1-resultaten). Deze fysiologische verbeteringen werden door Rost e.a. (1991) nogmaals aangetoond bij patiënten met diabetes. Dat onderzoek bij een reeks chronische ziekten steeds soortgelijke resultaten opleverde, maakt aannemelijk dat deze uitkomsten niet toevallig zijn.

Een ander interessant gegeven was dat er een verband bestond tussen een door zowel de hulpverlener als de patiënt negatief geuit affect en betere behandelingsresultaten. Negatief affect werd in deze context gedefinieerd met een breed spectrum aan gedragsvormen: van gespannen, bezorgd, zenuwachtig lacherig en onzeker tot ronduit ongeduldig of kwaad. Al deze gedragingen vertegenwoordigen misschien de toenemende spanning over de eigen positie (of, zoals Kaplan het noemt, de 'gezonde wrijving') die ontstaat als de normale relatie verandert. Het kan ook zijn dat hulpverleners die zich meer bij hun patiënten betrokken voelen, hun angst of zorg eerder laten blijken. Hoe dan ook, de patiënten lieten achteraf weten dat ze graag actiever worden betrokken bij medische beslissingen. Hall e.a. (1981) lieten eveneens zien dat er verband bestaat tussen een toenemend negatief affect van de hulpverleners en een toenemende tevredenheid bij de patiënten.

Deze onderzoeksresultaten bevestigen een onderzoek van Roter (1977). Daaruit bleek dat een voorbereidend gesprekje van slechts tien minuten al een enorm verschil maakte. In zo'n gesprek hielpen hulpverleners de patiënt te bedenken wat ze konden vragen. De patiënten stelden tweemaal zoveel vragen en hadden sterker het gevoel dat ze ook iets in te brengen hadden. Ze beseften beter dat ze zelf verantwoordelijkheid dragen voor hun gezondheid en hielden zich beter aan het behandelplan. Butow e.a. (1994) toonden aan dat patiënten die tien minuten voordat ze met een oncoloog gingen praten een voorbeeldvragenlijst kregen, meer vragen stelden over de prognose. Het totale aantal vragen nam echter niet toe. Svarstad (1974) en Tuckett e.a. (1985) hebben ook laten zien dat de arts meer informatie geeft als de patiënt gemakkelijker vragen stelt

227

of twijfels uit. Misschien is dat omdat hij beter kan begrijpen waar de patiënt behoefte aan heeft.

Fallowfield e.a. (1990) deden onderzoek onder vrouwen met borstkanker. Ze merkten dat vrouwen die van de chirurg de keuze kregen tussen een borstamputatie of een verwijdering van het gezwel, achteraf minder angstig en depressief waren dan vrouwen die alleen de voorkeur van de chirurg hadden gehoord. Op het eerste gezicht lijkt dit het principe te ondersteunen dat betrokkenheid van de patiënten bij de beslissingen kan worden bevorderd door hun een keuze te geven. Vaak bleken echter technische overwegingen in de weg te staan: chirurgen die wel wilden laten kiezen, konden 50% van hun patiënten helemaal geen keuze aanbieden. Toch nam ook bij deze patiënten de angst en zorg net zo goed af als bij patiënten die wel konden kiezen. Stewart (1995) merkt hierover op: 'Ik denk dat niet alleen de beslissingsmogelijkheid van de patiënt effectief was, maar dat vooral de context van zorg, respect en erkenning ervoor zorgde dat een vrouw bij het nemen van zo'n belangrijke beslissing zich gesteund en begeleid voelde.' Deze conclusie is niet meer dan een veronderstelling, maar het is zeker zo dat de hulpverlener die in staat is goed met de patiënt te communiceren, op het psychologische vlak een genezende invloed heeft. Misschien was de bereidheid tot gezamenlijke besluitvorming een teken dat deze chirurgen probeerden zich aan het paternalistische model te onttrekken.

Uit onderzoek van Stewart e.a. (1997) bleek het gunstige gevolgen te hebben als patiënten tijdens consulten merkten dat ze mochten meebeslissen over behandelingsmogelijkheden en doel van de behandeling, feedback kregen enzovoort. Twee maanden na het gesprek bleek dat er beduidend minder doorverwijzingen en onderzoeken plaatsvonden. Dit lijkt te betekenen dat deze benadering een verlichting van de gezondheidszorg kan bewerkstelligen.

In een publicatie over resultaten van communicatie tussen arts en patiënt merken Stewart e.a. (1999) op dat de volgende aspecten van communicatie over het behandelplan tot aanzienlijke verbeteringen in de gezondheid leiden:
– De patiënt wordt aangemoedigd om vragen te stellen.
– De patiënt krijgt duidelijke informatie.
– De hulpverlener is bereid om gezamenlijk beslissingen te nemen.
– De patiënt en de hulpverlener zijn het eens over het probleem en het behandelplan.

Interessant is dat er verband lijkt te zijn tussen tevredenheid bij patiënten en artsen die tijdens het consult openlijk hun onzekerheid uiten (Gordon e.a., 2000). Dit past goed in de open uitwisseling van meningen en onderhandelingen van het gezamenlijke-besluitvormingsmodel, in tegenstelling tot de paternalistische benadering.

Willen alle patiënten betrokken worden bij het besluitvormingsproces?

Net als met het krijgen van informatie geldt dat niet alle patiënten actief bij het besluitvormingsproces betrokken willen worden. Een deel laat het liever aan de hulpverlener over. Het is een misvatting te denken dat dit niet zo is (Cassileth e.a., 1980; Strull e.a., 1984; Blanchard e.a., 1988; Ende e.a., 1989; Sutherland e.a., 1989; Beisecker & Beisecker, 1990; Hack e.a., 1994; Guadagnoli & Ward, 1998). Strull e.a. bijvoorbeeld hebben in hun studie (1984) laten zien dat slechts 53% van de poliklinische patiënten met hoge bloeddruk actief wenst deel te nemen aan de besluitvorming. In een studie van Blanchard en collegae bleek 92% van de patiënten informatie te willen hebben, terwijl slechts 69% wilde meewerken aan de beslissingen. 25% van degenen die wel alle informatie wilden krijgen, had toch liever dat de dokter alle beslissingen nam (Blanchard e.a., 1988).

Deber e.a. (1996) hebben zich gebogen over gegevens uit eerdere studies waaruit bleek dat patiënten maar weinig behoefte hebben aan samenwerking in het besluitvormingsproces. Volgens hen werd in die studies geen onderscheid gemaakt tussen taken als probleemoplossing (die deskundigheid en de inbreng van een arts vereisen) en besluitvorming (waarin de patiënt werkelijke keuzen en afwegingen van bepaalde voor- en nadelen kan maken). In hun eigen studie wilden patiënten niet betrokken worden bij de probleemoplossing, maar wel bij de besluitvorming.

Degner e.a. (1997) deden een studie onder 1012 vrouwen met borstkanker. Van degenen die kankerinstituten bezochten, wilde 22% hun eigen behandeling uitkiezen, 44% wilde een behandeling bepalen in samenwerking met hun arts en 34% wilde het besluit overlaten aan de arts. Slechts 42% van de vrouwen geloofde de gewenste mate van controle over het besluitvormingsproces te hebben uitgeoefend. Het aanzienlijke verschil tussen de gewenste en de daadwerkelijk bereikte betrokkenheid bij de besluitvorming wijst erop dat we meer rekening moeten houden met dit belangrijke aspect van de communicatie en de zorgverlening.

In een studie van Gattellari e.a. (2001) onder kankerpatiënten bleek de rol die de patiënten graag bij de besluitvorming speelden, slecht overeen te komen met hun waarneming van de gebeurtenissen. Dat leidde tot grotere angst bij de patiënten. Maar wat de voorkeur van patiënten voorafgaand aan het gesprek ook was, ze waren duidelijk meer tevreden over het consult, de hoeveelheid informatie en de emotionele steun die ze hadden gekregen als ze zelf een rol bij de besluitvorming hadden gespeeld. Deze uitkomst ondersteunt het concept dat de arts niet alleen de individuele verschillen tussen patiënten moet respecteren, maar hen ook moet aanmoedigen om steeds meer deel te nemen aan de besluitvorming. Patiënten beseffen misschien niet altijd wat ze ermee winnen door hun voorkeur aan de hulpverlener kenbaar te maken. We weten dat hulpverleners niet altijd even deskundig de voorkeur van de patiënt vragen. Bovendien hebben veel patiënten geen ervaring met dit type relatie (Coulter e.a., 1994; Robinson & Thomson, 2001).

De benadering die we hier aanbevelen, betekent niet dat we aannames doen over de voorkeuren van patiënten. We willen hun alleen maar openlijk vragen om aan het besluitvormingsproces mee te werken. Zelfs als de patiënt daar eerst niet voor voelt, kan hij uit zo'n gesprek toch opmaken dat de mogelijkheid bestaat, mocht hij in de toekomst van gedachten veranderen. De hulpverlener zal hem daar niet om bekritiseren. De vraag is hier *hoe* we erachter komen wat de patiënt wil, in plaats van zelf aannames te doen. Oudere patiënten, lager opgeleide en ernstig zieke patiënten zullen eerder een passieve rol aannemen (Degner & Sloan, 1992), maar kiezen er wel voor om te worden geïnformeerd en bij de gang van zaken te worden betrokken (Stewart e.a., 2000b). Strull e.a. (1984) en Ende e.a. (1989) hebben laten zien hoe moeilijk het is om vast te stellen in hoeverre de patiënt bij de beslissingen betrokken wil zijn, als de hulpverlener daar niet ronduit naar vraagt. Het is niet reëel om van alle patiënten dezelfde reactie te verwachten; de hulpverlener moet er bij elke afzonderlijke patiënt achter zien te komen in hoeverre deze tot bewuste deelname bereid is en zijn aanpak daarop aanpassen.

Omdat dit sterk afhankelijk kan zijn van de ziekte, het stadium van de ziekte en de persoonlijkheid van de patiënt, moet de hulpverlener van tijd tot tijd en bij elke wijziging van de situatie de wensen van de patiënt opnieuw ter sprake brengen. Het is dus een continu proces om erachter te komen in hoeverre de patiënt bij de besluitvorming betrokken wil worden.

Welke vaardigheden zijn voor de advies- en planningfase aan te bevelen?

Een gezamenlijke aanpak van de planning vereist een groot aantal vaardigheden door het hele consult heen (Towle & Godolphin, 1999; Elwyn e.a., 2003b). De voornaamste uitdaging voor hulpverleners is dat ze een sfeer creëren waarin de patiënt zich voldoende op zijn gemak voelt om überhaupt aan het besluitvormingsproces te willen beginnen. Daarom zijn de vaardigheden voor het opbouwen van een relatie (die we in hoofdstuk 5 hebben besproken) ook hier zo belangrijk. Maar welke vaardigheden kunnen we in dit deel van het consult nog meer gebruiken? Hoe kunnen we theorieën en onderzoekresultaten over gezamenlijke besluitvorming toepassen in de praktijk?

*Hardop denken: ideeën, persoonlijke gedachtegang en dilemma's
verwoorden*

Een specifieke vaardigheid die een samenwerkingsverband ten goede komt, is
dat de hulpverlener zijn eigen gedachtegang, ideeën en dilemma's uit. Hier
kunnen hulpverlener en patiënt beiden hun voordeel mee doen.

– Er ontstaat minder onzekerheid en er wordt gemakkelijker overeenstemming bereikt. De patiënt begint te begrijpen hoe u tot uw conclusies komt
   en voor welke dilemma's u (en hij dus ook) in een bepaalde situatie staat.
   De patiënt hoeft niet naar uw motieven te raden.
– De patiënt kan gemakkelijker zijn eigen denkbeelden uiten. Nadat u hebt
   uitgelegd wat uw dilemma's zijn, zal de patiënt vaak zijn eigen voorkeuren
   meedelen of verdere informatie geven die voor u van belang is. Als u uw
   eigen ideeën verwoordt, begrijpt de patiënt dat u ook in zijn gedachten
   geïnteresseerd bent en is er een grotere kans op open communicatie.
– We worden gedwongen om onze informatie duidelijk te ordenen. Vaak
   besteden we te weinig of geen aandacht aan de diagnose, etiologie en prognose en beginnen we direct over de behandeling. Als we onze gedachtegang
   met de patiënt proberen te delen, slaan we niet zo gemakkelijk logische
   stappen over.

*Er zijn twee mogelijke verklaringen voor uw symptomen: het is óf galstenen óf
een maagzweer. Ik kan met dit oppervlakkige onderzoek nog niet bepalen wat
het is. Ik vraag me nu af welke richting we moeten kiezen: we kunnen het als
een maagzweer behandelen óf we doen eerst een paar tests om meer zekerheid te krijgen...*

231

De patiënt bij het denkproces betrekken

**Suggesties doen en keuzen laten maken in plaats van instructies
geven**

Om de patiënt bij het besluitvormingsproces te betrekken, moet de hulpverlener aangeven wat de mogelijkheden zijn volgens hem of haar, en niet één
bepaald behandelplan voorstellen:

*Afgaande op wat u heeft gezegd, denk ik dat we samen twee keuzen moeten
bespreken. We kunnen nu met de hormoontherapie beginnen, of we doen
voorlopig niets en bekijken wat er met uw symptomen gebeurt in de komende maanden.*

De patiënt vragen zijn eigen ideeën en voorstellen te uiten

De hulpverlener kan de patiënt ook actief vragen naar zijn ideeën en voorstellen. De patiënt kan heel goed met andere opties komen die de hulpverlener over het hoofd heeft gezien. Vergeet niet dat veel patiënten hun mening maar moeilijk rechtstreeks aan de hulpverlener vertellen. Daarom moeten we hun daar openlijk naar vragen. Als de hulpverlener duidelijk aangeeft dat hij geïnteresseerd is in de commentaren van de patiënt, kan deze in de toekomst spontaan met suggesties komen:

Dokter: *U hebt hier vast ook veel over nagedacht. Zijn dit de enige keuzen die u hebt, denkt u? Wat vindt u er zelf van?*

Patiënt: *Nou, eigenlijk maak ik me het meest zorgen over osteoporose. Daarom vroeg ik me af of ik maar beter helemaal geen hormoontherapie kan nemen. Een vriend van mij gebruikt een bifosfonaat. Is dat ook niet geschikt voor mij?*

Met de patiënt onderhandelen over een behandelplan

Vervolgens is het van belang voor de hulpverlener dat hij dieper ingaat op de beschikbare opties en dat hij informatie geeft over de risico's en voordelen van alle alternatieven.

Laten we dus even recapituleren. We zijn het erover eens dat u uit drie mogelijkheden kunt kiezen. De eerste mogelijkheid is een hormoontherapie, de tweede optie is dat we kijken hoe het gaat zonder medicatie en over een tijdje zien hoe dat gaat, en de derde mogelijkheid is dat we kijken of bisfosfonaten iets voor u zijn. Helpt het als ik de risico's en voordelen van alle opties nu even doorneem?

De laatste tien jaar is er veel onderzoek verricht naar twee belangrijke onderwerpen met betrekking tot gezamenlijke bespreking van de opties. Het eerste onderwerp betreft risico's. Hoe leggen we zo objectief en begrijpelijk mogelijk uit wat de risico's zijn, zodat de patiënt zelf een beslissing kan nemen? De tweede kwestie is het gebruik van schriftelijke informatie en andere hulpmiddelen die de patiënt kan gebruiken om een keuze te maken. Dit onderwerp valt buiten het kader van dit boek en is te complex om hier uitvoerig te bespreken. Hier volgen alleen een paar belangrijke punten.

Communicatie over de risico's

Als de hulpverlener vertelt wat de risico's zijn (Edwards e.a., 2000, 2002; Mazur, 2000, Gigerenzer, 2002; Gigerenzer & Edwards, 2003), moet hij met het volgende zorgvuldig omgaan:

- *statistische gegevens over risico's*: gebruik van absoluut en relatief risico, het aantal dat behandeling nodig heeft en natuurlijke frequentie;
- *effecten van formulering*: formuleren wordt gedefinieerd als de logische presentatie van informatie op verschillende manieren. Bijvoorbeeld: 'de kans dat de patiënt de operatie overleeft is 98%', afgezet tegen 'de kans is 2% dat de patiënt overlijdt'.

Informatie over risico's kan enorm vertekend worden, puur door het selectieve gebruik van statistieken en de manier waarop de informatie wordt gebracht (het formuleringseffect). Dergelijke vertekeningen kunnen per ongeluk of opzettelijk ontstaan en zijn met name belangrijk in de context van gezamenlijke besluitvorming (Edwards & Elwyn, 2001b). In het verleden werden de resultaten van risicocommunicatie gemeten in screeningprogramma's of behandelkeuzes die de artsen het meest heilzaam vonden. Statistieken – hoe waar ook – kunnen door iedereen die een bepaalde koers wil volgen, gemakkelijk zo worden aangehaald dat de voordelen worden uitvergroot en de risico's geminimaliseerd. In dergelijke omstandigheden wordt het relatieve risico vaak gebruikt om de risico's uit te vergroten en te verabsoluteren, om zo de effecten tot een minimum te reduceren. Dit kan vanuit het gezichtspunt van de algemene volksgezondheid wel gerechtvaardigd worden. Voor een individu geldt echter als enige aanvaardbare maatstaf van risicocommunicatie dat hij objectieve informatie krijgt. Aan de hand daarvan kan hij dan zelf beter een geïnformeerde beslissing nemen (Thornton e.a., 2003). Anders zijn we weer terug op het terrein van gehoorzaamheid en beïnvloeding in plaats van gezamenlijke besluitvorming.

Ook de manier waarop risicostatistieken gepresenteerd worden, is van belang:

- woorden versus cijfers;
- visuele en grafische presentatiemiddelen.

Een specifiek probleem is dat iedereen op heel verschillende manieren complexe informatie wil verkrijgen. Daarom is het moeilijk om modellen te ontwerpen die voor iedereen geschikt zijn. We willen nog eens benadrukken hoe waardevol het is om een heel repertoire aan vaardigheden en benaderingen te ontwikkelen. Daarmee kunnen we flexibeler omgaan met individuele patiënten.

233

Ten slotte moeten we blijven inzien dat statistische gegevens geen informatie geven over individuele patiënten. Het zijn slechts samenvattingen van wat er van grote groepen soortgelijke patiënten geworden is.

Hulpmiddelen bij de besluitvorming

Dit gebied houdt zich bezig met de manier waarop de kwaliteit van de besluitvorming bij de patiënt verbeterd kan worden. Daarbij wordt de bestaande communicatie tussen hulpverleners en patiënten vervangen door aanvullend (schriftelijk of ander) materiaal (O'Connor & Edwards, 2001; Robinson & Thomson, 2001; Sepucha & Mulley, 2003). Sommige hulpmiddelen zijn zo ontwikkeld dat patiënten ze zelf kunnen gebruiken en ter sprake kunnen brengen in volgende consulten; andere zijn bedoeld voor gebruik tijdens een consult. Deze hulpmiddelen leveren informatie over mogelijke keuzen en verschillende uitkomsten. Het gaat om meer dan eenvoudige folders die de patiënt moeten helpen tot standpunten te komen en een beslissing te nemen. Patiënten moeten ook de voor- en nadelen kunnen afwegen die worden geleverd op medische onderzoeksresultaten, wetenschappelijke onzekerheden en persoonlijke waarden en voorkeuren. Er is aangetoond dat dergelijke hulpmiddelen:

- de patiënten beter informeren over problemen, opties en resultaten;
- het aantal patiënten vermindert dat niet weet wat te doen;
- tot meer realistische verwachtingen en resultaten leiden;
- patiënten stimuleren om actiever deel te nemen aan de besluitvorming, zonder angstiger te worden.

Toch lijken deze hulpmiddelen weinig effect te hebben op de tevredenheid onder patiënten. Ze hebben een wisselend effect op de uiteindelijke beslissingen. Opmerkelijk is wel dat bij beslissingen over belangrijke operaties de voorkeur voor een operatie met meer dan 20% afneemt (O'Connor e.a., 1999, 2001, 2003). Het voorbehoud dat we eerder maakten over schriftelijke informatie aan slechtziende of analfabete patiënten geldt hier uiteraard ook.

Vaststellen in hoeverre de patiënt bij de besluitvorming betrokken wil worden

Een van de voornaamste doelstellingen van deze fase in het consult moet zijn: de patiënt in de mate die hij wenst bij de besluitvorming betrekken. We hebben al gezien dat bijna 70% graag wil kunnen kiezen, terwijl 30% de beslissing liever aan de hulpverlener overlaat. Daarom is het belangrijk dat de hulpverlener voor elk individu vaststelt of de patiënt wil meewerken aan de keuzebeslissing.

Daaraan moet hij zijn benadering aanpassen, in plaats van aannames te doen zonder die te verifiëren. We hebben ook gezien dat deze voorkeur in de loop van de tijd voor elke individuele patiënt ook kan veranderen. Herhaal dit proces dus regelmatig.

We kunnen dit proces op twee manieren uitvoeren. Als er echte keuze bestaat (en vaak is dat het geval), kan de hulpverlener de patiënt subtiel aanmoedigen om een keuze te maken:

> *We kunnen hier dus verschillende dingen proberen die elk hun voor- en nadelen hebben. Hebt u een voorkeur voor een van deze mogelijkheden?*

De patiënt zou als volgt kunnen reageren:

> *Nou, ik ben niet zo'n pillenslikker en als ik afga op wat u net zei, denk ik dat ik het nog wel even volhoud met mijn zere keel en de natuur zijn loop laat nemen.*

of

> *Ik weet het eigenlijk niet. Wat raadt u mij aan, dokter?*

Hiermee kan de patiënt indirect aangeven of hij bij de besluitvorming betrokken wil worden. U kunt ook op een directere manier uitvinden wat de voorkeur van de patiënt is als het gaat om de behandeling, door expliciet te vragen:

> Dokter: *Er zijn een aantal behandelingen mogelijk voor de ziekte van Parkinson. Wanneer beginnen we met een therapie, welke medicijnen gebruiken we, verwijzen we door naar een specialist? Sommige patiënten willen graag bij dergelijke beslissingen betrokken worden en dat juich ik toe. Anderen laten zich liever leiden door de arts. Wat wilt u op dit moment zelf het liefst?*
>
> Patiënt: *Nou, ik zou heel graag willen weten welke opties ik heb en dan met u bespreken wat de beste keus is.*

Een actieplan opstellen dat voor beiden acceptabel is

Vervolgens moeten hulpverlener en patiënt een beslissing nemen waarmee beiden het eens kunnen zijn.

Een tegengestelde mening geven of de eigen voorkeur aangeven

Zoals we al zeiden is het in het gezamenlijke-besluitvormingsmodel volkomen acceptabel als de hulpverlener een voorkeur aangeeft nadat alle mogelijkheden zijn onderzocht. Alleen moet hij dit dan wel duidelijk overbrengen en ook aangeven dat de mening van de patiënt net zo belangrijk is. Het kan ook zijn dat de hulpverlener alleen tegenwicht geeft en echt geen voorkeur heeft voor een van de behandelingen waaruit de patiënt kan kiezen:

> *Op dit moment en vanuit mijn medische standpunt gezien, neig ik sterk naar een kant. Ik denk dat u vanwege de vele gevallen van ischemie in uw familie ook met een risicofactor rekening moet houden. Daarom is het volgens mij het beste als u medicijnen inneemt om uw bloeddruk te verlagen. Maar we moeten ook rekening houden met uw mening. Het gaat erom dat we de voor- en nadelen afwegen.*

of

> *Al met al denk ik dat de positie aardig in evenwicht is. Ik heb geen uitgesproken idee of u wel of niet aan de medicijnen tegen hoge bloeddruk moet beginnen. Het hangt er mede van af hoeveel belang u hecht aan de dingen die we hebben besproken.*

Vaststellen wat de voorkeur van de patiënt is

Er bestaat hiërarchie in de manier waarop hulpverleners plannen maken met de patiënt, van paternalistische instructies en opdrachten ('U moet het volgende doen …') tot het consumentgerichte overlaten van alle besluitvormingen aan de patiënt ('Ik doe wat u wilt'). In het gezamenlijke-besluitvormingsmodel dat we in dit hoofdstuk voorstaan, kunnen de meningen van zowel de hulpverlener als de patiënt worden geuit, wat voor beiden gunstig is. Maar daarnaast doet de hulpverlener zelf voorstellen die de patiënt kan overwegen en luistert hij naar de eigen ideeën en reacties van de patiënt:

> *Wat denkt u alles bij elkaar genomen? Wat heeft uw voorkeur?*

Meningsverschillen bespreken

De hulpverlener kan de patiënt duidelijk maken dat hij of zij gezamenlijk een beslissing wil nemen, meningsverschillen wil bespreken en een plan opstellen dat voor beiden acceptabel is:

Wat ik heb voorgesteld lijkt me wel zinnig ... maar als het u niets lijkt, moeten we er nog eens over nadenken. Vertelt u me eens wat u ervan vindt.

of

Ik sta een beetje gereserveerd tegenover de aanpak die u voorstelt. Mag ik u uitleggen waarom? Dan kunnen we een oplossing proberen te vinden waar we allebei mee kunnen leven.

De mening van de patiënt controleren

Een laatste controle aan het eind van de planning is een goede manier om vast te stellen of de patiënt gelukkig is met de genomen beslissingen, of hij het plan accepteert en of al zijn zorgen aan de orde zijn geweest:

Mag ik nu nog even controleren of u tevreden bent over het behandelplan?

6.5.5 Verdere mogelijkheden bij advies en planning

De voorgaande vier paragrafen zijn algemeen geldend voor de advies- en planningsfase in consulten. Nu bespreken we drie elementen die in een gesprek van belang kunnen zijn:
1 een mening opperen en de draagwijdte van de problemen bespreken;
2 gezamenlijk een actieplan opstellen;
3 onderzoeken en procedures bespreken.

Bij de vaardigheden die bij elk onderdeel horen, houden we rekening met zowel het proces als de inhoudelijke aspecten.

Een mening opperen en de draagwijdte van de problemen bespreken

We gaven al aan dat artsen vooral de behandeling en de medicatie bespreken, terwijl patiënten meer geïnteresseerd zijn in de diagnose, prognose en oorzaak van hun ziekte (Helman, 1981; Kindelman & Kent, 1987). Bovendien is gebleken dat patiënten na afloop van het consult zelfs de meest elementaire infor-
matie over hun toestand nog missen (Svarstad, 1974; Boreham & Gibson, 1978). Tuckett e.a. (1985) hebben laten zien dat patiënten het plan vaak slecht begrijpen en zich er niet aan houden omdat artsen niet goed uitleggen hoe ze tot zo'n plan komen.

237

Specifieke vaardigheden die ons kunnen helpen onze mening over een probleem beter te uiten zijn:
- uw mening geven over wat er aan de hand is en indien mogelijk vertellen hoe het heet;
- de patiënt vertellen hoe u tot uw mening komt;
- uitleg geven over de oorzaak, de ernst, toekomstverwachtingen en de consequenties op de korte en de lange termijn;
- de patiënt vragen naar zijn ideeën, reacties en zorgen, proberen vast te stellen of uw mening aansluit bij zijn gedachten, acceptatie en gevoelens.

Een voorbeeld:

> *U hebt dus steeds pijn in uw elleboog. Ik denk dat het om een tenniselleboog gaat ... Ik kom tot deze diagnose omdat ... Klopt dat met uw eigen idee? Goed, ik denk dat u hier nu zo'n last van hebt omdat ... en dit zal nog wel een paar maanden duren, ben ik bang. Ik geloof niet dat het ernstig is, en u hebt zelf ook niet het idee dat het reuma is, geloof ik. Klopt dat?*

Een gezamenlijk plan opstellen

De vaardigheden voor de onderhandeling over een actieplan zijn:
- de mogelijkheden bespreken, bijvoorbeeld: geen actie, onderzoek, medicijnen of een operatie, behandelingen zonder medicatie (fysiotherapie, krukken, rust en een mitella, therapie), preventieve maatregelen;
- informatie geven over de aangeboden actie of behandeling:
    - de naam van de behandeling;
    - het verloop ervan, hoe het werkt;
    - voor- en nadelen;
    - mogelijke bijverschijnselen.
- aandacht hebben voor wat de patiënt wil dat er gebeurt; voordelen, obstakels, motivatie;
- de opvattingen van de patiënt accepteren, indien nodig alternatieven aandragen en uitleggen;
- de patiënt vragen naar zijn reactie op en zijn zorgen over plannen en behandelingen;
- rekening houden met hoe de patiënt leeft, hoe hij denkt, zijn culturele achtergrond en zijn mogelijkheden;
- de patiënt ertoe aanmoedigen mee te werken aan de planning, zijn eigen verantwoordelijkheid te nemen en op zichzelf te vertrouwen;

– de patiënt vragen naar aanwezige steun of mantelzorg, bespreken welke andere ondersteuning beschikbaar is.

Behandelingsmogelijkheden bespreken en aanbieden

Alternatieven aanbieden is de eerste stap als u de patiënt een keuze wilt geven. Hoe kan een patiënt met rugpijn beoordelen of hij fysiotherapie, orthopedie, pijnstillers of gewoon een beetje rust nodig heeft, als de arts al die mogelijkheden niet eerst uitlegt?

Informatie geven over de aangeboden acties of behandelingen

De juiste informatie geven over een mogelijke behandeling is een taak die zeer nauw luistert. Neem bijvoorbeeld de situatie waarin de arts een vrouw in de overgang een hormoonbehandeling wil voorschrijven. De arts moet dan duidelijk uitleggen hoe deze medicatie werkt en zijn uitleg afstemmen op het begrip en de behoeften van de patiënt. Hij moet ook de risico's en de voordelen van de behandeling naar waarheid beschrijven en daarbij ingaan op de twijfels van de patiënt. De arts moet de mogelijke bijverschijnselen van de behandeling beschrijven en bespreken, vertellen welke medicijnen beschikbaar zijn en uitleggen hoe deze gebruikt moeten worden.

Aandacht hebben voor wat de patiënt wil dat er gebeurt; voordelen, obstakels en motivatie

Tegenover de informatie die de hulpverlener in het consult geeft, staan de kennis, houding, waarden, prioriteiten en overtuigingen van de patiënt. Deze zijn net zo belangrijk en geldig voor de besluitvorming over de beste behandelmethode. Als u een gezamenlijk besluit wilt nemen, moet u de patiënt vragen wat hij als voordelen ziet, wat zijn twijfels zijn en wat zijn motivaties.

Dit geldt voor elke beslissing die in de gezondheidszorg wordt genomen. Maar met name in de preventie en gezondheidsvoorlichting speelt het gezichtspunt van de patiënt in de praktijk tegenwoordig een belangrijke rol. Hulpverleners in de gezondheidszorg die zich met een drugs- of alcoholverslaving bezighouden, of die proberen mensen te helpen van het roken af te komen of af te vallen, gebruiken een aantal handige psychologische en communicatiemodellen. Daarmee helpen ze cliënten hun gedrag te veranderen. Priest en Speller (1991) noemen drie vaardigheden waarmee een hulpverlener de patiënt tot een gezondere leefwijze kan aanzetten:

239

1 kennis van de risicofactoren;
2 begrip voor de houding van de patiënt ten opzichte van het gezondheidsprobleem;
3 kennis van de vaardigheden waarmee men mensen kan helpen te veranderen.

Motivatiegesprekken

In een motivatiegesprek (Miller & Rollnik, 1991) worden deze vaardigheden gebruikt om de patiënt te ondersteunen in zijn wens om te veranderen. De taak van de hulpverlener is erachter te komen hoe de patiënt over zijn gezondheid denkt en in hoeverre hij bereid is zijn leven te veranderen. Alleen dan kan de hulpverlener bepalen welke aanpak voor déze patiënt het beste is.

Het motivatiegesprek is gebaseerd op een veranderingsmodel (zie figuur 6.1). Dit model is oorspronkelijk ontworpen door Prochaska en DiClemente (1986) en Van Emst (1989). Het model beschrijft de stadia die mensen doorlopen wanneer ze willen veranderen. In het model wordt aangegeven dat verschillende mensen in elk van deze stadia een verschillende instelling hebben; de interventie van de hulpverlener heeft de grootste kans van slagen als hij goed beseft in welk stadium de patiënt zich telkens bevindt. De hulpverlener moet vaststellen wanneer de patiënt werkelijk gemotiveerd is en deze motivatie aanmoedigen en ondersteunen. Het succes van de begeleiding hangt ook af van het zelfvertrouwen van de patiënt (gelooft hij zelf dat hij kan veranderen?) en van zijn overtuiging (is hij bereid aan te nemen dat een verandering noodzakelijk is?) (Keller & Kemp-White, 1997). Met het motivatiegesprek probeert men de patiënt te motiveren zelf verantwoordelijkheid te nemen en zijn zelfvertrouwen te versterken door zijn denkbeelden en zorgen serieus te nemen en haalbare doelen te presenteren.

Publicaties over motivatiegesprekken zijn onder andere die van Miller en Rollnick (1991), Dye en DiMatteo (1995), Tate (1997) en Butler e.a. (1996).

De meeste gedragsveranderingmodellen zijn complex en gebaseerd op een counselinggesprek van vijftig minuten. Keller en Kemp-White (2001) hebben echter een model ontworpen waarmee artsen het gedrag van de patiënt al tijdens een kort consult kunnen beïnvloeden.

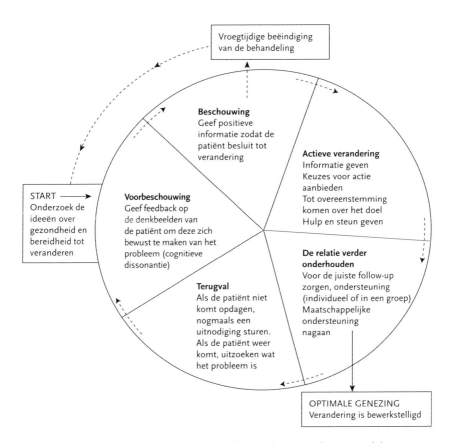

Figuur 6.1 Het interventieproces met de stadia van het veranderingsmodel. Naar het werk van Prochoska en DiClemente (1986)

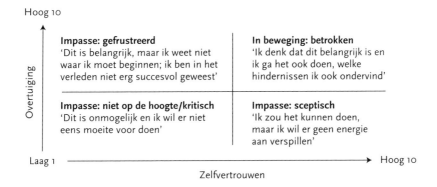

Figuur 6.2   Zelfvertrouwen- en overtuigingschema (Keller & Kemp-White, 2001)

In dit model beoordeelt de hulpverlener aan de hand van twee aspecten of iemand klaar is voor verandering: overtuiging ('Geloof ik dat mijn leven verbeter als ik deze verandering aanbreng?') en zelfvertrouwen ('Geloof ik dat ik in staat ben tot deze verandering?'). De hulpverlener kan ingrijpen om het zelfvertrouwen, zijn overtuiging of beide te vergroten. Er bestaan specifieke strategische voorstellen voor hulpverleners die te maken hebben met patiënten die op beide aspecten laag scoren, of die hoog scoren op het ene aspect en laag op het andere. Dit model is toepasbaar op allerlei gezondheidsgedragingen van patiënten, van mensen die een medicijnkuur moeten volgen tot het onderzoeken van risicovol gedrag bij mensen die roken of te dik zijn.

Rollnick e.a. (1999) bieden een andere aanpak, *health behaviour change*. In deze benadering wordt geprobeerd om de lessen van de patiëntgerichte methode en motivatiegesprekken te combineren. Tegelijkertijd wordt het kader van het motivatiegesprek uitgebreid van verslaving en gezondheidsverbetering tot allerlei andere gebruikelijke redenen voor een ontmoeting met hulpverleners. Deze ontwikkeling helpt de kritiek op motivatie- en gedragsveranderinggesprekken teniet te doen. Deze kritiek houdt in dat een methode die erop gericht is mensen te helpen veranderen impliciet de overtuiging bevat van 'de dokter weet het beter'. De hulpverlener oefent invloed uit en manipuleert, probeert een vooropgesteld resultaat te bereiken dat wordt beheerst door zijn eigen professionele idee van wat het beste is. Dit is niet verbazingwekkend als we nagaan dat het motivatiegesprek is ontwikkeld op basis van werken met ernstig verslaafden, bij wie het 'juiste' resultaat voor de hand ligt. Rollnick en collegae stellen in hun benadering van gedragsverandering duidelijker dat patiënten zelf eerst moeten kunnen beslissen wat ze willen, aan de hand van patiëntgerichte gesprekken en gezamenlijke besluitvorming. De rol van de hulpverlener houdt in de eerste plaats in dat hij mensen helpt beslissen binnen hun eigen referentiekader. Pas als de patiënt heeft bepaald welk doel hij wil bereiken, probeert de hulpverlener de patiënt het belang van de kwestie te laten inzien. Daarnaast stimuleert hij het zelfvertrouwen en de bereidheid van de patiënt om aan die doelen te gaan werken.

De denkbeelden van de patiënt erkennen: indien nodig een alternatief presenteren

Als u de denkbeelden van de patiënt wilt leren kennen, kunt u niet zonder de erkenningsresponse (zie hoofdstuk 5). Een erkenningsresponse houdt in dat u de ideeën van de patiënt in eerste instantie accepteert zonder het daar mee eens te hoeven zijn. Als u de gedachten van de patiënt erkent zonder onmiddellijk een oordeel te vellen, kunt u later, als u uw eigen mening geeft, rekening houden met de denkwijze van de patiënt. U kunt verkeerde opvattingen rechtzetten, indien nodig een alternatief aandragen en een voor beiden acceptabel plan opstellen. Maar wat doet u als u denkt dat de patiënt zijn eigen gezondheid in gevaar brengt en toch al uw aanbevelingen in de wind slaat? Hoe kunt u een dergelijke halsstarrigheid aanpakken zonder denigrerend te worden?

Patiënten prikkelen en met de waarheid confronteren

Eerlijkheid in een consult kan voor de hulpverlener problematisch zijn, vooral als de patiënt de ernst van de situatie niet onder ogen lijkt te willen zien. Conflicten met patiënten zijn gewoonlijk zeer onproductief; de patiënt wordt boos en voelt zich in de steek gelaten. Vergelijk de volgende situatie eens:

> *U moet echt onmiddellijk ophouden met roken. Als u dat niet doet, is dat heel dom. Ik kan dan geen enkele verantwoordelijkheid nemen voor de gevolgen.*

met

> *Ik weet dat het voor u op dit moment niet eenvoudig is om met roken te stoppen... het is nogal wat, wat u nu allemaal meemaakt... maar uw longen zijn het afgelopen jaar een stuk slechter geworden en ik ben bang dat het deze winter nog veel erger zal worden als u niet stopt. Hoe kunt u dit eens aanpakken?*

Als u patiënten tot verandering wilt aanzetten, zijn eerlijkheid en een constructieve manier van uitdagen belangrijke technieken.

Onderzoeken en procedures bespreken

De arts moet tijdens het medische gesprek vaak informatie geven over onderzoek of procedures. Bedenk goed dat wat voor de dokter misschien alledaags is, door de patiënt als hoogst alarmerend kan worden opgevat. Zelfs een eenvoudig bloedonderzoek kan al onrust veroorzaken. Twee weken wachten op de uitslag van een mammografie is een eeuwigheid voor de patiënte die bang is dat ze borstkanker heeft. Luisteren, meeleven en wederzijds begrip nastreven zijn onmisbare eigenschappen. De belangrijkste vaardigheden hierbij zijn:
- duidelijke informatie geven over de procedures: wat zal de patiënt moeten ondergaan en hoe wordt hij van de resultaten op de hoogte gesteld;
- aangeven welk verband er is tussen de verrichtingen en het behandelplan: betekenis en doel;

243

- vragen aanmoedigen en mogelijke angsten of negatieve resultaten bespreken.

6.6 Samenvatting

In een groot deel van dit hoofdstuk hebben we gepleit voor een interactieve benadering van de uitleg en de planning. Alleen maar informatie geven en plannen voorleggen is niet genoeg. In hoofdstuk 3 bespraken we de beperkingen van eenrichtingsverkeer: als communicatie wordt opgevat als een eenzijdig overdrachtsproces, gaat de boodschapper ervan uit dat hij met informatie geven aan zijn verantwoordelijkheden heeft voldaan. Maar omdat communicatie een interactief proces is, is de interactie pas compleet als de boodschapper feedback krijgt van de ontvanger. Hij moet kunnen waarnemen hoe de ontvanger het bericht interpreteert, of hij het begrijpt en wat hij daarbij ervaart (Dance & Larson, 1972).

We hebben laten zien dat de interactieve benadering in de informatiefase vooral tot stand komt door samen te vatten en geregeld te verifiëren. Daarbij vertellen we de patiënt wat we denken gehoord en begrepen te hebben. In dit hoofdstuk hebben we geleerd welke andere vaardigheden nodig zijn om ook in de uitleg- en adviesfase een interactieve benadering te handhaven. En we hebben nogmaals gezien hoe belangrijk het is om aan een goede relatie te werken. De gezamenlijke besluitvorming en andere interactieve processen in deze fase van het consult verlopen veel beter als er al eerder in het gesprek een relatie is ontwikkeld die gericht is op samenwerking en partnerschap.

In deze fase houden we geen monologen. Om nauwkeurige informatie te kunnen geven, moeten we herhaaldelijk controleren of de patiënt ons verhaal begrijpt; pas dan kunnen we verder met de overige informatie. Het volgende is duidelijk geworden:

- Interactie is tweerichtingsverkeer, waarbij we kunnen vaststellen welke informatie ontbreekt.
- Patiënten onthouden en begrijpen informatie die ze net hebben gehoord veel beter als we ze vragen om die in hun eigen woorden te herhalen.
- We moeten patiënten stimuleren om vragen te stellen, twijfels te uiten en de hulpverlener om nadere uitleg te verzoeken. Alleen dan kunnen we tot wederzijds begrip komen, kan de patiënt beter keuzes maken en neemt de kans toe dat hij zich aan de therapie houdt.
- Als we een bevredigende uitleg willen geven, moeten we proberen ons in de gedachten van de patiënt te verplaatsen.

–   We moeten de patiënt bij de planning betrekken door hem te laten deelne-
    men aan de beslissingen en door hem zijn voorkeuren te laten uiten.

We hopen dat dit hoofdstuk u heeft overtuigd om verder te gaan op de ingeslagen weg: niet alleen informatie 'geven', maar begrip en besluitvorming 'delen'.
Dit levert bevredigendere consulten op (voor zowel hulpverlener als patiënt) en
zorgt voor betere resultaten op de lange termijn.

7 Het consult beëindigen

7.1 Inleiding

Communicatieproblemen in de slotfase van het consult komen vaak voort uit tijdgebrek. Net als u denkt dat het gesprek naar tevredenheid is verlopen en nu wel is afgerond, brengt de patiënt ineens een nieuw, belangrijk punt ter sprake. Precies op het moment dat u over de verdere behandeling wilt gaan praten, stelt de patiënt een vraag waaruit blijkt dat uw uitleg het ene oor in en het andere weer uit is gegaan. We willen het gesprek afsluiten en de volgende patiënt binnenroepen, maar deze patiënt wil alles graag nog eens doornemen. Zo'n situatie leidt gemakkelijk tot conflicten en frustraties.

Hoe kunnen we deze problemen voorkomen? Als de beëindiging van het gesprek moeizaam verloopt, is dit vaak het gevolg van communicatieproblemen in voorafgaande consulten. Deze kunt u vermijden door de communicatievaardigheden voor het begin van het consult, de informatiefase en de uitleg- en adviesfase toe te passen. Dan zal het afsluiten van het consult ook minder moeilijkheden opleveren.

Er zijn echter ook vaardigheden die specifiek voor de slotfase gelden: samenvatten, de gemaakte plannen en volgende stappen verhelderen, aangeven wat de patiënt moet doen als iets niet volgens plan verloopt, navragen of de patiënt met de plannen instemt, het onderhouden van de hulpverlener-patiëntrelatie. Dit zijn belangrijke onderdelen van het consult die wederzijds begrip, therapietrouw, tevredenheid en de uiteindelijke gezondheidstoestand van de patiënt zullen bevorderen.

In dit hoofdstuk buigen we ons over twee afzonderlijke, maar verwante vragen:

- Welke vaardigheden uit de eerdere fasen van het consult werpen ook in de slotfase hun vruchten af?
- Welke vaardigheden zijn vooral bij de beëindiging van het consult onmisbaar?

7.2 Doelstellingen

Onze doelen in deze fase kunnen als volgt worden samengevat:
- het al besproken traject bevestigen;
- de volgende stappen voor zowel hulpverlener als patiënt verhelderen;
- een plan voor onvoorziene omstandigheden bespreken;
- de patiënt tot therapietrouw motiveren;
- de voor het consult beschikbare tijd efficiënt gebruiken;
- de patiënt blijven aanmoedigen actief aan het proces deel te nemen en aan een hulpverlener-patiëntrelatie te werken die ook in de toekomst standhoudt.

Deze doelstellingen voeren voor een deel terug op taken die al in andere bekende handleidingen zijn vermeld:
- Pendleton e.a. (1984, 2003):
  - hoe tijd en middelen efficiënt te gebruiken.
- Neighbour (1987):
  - een vangnet bieden.
- AAPP Three-Function Model (Cohen-Cole, 1991):
  - opvoeding, onderhandeling en motivatie;
  - een verstandhouding opbouwen en op de emoties van de patiënt ingaan.
- Bayer Institute for Health Care Communication E4 model (Keller & Carroll, 1994):
  - de patiënt opvoeden;
  - de patiënt de weg wijzen in de voor hem beschikbare gezondheidszorg.
- The SEGUE Framework for teaching and assessing communication skills (Makoul, 2001):
  - de ontmoeting afsluiten.
- De Maastricht MAAS-Globaal (Van Thiel & Van Dalen, 1995):
  - management – vaststellen wie wat en wanneer doet.
- Essential Elements of Communication in Medical Encounters: Kalamazoo Consensus Statement (deelnemers aan de Bayer-Fetzer Conference over communicatie tussen arts en patiënt in het medisch onderwijs, 2001):
  - zorgen voor een goede afsluiting.
- The Model of the Macy Initiative in Health Communication (Kalet e.a., 2004):
  - sluit af.
- Patient-centred medicine (Stewart e.a., 2003):
  - tijd en timing.

7.3 Vaardigheden voor de slotfase van het consult

Met de vaardigheden in kader 7.1 kunnen we de doelstellingen van dit deel van het consult gemakkelijker bereiken.

> ### Kader 7.1 Vaardigheden voor de slotfase van het consult
>
> Planning voor de toekomst
> - *afspraken maken*: afspraken met de patiënt over de volgende stappen voor patiënt en hulpverlener;
> - *een vangnet bieden*: vangnetten zijn nodig om onverwachte resultaten uit te leggen, te vertellen wat te doen als het plan niet werkt, wanneer en hoe de patiënt hulp kan zoeken.
>
> Zorgen voor een gepast afsluitingspunt
> - *slotsamenvatting*: hierin worden het consult en het behandelplan kort samengevat en verduidelijkt;
> - *laatste controle*: controleren of de patiënt het met het plan eens is, zich daarin kan vinden, informeren of de patiënt nog iets wil corrigeren, vragen of hij met nog iets anders zit.

7.4 Wat moeten we doceren en leren over de slotfase van het consult – onderbouwing van de vaardigheden

Voor we gaan kijken naar de specifieke vaardigheden die bijdragen tot een effectieve afsluiting, willen we een paar kwesties bespreken die vaak op dit punt in het consult aan de orde komen. Daarnaast bekijken we welk gedrag en welke vaardigheden *eerder* in het consult helpen voorkomen dat er problemen ontstaan en die de effectiviteit bevorderen.

Wat gebeurt er eigenlijk als het gesprek wordt afgesloten?

White e.a. (1994) hebben zich speciaal over de slotfase gebogen en geprobeerd dit gesprekselement te onderscheiden van de uitleg- en adviesfase. Op basis van audiobanden van huisartsen in Oregon identificeerden ze de slotfase aan de hand van zinnen die een overgang van de advisering naar de afsluiting aangaven. Een voorbeeld: 'Goed, ik zie u over vijf maanden weer', of 'We zullen

zien hoe het zich nu verder ontwikkelt'. Dit onderzoek leverde de volgende resultaten op:
- lengte van het bezoek: gemiddeld 16,8 minuten;
- lengte van de slotfase: gemiddeld 1,6 minuten (variërend van 1 tot 9 minuten);
- arts start de slotfase in 86% van de consulten;
- nieuwe, niet eerder geuite problemen worden ter sprake gebracht in 21% van de slotfasen;
- het gedrag van de arts in de slotfase:
  - verheldering van het plan (75%);
  - de patiënt op de volgende stappen voorbereiden (56%);
  - informatie geven over de toestand of de behandeling (53%);
  - controleren of het begrepen is (34%);
  - informeren of er nog vragen zijn (25%).

Welk gedrag in een vroegere fase kan problemen tijdens de slotfase voorkomen?

White e.a. (1994) ontdekten dat de volgende initiatieven hier van belang zijn:
- het gebruik van markeringen om de patiënt soepel door het gesprek te leiden ('ik zal u nu eerst onderzoeken en daarna bespreken we wat er aan de hand is');
- meer informatie geven over het verloop van de behandeling;
- de patiënten meer over hun behandeling laten praten;
- de patiënten naar hun eigen ideeën vragen en hun uitingen serieuzer nemen.

Het verschijnsel dat sommige problemen pas in de slotfase van het gesprek boven water komen, wordt aangeduid met de term *deurknopfenomeen*. Vaak betreft het dan zaken die emotioneel moeilijk liggen of die een psychosociale achtergrond hebben. Het vermoeden bestaat dat die late presentatie van problemen te maken heeft met het onvermogen van de hulpverlener de patiënt al in een eerder stadium te laten vertellen. Patiënten wachten op het juiste moment om met hun echte problemen voor de dag te komen; als dit moment zich niet al eerder voordoet, zit er vaak niets anders op dan pas in de allerlaatste fase van het gesprek het hart te luchten.
In hoofdstuk 2 bespraken we het onderzoek van Beckman en Frankel (1984) over de manier waarop onze woordkeuze en vraagstelling de patiënt onbedoeld, maar heel gemakkelijk kan afschrikken. We komen de echte reden voor het bezoek dan niet te weten. Voortijdig onderbreken en het onvermogen om

vroeg in het gesprek de motieven van de patiënt te achterhalen, zijn er vaak de oorzaak van dat klachten pas op de valreep worden geuit.

Kader 7.2

Welke vaardigheden moeten in de eerste fasen van het consult worden toegepast om de slotfase efficiënt en bevredigend te laten verlopen?

Begin van het consult
- Aandachtig luisteren.
- Globale oriëntatie op de reden van de komst.
- Het verdere verloop vaststellen.

Informatie verzamelen
- Markering.
- Ontdekken welke ideeën en zorgen de patiënt heeft.
- Ingaan op de gevoelens, gedachten en emoties van de patiënt.
- Zorgaspecten, geneeskundige en psychologische zaken bespreken.

Uitleg en planning
- Informatie geven.
- Patiënt bij de uitleg en planning betrekken.
- Controleren of de patiënt alles begrijpt.
- Informeren of de patiënt nog vragen heeft.

Welk gedrag kan tijdens de slotfase inefficiënt werken?

White e.a. (1994) ontdekten dat de volgende gedragingen de slotfase verlengden:
- open vragen stellen;
- lachen of emoties, zorgen of reacties aan de patiënt tonen;
- de patiënt begint een psychologische discussie, is vriendelijk, dominant, doet goed mee of voelt zich duidelijk ellendig.

Zijn we er dan op uit de slotfase zo kort mogelijk te houden? Er is hier sprake van spanning tussen efficiëntie en volledigheid. Als de hulpverlener het consult efficiënter wil beëindigen, lijkt een meer gesloten houding het aangewezen gedrag. Heeft de patiënt echter verdere vragen of komt hij met een tot dan toe verzwegen probleem, dan wordt het consult niet ten volle benut als de hulpverlener weigert daarop in te gaan. Voor het consult en de lange termijn kan het zelfs meer tijd kosten (Robinson, 2001).

Ook tijdens de slotfase moeten we ons open en patiëntgericht blijven gedragen. Hopelijk is het consult tot nu zo goed verlopen dat de patiënt naar waarheid kan zeggen: 'Nee, ik denk dat u al mijn vragen hebt beantwoord' of 'Nee, er zijn geen andere problemen'. Maar hoe goed het gesprek ook is gevoerd, er zullen altijd patiënten blijven die hun meest dominante klacht of hun ernstigste zorg pas op het laatste moment te berde brengen, als ze eindelijk al hun moed bij elkaar geschraapt hebben. We mogen deze patiënten de mond niet snoeren omdat dat voor ons efficiënter is.

In een andere kwalitatieve studie brachten White e.a. (1997) meer duidelijkheid op dit terrein. Ze toonden aan dat 36% van de slotfasen werd onderbroken; in 23% van de gevallen kwamen er nieuwe problemen aan het licht. Interrupties deden zich zelfs voor aan het begin, als de hulpverlener met open vragen naar alle zorgen van de patiënt informeerde. Ze veronderstelden dat onderbroken slotfasen waarin nieuwe punten op de agenda ter sprake komen, minder effectief zijn dan op andere momenten. De frustraties van de hulpverleners nemen toe en de patiënten zijn minder tevreden over de zorg. De auteurs zijn zich bewust van de complexiteit van medische consulten en het feit dat patiënten per ongeluk dingen vergeten tot het laatste moment. Ze beseffen ook dat hulpverleners pas laat in het gesprek met de patiënt meeleven. Daarom bieden ze drie aanwijzingen over onderbroken slotfasen, die de efficiëntie van de hulpverlener ten goede kunnen komen:

- Alleen wanneer zowel de patiënt als de hulpverlener allebei zover zijn om het bezoek af te sluiten, kunnen ze dat ook met succes doen. Als de hulpverlener al vroeg in het consult aandacht heeft voor de overtuigingen en zorgen van de patiënt, bereidt hij zich voor op een slotfase die soepel verloopt.
- Hulpverleners moeten ervoor waken zo laat in het consult te vragen: 'Is er nog iets anders?' Op dat moment verwachten ze eigenlijk al geen positief antwoord meer. Ze moeten die vraag daarom stellen vóór ze aan het afsluitingsproces beginnen en niet tot het laatste moment wachten. Dan kunnen dergelijke zorgen nog op een zinnige manier besproken worden.
- Met duidelijke markeringen van de verschillende fasen van het consult begrijpt de patiënt gemakkelijker hoe het proces verloopt en wat er in elke fase gebeurt. Dan kan het voor beide partijen duidelijk zijn wat het beste moment is om nog niet geuite zorgen naar voren te brengen. Naar onze mening kunnen die momenten zich het hele consult door voordoen, ook als u aangeeft dat u de slotfase ingaat. Bijvoorbeeld: 'Ik denk dat we wel zo'n beetje klaar zijn. Is er nog iets dat u zou willen bespreken?'

Specifieke elementen van de slotfase (zie kader 7.1)

Planning van de volgende stappen

Afspraken maken

Bij het maken van afspraken met de patiënt over de volgende stappen kunnen hulpverlener en patiënt hun verantwoordelijkheden nader identificeren (Stewart e.a., 1997). De hulpverlener moet misschien concreet worden over de manier waarop de patiënt de resultaten te horen krijgt en wat er in de tussentijd gedaan moet worden. De patiënt moet misschien nog eens bevestigen dat hij bereid is zich strikt aan het voorgestelde behandelplan te houden.

> *Dus ik schrijf een briefje naar de specialist over dit probleem en fax dat straks naar het ziekenhuis. Als het bloedonderzoek iets ongewoons oplevert, bel ik u daar vóór de afspraak over op. Wilt u mij na uw bezoek aan dokter Bevort opbellen en mij dan vertellen wat haar mening was?*

Vangnet

Rekening houden met onvoorziene gebeurtenissen is een belangrijk deel van de slotfase. De patiënt is ermee gediend dat u uitlegt wat hij moet doen als een en ander niet volgens plan verloopt en wat bepaalde ontwikkelingen precies betekenen. Zoals Neighbour (1987) beschrijft, zijn de uitleg van mogelijke onverwachte uitkomsten en informatie over waar en hoe hulp te zoeken belangrijke stappen. Ze komen niet alleen de praktijksituatie, maar ook de hulpverlener-patiëntrelatie ten goede. Als u te horen krijgt dat uw pijnlijke keel door angina komt en met penicilline is te genezen, en dat blijkt niet te werken, dan gaat u misschien ergens anders heen, waar u hoort dat u de ziekte van Pfeiffer hebt. Dan bent u niet onder de indruk van de vakkundigheid van de eerste arts. Had die eerste dokter echter verteld dat de ziekte van Pfeiffer ook een mogelijkheid was en dat u moest terugkomen als de kuur geen resultaat had, dan zou u hem juist extra waarderen omdat hij u daarop had voorbereid.

Het juiste moment kiezen om af te sluiten

Slotsamenvatting

In hoofdstuk 3 en 4 bespraken we de waarde van tussentijdse samenvattingen tijdens de informatiefase. Ook in de slotfase is een samenvatting van groot belang. Als het consult nog eens kort wordt doorlopen en het verdere traject verhelderd wordt, krijgen zowel de hulpverlener als de patiënt de gelegenheid om alles wat besproken is nog eens te bevestigen. Daarnaast is het soms uiterst waardevol om de patiënt meer informatie of op- en aanmerkingen te ontlokken. Zorg er altijd voor dat de patiënt de ruimte krijgt om de samenvatting te corrigeren of er iets aan toe te voegen.

> Dokter: Dus om het samen te vatten: ik denk dat uw suikerziekte het laatste jaar een beetje uit de hand is gelopen, waarschijnlijk omdat u wat zwaarder bent geworden. We krijgen het hopelijk wel weer op een aanvaardbaar niveau als u weer op uw oude gewicht kunt komen. Ik zal het dieet waar ik het over had, voor u opzoeken en dan zie ik u over twee maanden weer om te kijken hoe het gaat. Klopt dit ongeveer met wat we besproken hebben?
>
> Patiënt: Ja dokter, maar zoals ik al zei, ik denk dat het komt omdat ik na mijn mans hartaanval weinig de deur uit ben gekomen, maar nu het met hem wat beter gaat, kan ik misschien weer wat vaker een wandeling maken.

Consultevaluatie

Het is zoals gezegd nodig om tot slot nog eens te controleren of de patiënt het met u eens is, zich in de gemaakte plannen kan vinden en antwoord heeft op de vragen waarmee hij naar u toekwam. Vraag dus altijd of hij nog aanvullingen, correcties, opmerkingen of vragen heeft (Robinson, 2001). Als u het goed gedaan hebt, zal het antwoord luiden:

> Nee, ik weet genoeg. Bedankt voor uw hulp, u hebt al mijn vragen beantwoord.

7.5 Samenvatting

In dit hoofdstuk bespraken we de vaardigheden die in de slotfase van het consult van belang zijn. We hebben gezien hoe de effectiviteit van de slotfase afhangt van een juist gebruik van communicatievaardigheden in de eerste fasen van het consult en van het gebruik van specifieke vaardigheden voor de slotfase. Samenvatten, afspraken maken, een vangnet bieden en een consultevaluatie houden, zorgen ervoor dat het gesprek op een goede manier wordt afgerond. Zo wordt er overeenstemming bereikt en blijven onzekerheden voor zowel hulpverlener als patiënt over de huidige toestand en de toekomst beperkt. Dan kan het proces dat we in dit boek voortdurend aanbevelen, worden voltooid: elkaars relevante gedachten lezen, samenwerken, kortom voor zover mogelijk proberen gelijkwaardige partners te zijn.

Als u de vaardigheden voor de slotfase op de juiste manier toepast, kan de patiënt gemakkelijker instemmen met het gezamenlijk opgestelde plan. Het is hem dan duidelijk wat er verder gaat gebeuren en hij kan het behandeltraject met vertrouwen tegemoet zien. Met dezelfde vaardigheden kan de hulpverlener het consult ook effectiever beëindigen. Dan hoeft een volgend gesprek niet te beginnen met nog niet besproken onderwerpen of angsten die zijn concentratie ondermijnen. We zeiden al dat veel problemen van de slotfase al eerder in het consult ontstaan. Hier zien we dat de slotfase ook nog de oorzaak kan zijn van moeilijkheden bij een volgend consult. Een bevredigende afsluiting van een consult is een belangrijke voorwaarde om daarna uw aandacht volledig op de volgende patiënt te kunnen richten.

8 Basale communicatievaardigheden in specifieke situaties

8.1 Inleiding

In dit laatste hoofdstuk buigen we ons over bijzondere gesprekssituaties. De hulpverlener komt in het contact met patiënten voor allerlei verschillende situaties en problemen te staan: overlijden, een langdurig sterfbed, patiënten van allerlei leeftijden en culturele achtergronden, boosheid, agressie of problemen met de telefonische communicatie. In dit hoofdstuk bespreken we een paar van deze belangrijke situaties. We gaan met name in op het verband tussen de vaardigheden die voor zo'n specifieke situatie nodig zijn en de basale vaardigheden uit de Calgary-Cambridge Observatielijst.

Veel van de recent verschenen publicaties over communicatie in de gezondheidszorg richten zich vooral op specifieke situaties en schenken daardoor minder aandacht aan de basale communicatievaardigheden. In dit boek hebben we de weegschaal naar de andere kant laten doorslaan, maar beide soorten zijn belangrijk. Waarom hebben we ons dan voornamelijk gericht op algemene basale vaardigheden, die een hulpverlener in elk consult kan gebruiken? Simpel: de meeste vaardigheden die we in een bijzondere situaties nodig hebben, vallen ook onder de elementaire vaardigheden die we in de hoofdstukken 2 tot en met 7 al hebben behandeld. Deze vormen onze basis in alle situaties. We kunnen moeilijkheden vaak al bij voorbaat vermijden als we deze elementaire vaardigheden nauwkeurig toepassen. Als we de algemene vaardigheden beheersen, kunnen we ingewikkelde situaties veel beter het hoofd bieden.

Het belangrijkste is dat we onthouden dat in elk van deze zeer individuele omstandigheden:

- de context van de interactie verandert;
- de inhoud van de communicatie varieert;
- *maar* de vaardigheden hetzelfde blijven.

Natuurlijk verandert de inhoud van elk consult in deze specifieke situaties. Wat we moeten zeggen als we heel slecht nieuws brengen is duidelijk anders dan wanneer iemand een griepje heeft. Ook de context verandert. Als we bijvoorbeeld slecht nieuws brengen, worden de omstandigheden aanzienlijk veranderd door het emotionele gehalte en de impact van onze woorden op de patiënt en zijn familie.

Maar de vaardigheden die in al deze omstandigheden vereist zijn, blijven gelijk. We hoeven niet voor elke kwestie nieuwe vaardigheden uit te vinden. We moeten ons alleen bewust zijn dat de meeste vaardigheden in de observatielijst wel gelijk blijven, maar dat sommige afhankelijk van de inhoud en de context intenser, met meer nadruk en bewuster gebruikt moeten worden. Daarom moeten we een gedegen kennis hebben van de vaardigheden en ze goed beheersen voor we ze toepassen. Als we bijvoorbeeld slecht nieuws brengen, moeten we heel goed weten wanneer we stil moeten zijn en ander non-verbaal gedrag vertonen. Daarnaast moeten we begrijpend kunnen reageren.

Laten we het vergelijken met sport. We kunnen onder perfecte omstandigheden leren skiën en plotseling op ijs terechtkomen. Dan lijkt het alsof we totaal nieuwe vaardigheden nodig hebben. Maar in feite hoeven we alleen maar dezelfde vaardigheden beter te beheersen die we al geleerd hebben en intenser en geconcentreerder toe te passen.

In dit hoofdstuk hebben we een aantal specifieke onderwerpen gekozen aan de hand waarvan we laten zien hoe we de vaardigheden uit de Calgary-Cambridge Observatielijst in lastigere situaties kunnen toepassen.

We bespreken de eerste twee onderwerpen – *Slecht nieuws brengen* en *Cultuurbepaalde probleemsituaties* – uitgebreid. Op *Leeftijdgerelateerde onderwerpen (oudere patiënten en communicatie met kinderen en ouders)*, het *Telefonische consult* en *Psychische kwesties (psychosen en verborgen depressies)* gaan we korter in. Aan het eind van het hoofdstuk vindt u een lijst met andere specifieke situaties die van belang zijn, gevolgd door bronnenmateriaal over de in dit hoofdstuk behandelde situaties.

8.2 Specifieke situaties

8.2.1 Slecht nieuws brengen

De structuur en vaardigheden van de Calgary-Cambridge Observatielijst bieden een stevige basis voor het brengen van slecht nieuws. Bijna alle vaardigheden die zo'n moeilijke situatie vereist, komen in de lijst voor. De benadering van de uitleg- en adviesfase die we in dit boek hebben besproken, bestaat uit het geven van op maat gesneden informatie die geheel is afgestemd op de behoeften van de patiënt, begrip voor de patiënt en een goede onderlinge samenwerking. Dit zijn ook de vaardigheden die bij het brengen van slecht nieuws belangrijk zijn. Uit het werk van Tuckett e.a. (1995) blijkt dat de vaardigheden voor informatieverstrekking vooral nodig zijn als het gezichtspunt van de hulpverlener verschilt van dat van de patiënt; slecht nieuws meedelen is het meest extreme voorbeeld van zo'n situatie. Hier hoopt de patiënt als hij de kamer binnenkomt dat er goed nieuws is, hoe klein die kans ook is. De hulpverlener moet de patiënt met de harde waarheid confronteren.

Dit is een situatie waarin de meeste hulpverleners communicatie als problematisch en moeilijk ervaren. Als het slechte nieuws bot en tactloos wordt meegedeeld, kunnen de psychologische gevolgen verwoestend en zeer langdurig zijn (Finlay & Dallimore, 1991). Door de jaren heen zijn zowel in de medische als in de gewone pers talloze artikelen verschenen die het onvermogen van hulpverleners op dit gebied illustreerden. Field (1995) kwam echter tot de conclusie dat medische opleidingen tussen 1983 en 1994 steeds meer aandacht aan dit onderwerp zijn gaan geven, zowel in Australië en Noord-Amerika als in Engeland en andere delen van Europa. In dezelfde periode verscheen in de voornaamste tijdschriften over gezondheidszorgonderwijs een toenemend aantal verhandelingen over het brengen van slecht nieuws (Garg e.a., 1997, Baile e.a., 1999, 2000; Vetto e.a., 1999; Colletti e.a., 2001; Orlander e.a., 2002).

Ondanks de aandacht voor deze kwestie onder studenten vooral, stuiten we bij ervaren artsen, coassistenten en studenten geneeskunde nog steeds op grote moeilijkheden als het gaat om het brengen van slecht nieuws aan patiënten en hun familie (Makoul, 1998; Dosanjh e.a., 2001).

Zowel in de ziekenhuis- als in de huisartsenpraktijk moeten we een patiënt soms vertellen dat er sprake is van een ernstige of zelfs terminale aandoening, bijvoorbeeld als iemand kanker heeft, als een hiv-test positief is of als een zwangere vrouw waarschijnlijk een kind met het downsyndroom ter wereld gaat brengen. Veel vaker nog komt het voor dat we de patiënt iets meedelen dat voor ons niet bijzonder 'slecht nieuws' is, maar dat de patiënt wel als zodanig ervaart. Dat gebeurt bijvoorbeeld als u meedeelt dat de diagnose reumatische artritis of een schildklieraandoening is, als u de patiënt vertelt dat hij bloedarmoede heeft of het resultaat meedeelt van een uitstrijkje dat een lichte afwijking laat zien. Het kan zelfs gebeuren wanneer u een patiënt die de volgende dag op vakantie wil, vertelt dat hij complicaties heeft opgelopen en langer opgenomen moet blijven. We hebben vaak niet in de gaten hoe onze informatie door de patiënt wordt geïnterpreteerd en gewaardeerd.

In kader 8.1 hebben we een schema samengesteld op basis van het werk van verschillende onderzoekers (Brod e.a., 1986; Maguire & Faulkner, 1988; Sanson-Fisher, 1992; Buckman, 1994; Cushing & Jones, 1995). Het is niet verwonderlijk dat veel aanwijzingen sterk overeenkomen met de vaardigheden in de Calgary-Cambridge Observatielijst. Andere bruikbare bronnen zijn video-opnamen van de New South Wales Anaesthetic Continuing Education Committee of the Australian and New Zealand College of Anaesthetists en de Australian Society of Anaesthetistst (1993), Fallowfield & Lipkin (1995), Maguire e.a. (1996b), Ptacek & Eberhardt (1996) en Kuhl (2002).

Kader 8.1 Aanwijzingen voor het brengen van slecht nieuws

Voorbereiding
- Maak zo snel mogelijk een afspraak.
- Reserveer voldoende tijd en zorg ervoor dat u tijdens het gesprek niet gestoord kunt worden.
- Kies een aangename, bekende omgeving.
- Nodig eventueel ook de partner, een familielid of vriendin uit.
- Bereid u goed voor door de situatie, de medische gegevens en de achtergrond van de patiënt nogmaals te bestuderen.
- Probeer uw persoonlijke gevoelens en associaties zo veel mogelijk opzij te zetten.

Begin van het consult – het gesprek kort inleiden
- Geef een samenvatting van de gebeurtenissen tot nu toe; verifieer of de patiënt het met uw samenvatting eens is.
- Zoek uit wat er sinds de laatste ontmoeting is gebeurd.
- Probeer vast te stellen hoe de patiënt denkt en hoe hij zich voelt.
- Overleg over het vervolg.

Informatie uitwisselen
- Probeer kort vast te stellen wat de patiënt begrijpt: wat hij al weet, wat hij denkt of wat hem al is verteld.
- Waarschuw dat er onaangename informatie gaat komen, bijvoorbeeld: 'Ik moet u zeggen dat het veel ernstiger is dan we hadden gehoopt...'
- Geef basale informatie, eerlijk en eenvoudig; herhaal belangrijke punten.
- Stem uw uitleg af op de gezichtspunten en de situatie van de patiënt.

- Geef niet te vroeg te veel informatie; wees niet té zachtzinnig, maar overdonder de patiënt ook niet direct met alle harde feiten.
- Geef de informatie in kleine stukjes tegelijk, in de juiste volgorde.
- Let op uw tempo: controleer herhaaldelijk wat de patiënt begrijpt en hoe hij zich voelt.
- Stem uw taalgebruik nauwkeurig af op het begripsvermogen, de reacties en de emoties van de patiënt; vermijd jargon.
- Let de hele tijd op uw eigen non-verbale gedrag.

Openstaan voor de patiënt
- Let op non-verbale signalen van de patiënt: gezichtsuitdrukkingen, lichaamstaal, stiltes, tranen.
- Respecteer stilte (als de patiënt zich afsluit en niet meer luistert), geef daarvoor tijd en ruimte; erken eventuele ontkenningen.
- Blijf pauzeren, zodat de patiënt de gelegenheid krijgt om vragen te stellen.
- Probeer tijdens uw verhaal te peilen welke verdere informatie de patiënt nodig heeft en geef deze naar behoefte. Dat wil zeggen: luister heel nauwkeurig, want elke patiënt is anders. Bovendien kan de behoefte aan informatie bij elke patiënt in de loop van de tijd en in verschillende situaties veranderen.
- Moedig de patiënt aan zijn gevoelens te uiten en geef al snel aan dat u daarvoor openstaat, bijvoorbeeld 'Dit komt hard aan, hè?'; 'Dit is natuurlijk heel moeilijk voor u – ik vind het heel erg voor u'; 'U bent nu erg van streek, zie ik'; 'Erg hè...'.
- Reageer op de gevoelens en de houding van de patiënt met acceptatie, medeleven en interesse.
- Informeer of de patiënt al eerder een idee had van de gegeven informatie.
- Controleer of de patiënt de informatie heeft begrepen, bijvoorbeeld: 'Wilt u nog eens doornemen wat u aan uw vrouw gaat vertellen?'
- Let goed op verschillen in interpretatie: kanker zal soms voor de patiënt iets anders betekenen dan voor de hulpverlener.
- Wees zelf niet bang emoties of verdriet te tonen.

Plan en steun
- Als u eenmaal hebt uitgevonden wat de specifieke zorgen van de patiënt zijn, helpt u hem door te proberen overweldigende emoties terug te brengen tot zorgen die hij wel aankan. Geef daarbij aan wat nog wel, en wat niet meer behandeld kan worden.

261

- Maak een plan voor de nabije toekomst.
- Geef een overzicht van het mogelijke verdere verloop van de ziekte, en houd voorspellingen over de tijdspanne aan de ruime kant.
- Geef hoop, maar wees realistisch ('ik houd rekening met het ergste, maar ik geef de hoop niet op').
- Kies duidelijk de kant van de patiënt ('samen kunnen we hier nog veel aan doen... als wij...').
- Leg de nadruk op het begrip 'kwaliteit van leven'.
- Bespreek het 'vangnet'.

Voortzetting en afsluiting
- Vat het gezegde nogmaals samen en controleer of de patiënt het begrepen heeft.
- Dwing de patiënt niet onmiddellijk tot een bespreking van de behandeling.
- Maak een vervolgafspraak op korte termijn en geef aan wanneer en waar u bereikbaar bent.
- Stel vast op welke steun de patiënt kan rekenen; vraag naar familie en vrienden.
- Bied aan de partner (of anderen) te ontvangen of telefonisch te woord te staan.
- Zorg voor gedrukte informatie die u mee kunt geven.

Als de patiënt iemand heeft meegenomen, let dan op diens verbale en non-verbale signalen en pauzeer af en toe, zodat hij of zij vragen kan stellen. Maar vergeet niet dat de patiënt uw eerste zorg is.
Vergeet nooit dat u zelf soms bang kunt zijn – voor het geven van informatie, als gevolg van eerdere ervaringen, of uit angst om als genezer of hulpverlener te falen.

De relatie opbouwen met patiënten en hun partners is niet beperkt tot een bepaald onderdeel van kader 8.1. Het is duidelijk wel een van de belangrijkste onderdelen van de hele interactie. Merk op hoeveel van de bovengenoemde aanwijzingen en de vaardigheden uit de Calgary-Cambridge Observatielijst hierna, te maken hebben met het zorgen voor overeenstemming, erkenning van het gezichtspunt van de patiënt (gedachten en gevoelens) en daarop gevoelig reageren, en het vertonen van aandachtig verbaal en non-verbaal gedrag. In de context van slecht nieuws brengen, vormen deze vaardigheden de basis om een therapeutische relatie op te bouwen en te handhaven, of u en de patiënt nu vrijwel vreemden zijn of elkaar goed kennen.

Voornaamste vaardigheden uit de Calgary-Cambridge Observatielijst die met meer diepgang, opzet en intensiteit toegepast moeten worden

Het brengen van slecht nieuws is een context die zowel de inhoud van het gesprek verandert als de intensiteit, bedoeling en het bewustzijn waarmee de voornaamste vaardigheden uit de Calgary-Cambridge Observatielijst toegepast moeten worden. Hier volgt een beschrijving van deze vaardigheden, gerangschikt onder de bijbehorende koppen.

Vaardigheden uit de Calgary-Cambridge Observatielijst	Deze vaardigheden toepassen met meer diepgang, opzet en intensiteit
Opening van het consult	Net als in andere consulten zijn de juiste plaats en tijd van cruciaal belang.
Voorbereiding	Hoe regelt u een afspraak? Als het nieuws ernstig is en u ingewikkelde informatie moet geven, moet de ontmoeting met de patiënt zorgvuldig gepland worden. Wanneer en waar moet deze plaatsvinden? Wie moet erbij zijn? Bent u als hulpverlener emotioneel en professioneel goed voorbereid?
Patiënt begroeten Het verdere verloop bespreken	Met meer dan een persoon tegelijk spreken: veel zieke mensen of mensen die weten dat ze moeilijke of ingewikkelde informatie gaan krijgen, nemen een familielid of vriend mee naar de hulpverlener. Dan hebt u dus verschillende personen voor u, elk met zijn eigen ideeën, zorgen en verwachtingen. Het is nodig dat u zich concentreert op de 'hoofdpatiënt'. Als u genoeg tijd hebt, kan het zinvol zijn de patiënt en de familie zowel afzonderlijk als samen te ontvangen. Zie daarover het onderzoek van Benson en Britten (1996) over kankerpatiënten, waaruit bleek dat de meesten vooral boos waren als zonder hun toestemming iets aan anderen werd verteld.
Uitleg en planning	Slecht nieuws brengen is een specifiek geval van uitleg en planning. Het is dus logisch dat deze moeilijke situatie vereist dat u de vaardigheden uit deze fase van het consult bijzonder goed beheerst.
Informatie stukje bij beetje geven en controleren	*Informatie bij stukjes en beetjes geven en controleren of die is begrepen* is hier heel belangrijk. De hulpverlener kan zo op elk moment in het gesprek polsen waar de patiënt staat.
Vaststellen wat de patiënt al weet	*Uitvinden wat de patiënt al weet*, waar hij bang voor is en wat hij hoopt, is moeilijk maar van cruciaal belang. Dat geldt met name wanneer de patiënt bang is. Soms is het nog moeilijker wanneer er iemand bij is. Maar het loont beslist de moeite om eerst een nauwkeurig beeld te krijgen van de voorkennis van de patiënt en een familielid. Als u pas dan informatie geeft over de prognose en de behandelingsopties, creëert u een uitstekende basis voor de hulpverlener-relatie in de toekomst.

Vaardigheden uit de Calgary-Cambridge Observatielijst	Deze vaardigheden toepassen met meer diepgang, opzet en intensiteit
Vaststellen van individuele informatiebehoeften	*Uitvinden wat de patiënt wil weten.* Of u voor het brengen van het slechte nieuws aan de patiënt moet vragen hoeveel hij wil weten is een zaak waarover auteurs verschillend denken. Buckman (1994) spreekt zich uit voor een directe, inleidende vraag als 'Als de uitslag iets ernstigs blijkt te zijn, wilt u dan precies weten wat er aan de hand is?' Maguire en Faulkner (1988) kiezen voor een reeks omkledingen van het slechte nieuws, waarbij na elk eufemisme wordt gepauzeerd om te zien hoe de patiënt reageert. Andere schrijvers geven de voorkeur aan een meer directe benadering na een voorzichtige waarschuwing; vervolgens moeten we dan steeds peilen hoe we verder moeten gaan. Hun standpunt is dat patiënten die de waarheid willen ontkennen, zich dan toch wel doof houden voor wat ze niet willen horen. In Nederland doet Vrolijk nadrukkelijk de aanbeveling de patiënt met het slechte nieuws te confronteren en dan aanwezig te blijven teneinde de reactie te begeleiden (Vrolijk, 1991). Twee grote Nederlandse onderzoeken onder nabestaanden van orgaan- en weefseldonoren wezen uit dat zij het uitdrukkelijk op prijs stelden als de artsen en verpleegkundigen duidelijke, niet mis te verstane taal gebruikten. De kwaliteit van het slechtnieuwsgesprek had de grootste invloed op de manier waarop deze nabestaanden op de hele gang van zaken terugkeken (Blok e.a., 1996; 1999; 2000).
Maak gebruik van expliciete categorisering of markeringen	*Eerst voorzichtig waarschuwen* is een speciale vorm van categorisering of markering van de informatie die gaat komen. Daarmee bereidt u de patiënt enigszins voor. Het is soms nuttig om dat aan het begin van het gesprek te doen, vooral als het een vervolgafspraak is. U kunt dit op verschillende manieren doen; welke manier in de gegeven omstandigheden de beste is, hangt af van de situatie van de patiënt en de stijl van de hulpverlener. Bij een patiënt met een dodelijke ziekte of een vrouw met een dreigende miskraam die op het resultaat van een scan wacht, kunt u beginnen met: 'Ik ben bang dat het nieuws niet is wat we gehoopt hadden', in combinatie met de juiste lichaamstaal. Vervolgens kunt u kort wachten, zodat het tot de patiënt doordringt dat het vervolg van het verhaal moeilijk gaat worden. Om de aandacht van de patiënt vast te houden, zijn de gebruikelijke markeringen ook belangrijk (bijvoorbeeld: 'Er zijn twee belangrijke dingen die u niet uit het oog mag verliezen. Ten eerste ... ten tweede ...').
Pas uw uitleg aan het gezichtspunt van de patiënt aan	*Hoop geven, maar realistisch blijven* Dat is voor de hulpverlener gemakkelijker als de patiënt een terechte hoop op genezing of verbetering heeft, bijvoorbeeld een patiënt die herstellende is van een verkeersongeluk of iemand bij wie nierstenen zijn vastgesteld. Het is echter veel moeilijker hoop te geven aan een patiënt die een ernstige her-

Vaardigheden uit de Calgary-Cambridge Observatielijst	Deze vaardigheden toepassen met meer diepgang, opzet en intensiteit
	senbloeding heeft gehad of bij wie de chemotherapie niet is aangeslagen. De hulpverlener moet erachter komen welke strategieën de patiënt heeft om te kunnen volhouden en hoe optimistisch hij gewoonlijk is. Hulpverleners zijn geen goden en hun prognoses worden vaak verkeerd geïnterpreteerd. Alle patiënten hebben hoop nodig, en die kunt u het beste geven door realistisch te blijven en u te baseren op de situatie van de patiënt en zijn gevoelens daarover.
Bespreek mogelijkheden en meningen	*Bespreek de mogelijke behandelwijzen* Ook hiermee kunt u pas beginnen als de patiënt zover is dat hij naar de aanbevelingen van de hulpverlener wil luisteren. Maak de patiënt duidelijk dat hij betrokken wordt bij de beslissingen over behandelingen. *Geef een prognose* Als de patiënt het over de toekomstverwachtingen wil hebben, wees dan niet te specifiek over tijdmarges. Wel kan een ruim kader patiënten helpen die graag ver vooruit willen plannen.
Het opbouwen van de relatie	Het is van groot belang dat u het hele gesprek door blijft werken aan het opbouwen van een goede relatie met de patiënt en diens partner. Als u de patiënt of diens partner niet goed kent, moet u al direct aan het begin van de interactie werken aan de basis voor een vertrouwensrelatie.
Let op signalen Toon empathie	Als de hulpverlener *op non-verbale signalen let*, kan hij zien op welk punt de patiënt iets wil vragen of peilen wat diens emotionele toestand is. Vervolgens kan de hulpverlener zijn medeleven en empathie met de patiënt betuigen. Ook krijgt de hulpverlener zo de ruimte om naar verdere zorgen te vragen en daar tactvol op reageren. Ik kan zien dat u erg van streek bent, nu de test uitwijst dat uw ergste angsten bewaarheid worden ... Ik vind het heel erg voor u ... (pauze) ...u zei eerder dat uw man gehandicapt is. Zit u nog met andere dingen die u wilt bespreken? Een speciaal geval van signalen oppikken doet zich voor als de patiënt zich afsluit, een punt waarop de patiënt (of partner) die het slechte nieuws heeft ontvangen, blokkeert of uw woorden niet meer in zich op lijkt te nemen. Als u merkt dat de patiënt niets meer wil horen, moet u de informatie bij stukjes en beetjes geven en controleren. Let daarbij extra op verbale signalen van de patiënt (bijvoorbeeld als de patiënt plotseling van onderwerp verandert) of, wat vaker het geval zal zijn, non-verbale signalen (de patiënt valt ineens stil of kijkt ongelukkig of boos).

265

Vaardigheden uit de Calgary-Cambridge Observatielijst	Deze vaardigheden toepassen met meer diepgang, opzet en intensiteit
Geef steun	*Steun aan de patiënt* Steun voor de patiënt is nodig. Open en eerlijke opmerkingen als 'We moeten hier samen aan werken' of 'Ik zal voor u met de specialist gaan praten' of 'U hoeft dit niet allemaal alleen op te knappen... Hoe zullen we van hieruit verder gaan?', zijn voorbeelden van zinnen die een patiënt een hart onder de riem kunnen steken.
Toon het juiste non-verbale gedrag	*Hulpverleners hoeven hun eigen verdriet niet te verbergen* Patiënten kunnen van streek raken van hulpverleners die schijnbaar onbewogen slecht nieuws meedelen (Woolley e.a., 1989). Hulpverleners moeten niet bang zijn emoties te tonen (Fallowfield, 1993), maar hoeveel verdriet u met de patiënt wilt of moet delen is een moeilijke afweging. Het hangt ook af van de afzonderlijke persoonlijkheden en situaties. Het is niet de taak van de patiënt om de hulpverlener te troosten. Daar staat tegenover dat hulpverleners hun gevoelens maar moeilijk kunnen verbergen bij het uitvoeren van deze moeilijke taak. De patiënt kan non-verbale signalen daarvan opmerken. Maar het is niet de bedoeling dat de patiënt de hulpverleners moet troosten. Het algehele doel is hier een goede relatie met de patiënt op te bouwen.
Afsluiten	Het loont de moeite om tijd te besteden aan dit onderdeel van het gesprek. Vaak kan de hulpverlener op dit punt in het consult kort de mogelijke stappen met de patiënt doornemen en hem weer enige controle over de situatie geven.
Maak afspraken met de patiënt over de volgende stappen Zorg voor een vangnet	*Duidelijke vervolgplannen maken:* een datum afspreken voor een spoedig vervolggesprek, aanbieden de patiënt te bellen en te vragen hoe het met hem gaat en beginnen met het plannen van de volgende stappen. Dit maakt allemaal een ondersteunende en geruststellende indruk op de patiënt. Vaak helpt het ook als de hulpverlener aanbiedt om de partner in te lichten over de diagnose, als de patiënt zich daar zorgen over maakt. En de patiënt moet de tijd krijgen om het slechte nieuws te verwerken en zelf te beslissen wanneer hij de verschillende behandelmogelijkheden wil overwegen. *Noteer wat de patiënt en familieleden is verteld.* Dit is enorm handig, vooral wanneer de huisarts en de specialist met elkaar communiceren, of wanneer de patiënt zorg van een team andere hulpverleners krijgt.

In dit deel van de observatielijst staan alle stappen die patiënten, artsen en verpleegkundigen aanbevelen. Dit blijkt uit een studie naar de vraag of er tussen patiënten en hulpverleners consensus bestaat over richtlijnen met betrekking tot het brengen van slecht nieuws (Girgis e.a., 1999). Het schema is ook een weerspiegeling van aanbevelingen en vaardigheden die worden gepresenteerd in een op de praktijk gebaseerde video-opname uit de vs: *Cancer Disclosure: Communicating the Diagnosis to Patients.* Deze video uit 1986 blijft een uitstekend leermiddel. Er worden talloze voorbeelden van persoonlijke gesprekken tussen hulpverleners en kankerpatiënten nagespeeld.

8.2.2 Culturele en sociale verschillen

Communicatie in multiculturele omstandigheden vormen een speciaal geval. Daarvoor zijn basale vaardigheden nodig voor het begrip van de patiënt (in de fasen van informatie, uitleg en advies) en bij het opbouwen van de relatie.

Veel van de begrippen die aan het ziekte-hulpverlenermodel ten grondslag lagen (zie hoofdstuk 3), kwamen oorspronkelijk uit antropologische en interculturele studies. Men zag gesprekken tussen verschillende culturen als een extreem voorbeeld voor alle hulpverleningscontacten en paste de daarbij geleerde lessen later toe op hulpverleners en patiënten van dezelfde cultuur. Hier keren we het proces om en bekijken we hoe we de elementaire vaardigheden kunnen toepassen op de specifieke problemen van een situatie waarin hulpverlener en patiënt een verschillende culturele achtergrond hebben.

We krijgen steeds meer te maken met mensen met een andere etnische achtergrond. Johnson e.a. (1995) hebben gezegd: 'Elke cultuur is een weefpatroon van geloven en gebruiken, waarvan sommige samenhangend en consistent zijn en andere aanvechtbaar en tegenstrijdig.' Volgens deze onderzoekers moeten hulpverleners zich in elk gesprek verdiepen in de opvattingen van de patiënt over gezondheid in het algemeen en ziekte en symptomen in het bijzonder. Als hulpverleners dit advies negeren, lopen ze het risico op veronderstellingen af te gaan of patiënten verkeerd te beoordelen of te stereotyperen. Dit kan niet alleen leiden tot conflicten, maar ook tot onnauwkeurigheid. In de multiculturele context – dus eigenlijk in alle gevallen dat hulpverlener en patiënt een verschillende culturele achtergrond hebben – is discriminatie een mogelijk probleem. Dovidio en Gaertner (1996) beweren dat de meeste discriminatie onopzettelijk plaatsvindt en hulpverleners daar zich niet van bewust zijn of zelfs de mogelijkheid ontkennen, zoals is gebleken uit een bespreking uit 1999 (Kaiser Family Foundation). Maar juist daarom moeten we heel waak-

267

zaam zijn als het gaat om culturele verschillen in de gezondheidszorg en goed bedenken hoe we daarmee omgaan.*

Johnson e.a. maken de volgende opmerkingen die de hulpverlener van pas kunnen komen: de cultuur van een patiënt levert hem ideeën over ziekte en gezondheid, theorieën over causaliteit, meningen over wie over onze gezondheid beslist en over manieren om hulp te zoeken. Johnson e.a. ontwikkelden ook een handig model voor algemene verschillen tussen hulpverleners met een westerse medische opleiding en traditionele etnische patiënten. Deze benadering wordt ondersteund door Chugh e.a. (1993); hun voornaamste bevindingen waren dat er barrières zijn. Deze leiden tot ontevredenheid bij de patiënt en tot moeilijkheden en misvattingen bij zowel hulpverleners als patiënten. Deels waren de barrières het gevolg van cultuurbepaalde ervaringen, ideeën, overtuigingen en verwachtingen van de patiënt, maar ook van taalproblemen.

Meyerscough (1992) en Eleftheriadou (1996) geven uitstekende en gedetailleerde informatie over een aantal van dit soort problemen waarmee westerse hulpverleners regelmatig geconfronteerd worden. Hun voorbeelden illustreren onder andere het belang van familiestructuur en levensstijl, de rol van de vrouw, de houding ten opzichte van vrouwen en kinderen, kleding, religie, voedsel en vastenperiodes. Belangrijk ook zijn opvattingen over leven en dood.

Ferguson en Candib (2002) komen in hun artikel over cultuur, taal en de hulpverlener-patiëntrelatie met consistente aanwijzingen dat patiënten die afkomstig zijn uit een etnische minderheid en slecht Engels spreken, minder snel op empathische reacties konden rekenen van hun hulpverleners. In het algemeen kregen ze minder informatie en werden ze minder vaak aangemoedigd om mee te werken aan gezamenlijke besluitvorming. Het is dan belangrijk dat er een gekwalificeerde tolk bij consulten aanwezig is. Ngo-Metzger e.a. (2003) deden een studie onder Chinese en Vietnamese immigranten in de vs. Ze ontdekten dat patiënten uit deze bevolkingsgroepen liever een professionele tolk meenamen dan een familielid, het liefst ook van hun eigen sekse.

In haar inleiding bij een serie artikelen over cultuurverschillen stelt Roter (2002) een patiëntgerichte gezondheidszorg voor om aan de behoeften van patiënten uit verschillende bevolkingsgroepen te voldoen. Deze diversiteit heeft betrekking op cultuur of etniciteit, sekse, leeftijd, seksuele geaardheid of religieuze overtuigingen, maar ook op situaties waarin hulpverlener en patiënt verschillende talen spreken.

268

---

* Met dank aan Charlene Pop voor haar inzichten in sociale psychologie en het feit dat ze ons daarop heeft gewezen.

Veelvoorkomende kwesties/barrières in multiculturele communicatie

Kader 8.2 is een nuttige lijst met potentiële verschilpunten die effectieve interactie belemmeren en die speciale aandacht vereisen wanneer de culturele of sociale achtergronden van hulpverlener en patiënt verschillen.

Kader 8.2 Veelvoorkomende kwesties en barrières in multiculturele communicatie

Taalgebruik
- een vreemde taal (dat wil zeggen patiënt of hulpverlener communiceert in een taal die hij niet vloeiend spreekt);
- gebruik van straattaal;
- accenten/dialecten;
- beledigend gedrag door te informeel taalgebruik, et cetera.

Gebruik en interpretatie van non-verbale communicatie
- aanraking;
- lichaamstaal;
- afstand – dichtbij/veraf;
- oogcontact;
- uiting van affectie/emotie.

269

Culturele overtuigingen en gezondheidszorg
- interpretatie van symptomen: wat wordt als normaal en abnormaal beschouwd;
- overtuigingen over oorzaken;
- overtuigingen over efficiëntie van alternatieve behandelingen;
- houding ten aanzien van ziekte en kwalen;
- gebruik van aanvullende of alternatieve geneeswijzen;
- sekse- en leeftijdgebonden verwachtingen van rollen en relaties;
- rol van hulpverlener en sociale interacties met betrekking tot macht en manieren om respect te tonen;
- opvattingen over verantwoordelijkheid ten aanzien van aanbevolen behandelingen;
- belangrijke familiegebeurtenissen (bijvoorbeeld rituelen en overtuigingen met betrekking tot uithuwelijken, zwangerschap en kinderen, zorg voor ouderen, behandeling van ouderen, dood);
- psychologische kwesties (identificatie van gebruikelijke stressveroorzakers, bewustzijn van verschil in familie-/gemeenschapsteun);

- rol van de hulpverlener in de geestelijke gezondheidszorg en gehandicaptenzorg.

Gevoelige kwesties
- seksualiteit: seksuele geaardheid, seksueel gedrag en anticonceptie;
- ongemakkelijkheid over bepaald lichamelijk onderzoek;
- gebruik en misbruik van alcohol of andere middelen;
- huiselijk geweld en (seksueel) misbruik;
- slecht nieuws brengen.

Medische praktijk kwesties/barrières
- de relatie tussen arts en patiënt, de mate van familiebetrokkenheid, persoonlijke en familiale verantwoordelijkheid voor gezondheidszorg en behandeling;
- ethische kwesties in de gezondheidszorg;
- aannames van hulpverleners, stereotypen of vooroordelen;
- concurrerende consulten bij een hulpverlener als alternatief of aanvulling.

Kennis van de verschillende etnische culturen waarmee een hulpverlener te maken krijgt, is vaak handig en in sommige gevallen cruciaal. Maar de elementaire vaardigheden die gericht zijn op begrip van elke afzonderlijke patiënt en zijn persoonlijke opvattingen over gezondheid, uit welke cultuur dan ook, blijven onverkort van toepassing. Natuurlijk zorgt enige kennis van en bekendheid met de achtergronden ervoor dat de hulpverlener zich zekerder kan voelen; dan kan het consult soms ook efficiënter verlopen. Maar als u generaliseert en bij een patiënt blindelings aannames maakt over de achtergrond van een bepaalde etnische groepering, kan dit net zo schadelijk zijn als wanneer u helemaal geen oog hebt voor culturele verschillen. Elke individuele patiënt is uniek en de hulpverlener moet er bij elke patiënt afzonderlijk achterkomen hoe hij ziekte en gezondheid ziet en ervaart. Deze vaststelling geldt evenzeer voor een hulpverlener en een patiënt die (op het eerste gezicht) in dezelfde cultuur leven.
Daarom heeft de hulpverlener te maken met twee enigszins tegenstrijdige communicatiekwesties: hoe vermijdt hij aannames over de patiënt op grond van zijn etniciteit en hoe moet hij tegelijkertijd de culturele verschillen onderzoeken en op waarde schatten, die voor een aanzienlijk deel bepalen hoe hij de patiënt gaat behandelen. Het is niet verwonderlijk dat het tijd kost voor zowel een patiënt als een hulpverlener met een verschillende culturele achtergrond wederzijds begrip en vertrouwen hebben opgebouwd.

Voornaamste vaardigheden uit de Calgary-Cambridge Observatielijst die met meer diepgang, opzet en intensiteit toegepast moeten worden

De vaardigheden uit de Calgary-Cambridge Observatielijst die zijn geselecteerd in de lijst die hier volgt, dienen voornamelijk om het gezichtspunt van de patiënt nauwkeuriger te kunnen vaststellen en er explicieter op te reageren. Als deze vaardigheden zorgvuldig worden toegepast, kan de patiënt ook het gezichtspunt van de hulpverlener beter begrijpen.

Vaardigheden uit de Calgary-Cambridge Observatielijst	Deze vaardigheden toepassen met meer diepgang, opzet en intensiteit
Begin	
Begroeting en inleiding Belangstelling, bezorgdheid en respect tonen en ervoor zorgen dat de patiënt gemakkelijk zit	Vraag hoe de naam correct wordt uitgesproken en hoe de patiënt wil worden aangesproken. Toon begrip als de patiënt een familielid bij het gesprek wil hebben of met een vrouwelijke/mannelijke hulpverlener wil spreken. Bied aan om de hulp van een tolk in te roepen. Is dat gewenst, bespreek dan tijdens het bespreken van het verdere verloop wat de rol van de tolk zal zijn. Vraag welke taal de voorkeur heeft tijdens het consult. Bied aan om het consult uit te stellen als de taalbarrière te groot is. Houd rekening met seksekwesties tussen hulpverlener en patiënt tijdens het gesprek en het lichamelijk onderzoek.
Informatie verzamelen	
Het gezichtspunt van de patiënt ontdekken (ideeën, zorgen, verwachtingen, effect op het leven en gevoelens)	Zoek uit wat van de patiënt: – de opvatting is over de oorzaak; – de cultureel bepaalde verwachtingen van de behandeling zijn; – de mores zijn wat betreft familie, huwelijk, religie en sociale kwesties; – het begrip is van sociale en maatschappelijke netwerken; – het gebruik van aanvullende of alternatieve geneeswijzen is. Patiënten met een bepaalde culturele of sociale achtergrond zijn zich soms minder bewust van een verband tussen psychosociale kwesties en fysieke symptomen. Het is in dergelijke omstandigheden niet eenvoudig om erachter te komen of er een depressie aan de somatische klachten ten grondslag ligt. Soms komen we daar alleen achter door open te blijven staan voor het gezichtspunt van de patiënt en op de lange termijn een vertrouwensband op te bouwen. De hulpverlener moet misschien beoordelen wanneer hij de opvattingen of keuzen

Vaardigheden uit de Calgary-Cambridge Observatielijst	Deze vaardigheden toepassen met meer diepgang, opzet en intensiteit
	van de patiënt over zijn ziekte moet accepteren. Dat is beter dan hem zonder succes op de risico's wijzen en het vertrouwen of de patiënt-hulpverlenerrelatie schaden.
De relatie opbouwen	
Gepast non-verbaal gedrag vertonen	Let op mogelijke culturele verschillen in non-verbaal gedrag (bijvoorbeeld oogcontact, aanraking, afstand).
De gezichtspunten en gevoelens van de patiënt accepteren zonder te oordelen	Schat de ideeën en overtuigingen van de patiënt op waarde zonder te oordelen, te stereotyperen of de patiënt neerbuigend te behandelen (accepteer bijvoorbeeld de wensen van patiënt en familie over onderzoek, tests en doorverwijzing). Doe geen aannames of controleer die altijd. Ga tactvol om met cultuurverschillen ten aanzien van kwesties als seksuele problemen, gebruik en misbruik van alcohol en andere middelen, en huiselijk geweld.
Steun bieden	Betuig openlijk steun.
Uitleg en planning	
Het uitgangspunt van de patiënt beoordelen Controleren wat de patiënt begrijpt	Controleer wat de culturele context is van de patiënt voor u informatie geeft. Schakel desnoods een tolk in. Controleer of de tolk de informatie nauwkeurig en compleet heeft overgebracht en dat de patiënt alles ook begrijpt.
Houd tijdens de uitleg rekening met het gezichtspunt van de patiënt	Controleer het culturele contextuele/linguïstische vermogen van de patiënt voor u informatie geeft. Controleer of alle zorgen van de patiënt aan de orde zijn geweest.
Controleer wat de patiënt begrijpt Onderhandel over een wederzijds aanvaardbaar plan	Controleren of de patiënt alles begrijpt is vooral belangrijk als er een taalprobleem is, zelfs al is er een tolk bij. Geef reële keuzes op basis van de achtergrond en situatie van de patiënt. Patiënten die niet gewend zijn om met een hulpverlener samen te beslissen, vinden dat soms moeilijk.

Hieronder staan een paar voorbeelden van formuleringen die hulpverleners kunnen gebruiken. Zo kunnen ze cultuurverschillen onderzoeken en inschatten, zonder te stereotyperen. In het algemeen geldt dat u op het juiste spoor zit als uw openingsvragen of commentaren ook werken in de hoofdcultuur. Als u vragen stelt over de individuele patiënt of diens familie in plaats van zijn cultuur, helpt u hem eerder als persoon te zien dan hem een etiket op te plakken. Duidelijke ondersteuning van deze benadering levert een groep van ongeveer zestig vrouwelijke immigranten uit allerlei culturen en etnische groepen.* Toen we deze vrouwen (die van een paar maanden tot vele jaren in Canada woonden) vroegen wat ze het liefst wilden dat hulpverleners leren over multiculturele communicatie, werd de eerste reactie enthousiast en unaniem bevestigd: 'Leer hun alstublieft om ons in de eerste plaats als individuen te behandelen in plaats van vertegenwoordigers van een culturele groep.' Hoewel de vrouwen het beslist wel nuttig vonden om kennis te nemen van culturele verschillen en verschillende opvattingen over gezondheid, benadrukten ze dat je pas kunt weten wie wel en niet in het clichébeeld over cultuur en etniciteit passen als je eerst patiënten individueel leert kennen. Het onderzoek van Chugh e.a. (1994) biedt nog een reden voor dit basisprincipe van multiculturele communicatie. Het liet zien dat gezondheidsopvattingen *binnen* een etnische groep in een gevarieerde multiculturele Canadese stad meer verschilden dan gezondheidsopvattingen *tussen* dezelfde etnische groepen.

Let er bij de volgende voorbeelden op dat uw non-verbale gedrag en uw vermogen om signalen van de patiënt op te pikken en daarop te reageren minstens zo belangrijk zijn als uw woorden.

> *Wat voor effect heeft dit allemaal op uw leven en dat van de mensen om u heen?*
>
> *Kunt u me iets vertellen over uzelf en uw gezin...? Waar woont u...? Wie is er bij u in huis...? Waar was uw ouderlijk huis...? Wat is de achtergrond van uw ouders...? Bent u zelf ook religieus?*
>
> *Ik weet dat vruchtbaarheidsproblemen voor spanningen kunnen zorgen in gezinnen – was dat bij u ook het geval?*

273

---

* Met dank aan de deelnemers van *Multicultural Health for Immigrant Women: a Dialogue*, gesponsord door Alberta/Northwest Territories Network of Immigrant Women, Calgary, Alberta, maart 1992.

Bij het bespreken van gynaecologische problemen laten mensen zich soms sterk leiden door hun familie of religieuze achtergrond. Mensen die katholiek zijn bijvoorbeeld, hebben soms strikte religieuze opvattingen over anticonceptie. Is er in uw eigen achtergrond ook iets dat een rol speelt in deze kwestie?

Ga afhankelijk van de reactie van de patiënt dan als volgt verder:

U zegt dat u uit Afghanistan komt. Ik weet niets van de Afghaanse cultuur... Mag een arts de patiënt bijvoorbeeld een hand geven? Hoe groet u het liefst?

Ik kan begrijpen dat het frustrerend voor u moet zijn dat ik u niet zo goed begrijp als u zou willen. Zou het helpen als er een tolk bij was?

Ik wil graag weten wat voor soort behandeling u verwacht of hoopt te krijgen. Van wat ik van de Chinese cultuur begrijp, kan het iets heel anders zijn dan we hier aanbieden. Als dat voor u ook geldt, wil ik u graag helpen.

U zegt dat u overal pijn hebt... Hebt u misschien een idee hoe dat komt?

Andere nuttige formuleringen:

- Als u de patiënt of het familielid niet kent en niet weet of u een hand mag geven:
  - Let op de reactie van deze persoon.
  - Bied uw verontschuldigingen aan als ze beledigd lijken – dat was niet uw bedoeling.
  - Zorg ervoor dat u iets anders doet om de relatie op te bouwen, zoals vragen wat voor hen een begroeting is waar ze zich wel in kunnen vinden.
- Vraag toestemming als u een gevoelige vraag wilt stellen:
  'Vindt u het goed dat ik u hierover iets vraag?'
- Vraag wat zou kunnen helpen:
  'Ik moet... Is er iets dat het gemakkelijker voor u maakt?'
- Leg uit waarom:
  'Dit is misschien moeilijk voor u, maar de reden waarom ik dit vraag/doe is...'
  'Soms hebben mensen hun eigen verklaring voor dingen en het helpt als ik de mening van de patiënt weet.'
  'Ik weet dat vrouwen soms liever door een vrouwelijke arts onderzocht willen worden. Is dat voor u ook belangrijk?'

Eleftheriadou (1996) geeft een beknopte en praktische opsomming van nood-zakelijke overwegingen bij de communicatie met patiënten uit andere culturen en vertelt aan de hand van een paar heldere voorbeelden hoe deze communica-tie kan worden verbeterd. Cole en Birds boek over medische consulten (Cole & Bird, 2000) bevat ook een nuttig hoofdstuk over dit onderwerp. Kai (2003) boort in zijn boek over etniciteit, gezondheid en eerstelijnszorg allerlei onder-werpen aan, onder andere over multiculturele communicatie, tolken en verta-len. Hij benadrukt ook hoe belangrijk het is om het ijsbergmodel van culturele invloeden in medische ontmoetingen voor ogen te houden: hulpverleners kun-nen wel op de hoogte zijn van sekse, leeftijd, etniciteit en nationaliteit, maar zich totaal niet bewust zijn van belangrijke culturele contexten als sociaal-eco-nomische status, religie en seksuele of politieke voorkeur. Met zijn onthullen-de onderzoek naar verhalen van patiënten en casestudies brengen Geist-Martin e.a. (2003) ons dichter bij ervaringen van patiënten en waarnemingen ten aan-zien van cultuurkwesties en andere zaken rond verschillen in de gezondheids-zorg. Ook geven ze nuttige suggesties om de communicatie in deze context te verbeteren. Andere bruikbare beschrijvingen kunt u vinden in Steeles verslag over manieren om cultuur- en taalbarrières op te heffen (Steele, 2002) en in Fadimans studie van een Hmong-kind met epilepsie. Daarin wordt beschreven hoe de medische cultuur waarin ze wordt behandeld botst met het overtuigin-genstelsel van haar familie (Fadiman, 1997).

8.2.3 Leeftijdgebonden kwesties

In deze paragraaf nemen we de communicatie onder de loep met oudere patiën-ten (en met vrienden of familie die hen bijstaan) en met jonge kinderen en hun ouders. We bespreken voor dit onderwerp alleen representatieve, relevante voor-beelden van de vaardigheden uit de Calgary-Cambridge Observatielijst.

Oudere patiënten

Communicatie met ouderen vraagt om speciale aandacht. De afgelopen hon-derd jaar is het aantal ouderen in de bevolking gestaag gestegen. In het westen wordt geschat dat het percentage zestigplussers in 2030 35% van de bevolking is. Hier volgen een aantal vragen die hulpverleners zichzelf en patiënten die bij hen komen, moeten stellen (gebaseerd op het werk van Geisler, 1991):
– Wat zijn de specifieke leeftijdgerelateerde psychologische en fysieke proble-men bij deze persoon?

- Heeft deze persoon, bijvoorbeeld vanwege gehoorverlies of neurologische problemen moeite met communiceren? Zo ja, wat moet ik dan anders doen?
- Wat betekent ziekte of de naderende dood voor deze persoon?
- Als de persoon ziektesymptomen vertoont, is dat dan een signaal dat de patiënt op ander gebied hulp nodig heeft? Is hij depressief, eenzaam of bang voor handicaps, afhankelijkheid of de dood?
- Wat weet ik over de wereld van deze persoon en wat hij heeft meegemaakt? Zijn er beperkingen aan de medische zorg en behandeling van deze persoon die ik moet weten?
- Wat verwacht deze persoon van mij als hulpverlener?
- Krijgt deze persoon hulp van familie of vrienden? Willen of moeten ze erbij betrokken worden en zo ja, hoe kan ik hen daarbij helpen?
- Zijn er verschillende hulpverleners betrokken bij deze patiënt? Gaat het om duurzame zorg?

Voornaamste vaardigheden uit de Calgary-Cambridge Observatielijst die met meer diepgang, opzet en intensiteit toegepast moeten worden

Ook hier geldt dat 'oudere patiënten' in de eerste plaats als individuen behandeld moeten worden. Helaas komt leeftijdsdiscriminatie in de gezondheidszorg vaak voor. We willen u aanmoedigen om uzelf altijd eerst te vragen: 'Ga ik uit van onnauwkeurige of verkeerde aannames of generalisaties op basis van leeftijd in plaats van deze patiënt individueel te leren kennen? Ga ik er op basis van de leeftijd bijvoorbeeld vanuit dat deze persoon minder valide, minder capabel en ongeïnteresseerder is dan in werkelijkheid het geval is?' Hier volgen een aantal belangrijke vaardigheden die bijzondere aandacht verdienen wanneer u met ouderen werkt.

Vaardigheden uit de Calgary-Cambridge Observatielijst	Deze vaardigheden toepassen met meer diepgang, opzet en intensiteit
Begin	
Een verstandhouding ontwikkelen	Mensen die bijvoorbeeld zwak zijn, hardhorend of slechtziend, hebben speciale aandacht nodig. Veel ouderen nemen een familielid of andere verzorger mee. De verstandhouding moet met alle partijen zorgvuldig tot stand worden gebracht.
Uitzoeken wat het probleem is	Vooral bij ouderen is het erg belangrijk om te vragen wat het probleem is en wat prioriteit heeft, omdat er in de loop van de tijd meer problemen kunnen zijn. Onthoud: – Het soort en het aantal problemen zeggen niet per se iets over het functioneren. – Niet alle problemen doen zich nu voor. – Niet alle problemen hoeven te worden verholpen. – Niet alle problemen staan op de lijst van de patiënt.
Aandachtig luisteren	Het is heel belangrijk dat u de emotionele toestand van de patiënt al vroeg in het consult peilt. Zowel angsten als depressies komen veel voor bij ouderen, zonder dat dit openlijk te zien is.
Informatie verzamelen	
Verduidelijkingsvragen stellen	Vaak luistert een hulpverlener naar een complex verhaal van ouderen dat doorspekt is met allerlei schijnbaar irrelevante gegevens. De vaardigheden van verheldering, tijdsmarkeringen, samenvatten en controleren zijn hier heel belangrijk. Het helpt bijvoorbeeld om de patiënt expliciet te vragen wanneer het probleem zich voor het eerst voordeed en wat er sindsdien is gebeurd.
Signalen oppikken	De patiënt geneert zich misschien om over onderwerpen als incontinentie, een scrotumhernia of een knobbel in de borst te praten, hoe graag hij of zij het onderwerp ook wil bespreken. Het is dus uiterst belangrijk om te reageren op verbale of nonverbale signalen in die richting.
Juist taalgebruik	Als de patiënt verward is, gedesoriënteerd of overstuur en wanneer hij moeite heeft met praten of hardhorend is, is duidelijke taal vereist. Controleer eerst of uw aannames over de communicatieproblemen juist zijn. Spelen pijn of medicijnen een rol? Is het jargon of uw taalkeuze een probleem? Lijdt de patiënt aan een spraakstoornis of hardhorendheid, controleer dan wat hij begrijpt en vraag of hij liever schriftelijk communiceert. Controleer in het ziekenhuis of de patiënt een gehoorapparaat heeft en zo ja, of dat goed werkt.

Vaardigheden uit de Calgary-Cambridge Observatielijst	Deze vaardigheden toepassen met meer diepgang, opzet en intensiteit
Ontdek het gezichtspunt van de patiënt	Het gezichtspunt van de patiënt is hier nog belangrijker dan anders. Het effect van de kwaal op het leven van de patiënten zegt vaak iets over hun verwachtingen of het vervolg van de behandeling. Houd daar zorgvuldig rekening mee.
De relatie opbouwen	
Toon het juiste non-verbale gedrag	Neem geduldig de tijd voor de patiënt – het is cruciaal dat u het tempo van de patiënt aanhoudt.
Toon tact, empathie, acceptatie en steun	Oudere patiënten en hun partners hebben vaak veel emotionele en praktische steun nodig. Als u zich probeert in te leven in hun situatie, krijgt u meer begrip voor gedrag dat op het eerste gezicht vreemd en ongewoon lijkt. De reactie op gênante onderwerpen als incontinentie moeten empathisch en respectvol benaderd worden. Bied praktische hulp.
Het gesprek structureren	
Vat samen Markeer	Deze twee vaardigheden samen zijn bijzonder nuttig bij oudere patiënten, met name bij hardhorende patiënten of mensen met geheugenverlies. Ouderen raken de draad van hun eigen ingewikkelde verhaal soms kwijt en hebben hulp nodig om structuur aan te brengen. Daarom zijn markeringen en samenvattingen voor zowel de patiënt als de hulpverlener nuttig. Door middel van structuur kan de arts vragen of behandelplannen aanspreken bij verzorgers én de patiënt: 'Ik weet dat het moeilijk voor u is om boodschappen te gaan doen... Kan ik even met uw dochter overleggen?... Waar woont u?' Een geheugentest kan een handig beoordelingsinstrument zijn bij oudere patiënten. Geef dat wel duidelijk aan, om gêne of boosheid te vermijden.
Uitleg en planning	
Geef informatie bij stukjes en beetjes en controleer begrip Maak gebruik van schema's	Geef informatie bij stukjes en beetjes en vermijd jargon. Schema's en schriftelijke instructies, vooral over medicatie, zijn handig voor patiënten met geheugenverlies en voor hun verzorgers.

278

In de waardevolle publicatie van vijftig artikelen van Stewart e.a. (2000b) over communicatie tussen hulpverleners en oudere patiënten benadrukken ze de voordelen van extra samenwerking en actieve deelname van oudere patiënten. De studies beschrijven de invloed van communicatie op de verwachtingen van oudere patiënten, de besluitvorming, herinnering, therapietrouw, tevredenheid, resultaten op het emotionele vlak, fysieke resultaten en ziekenhuisopname. Belangrijkste onderdelen die uit de studie naar voren kwamen, waren:

- overeenstemming tussen hulpverlener en de oudere patiënt over de verwachtingen van de ontmoeting;
- participatie van de patiënt bij het stellen van vragen en het geven van informatie;
- informatie die tijdig en tactvol werd gegeven, informatie 'om mee te nemen';
- bespreking van hulpmiddelen en verantwoordelijkheid;
- relevante aspecten van het leven van de patiënt;
- een zorgzame houding van de hulpverlener;
- voortzetting van de zorg.

Mader en Ford (1995) bieden ook nuttig inzicht in gesprekken met oudere patiënten. Geist-Martin e.a. (2003) wijden een aanzienlijk deel van hun boek aan communicatie in de gezondheidszorg, van kinderen tot ouderen, inclusief onthullende patiëntenverhalen en suggesties voor effectieve communicatie in allerlei gezondheidgerelateerde situaties.

Communiceren met kinderen en ouders*

Wanneer u met kinderen communiceert, is het heel belangrijk dat u niet vergeet dat het kind de patiënt is. De ouders spelen echter ook een belangrijke rol bij allerlei transacties. Dit consult met drie partijen is bijzonder lastig, omdat de hulpverlener met ouders en kinderen tegelijk moet praten en alle partijen individuele aandacht vereisen. Het is van belang dat u zich in zo'n consult tot het kind richt en niet alleen tot de ouders. Vraag jonge kinderen of ze zelf hun verhaal willen vertellen of dat liever aan hun ouders overlaten. Kinderen hebben vaak hun eigen behoeften. Als u daaraan voldoet, leidt dat vaak tot grotere tevredenheid en meer therapietrouw (Pantell e.a., 1982).

Veel problemen waarmee ouders met hun kinderen naar de dokter komen, zijn niet ernstig. Maar evengoed kunnen de ouders angstig zijn, want een ziek kind

---

* Met dank aan dr. Rachel Howells voor haar bijdragen en inzichten in deze paragraaf.

is voor alle ouders zorgwekkend. Het is dus niet verwonderlijk dat de tevredenheid van de ouders in beide gevallen sterk afhangt van het feit of u de bezorgdheid en verwachtingen van de ouders tijdig onderkent (Korsch e.a., 1968; Mangione-Smith e.a., 2001).

Ouders onderbreken hun kinderen nogal eens tijdens een consult (Tates & Meeuwesen, 2000). Soms zijn ze het oneens met het gezichtspunt van hun kind. Het is dan ook nuttig om signalen van zowel het kind als de ouders op te pikken als ze het oneens zijn, vooral als het om een gedragsprobleem gaat. Als het om tieners gaat, moet u misschien afspreken om de patiënt en de ouders afzonderlijk te spreken. Het is belangrijk dat u tieners de juiste aandacht geeft. Als u kinderen van alle leeftijden voor vol aanziet en hun mening respecteert, levert dat eerder een succesvolle relatie op tussen u en uw jonge patiënten (Dixon-Woods e.a., 1999; Young e.a., 2003).

Kinderen van alle leeftijden brengen allemaal hun eigen problemen met zich mee. Consulten met heel kleine kinderen zijn in bepaalde opzichten nog het gemakkelijkst, omdat de ouders voor het merendeel het woord doen. Toch vergen peuters en kleuters speciale vaardigheden, omdat ze van nature bang zijn voor vreemde omgevingen en onbekenden. Oudere kinderen kunnen erg gereserveerd en verlegen zijn en pubers helemaal. Doe vooral nooit neerbuigend tegen kinderen en pubers. Bied hun de mogelijkheid om volop mee te werken aan de informatieverzameling- en planningfasen van het consult (Lewis e.a., 1988).

Enige kennis van taal en cognitieve ontwikkeling flexibel toegepast is nuttig voor het ontwikkelen van vaardigheden in de communicatie met kinderen en er zo achter te komen wat kinderen snappen van ziekte (Bibace & Walsh, 1981; Ginsburg & Opper, 1988).

De meeste vaardigheden voor consulten met kinderen zijn gebaseerd op de kernvaardigheden voor volwassen patiënten. Maar het is van belang dat we beseffen dat er maar weinig onderzoek is gedaan naar de interactiedynamiek van consulten met drie partijen en de vaardigheden die leiden tot een succesvolle en effectieve ontmoeting (Tates & Meeuwesen, 2001). De fasen die speciale aandacht vragen zijn het begin van het consult en het opbouwen van de relatie. Het is bijvoorbeeld uiterst belangrijk om al vroeg in het consult een verstandhouding te ontwikkelen met peuters of kinderen tot de puberteit, omdat ze zich dan het hele consult door op hun gemak voelen. Zo maakt u de weg vrij voor soms moeilijke en pijnlijke onderzoeken die volgen.

Voornaamste vaardigheden uit de Calgary-Cambridge Observatielijst die met meer diepgang, opzet en intensiteit toegepast moeten worden

Vaardigheden uit de Calgary-Cambridge Observatielijst	Deze vaardigheden toepassen met meer diepgang, opzet en intensiteit
Begin	
Voorbereiding	Schep een geschikte omgeving voor het kind en zijn familie, met speelgoed en bij de leeftijd passende boeken; let op zitplaatsen.
Het eerste contact leggen	Groet iedereen en vraag het kind hoe alle aanwezigen heten, als het oud genoeg is. Betrek het kind bij het consult door mee te spelen, een neutraal babbeltje te maken of door contact te leggen met de ouders. Peil of het kind zich vanaf het begin op zijn gemak voelt en pas uw aanpak zonodig aan. Toon interesse en bezorgdheid, en zorg dat kind en ouder(s) zich op hun gemak voelen.
De reden voor het consult achterhalen	Vraag indien mogelijk aan het kind wie het verhaal doet en wat zijn ouders mogen bijdragen. Wie begint, het kind of de ouder?
Informatie verzamelen	
Luisteren, aanmoedigen, en juist gebruik van open en gesloten vragen	Speel met het kind en verzamel ondertussen informatie als het om kleinere kinderen gaat. Moedig het kind en de ouders actief aan om de problemen in hun eigen woorden te vertellen. Maak gebruik van open- en gesloten-vraagtechnieken die bij de leeftijd passen: gesloten vragen met keuzen werken goed bij jonge kinderen, een verhaal beter bij wat oudere kinderen. Stel vast wat de eigen ideeën over de klacht zijn en erken die (kind en ouders kunnen van mening verschillen over de oorzaak van de ziekte). Stel waar het kan het gezichtspunt van de ouders en het kind vast.
Het gezichtspunt van het kind en de ouders begrijpen	Stimuleer het uiten van gevoelens (ouders kunnen soms de gevoelens van het kind beschrijven, maar geef ook ruimte om hun eigen gevoelens te beschrijven). Ouders kunnen hun gevoelens beschrijven over: – de zwangerschap en de geboorte; – inentingen en kinderziekten; – groei en ontwikkeling; – medicijnen en allergieën; – gezin en sociale omgeving.

Vaardigheden uit de Calgary-Cambridge Observatielijst	Deze vaardigheden toepassen met meer diepgang, opzet en intensiteit
Structuur aanbrengen	
Gebruikmaken van tussentijdse samenvattingen en markeringen	Maak vaak gebruik van deze vaardigheid, vooral wanneer u uw aandacht van het kind naar de ouders verplaatst en andersom. David, je moeder heeft me net alles verteld over de pijn in je buik en wat ze denkt dat het is... nu wil ik het van jou horen. Kun je me precies vertellen waar het zeer doet... kun je het aanwijzen?
Lichamelijk onderzoek	
Schep de geschikte omgeving voor het onderzoek	Algemeen lichamelijk onderzoek bij jonge kinderen: – Geef keuze tussen schoot van ouders/bank/al spelend. – Kies eerst gebruik van technieken die het minst inbreuk maken. – Maak gebruik van spel om onderzoek te vergemakkelijken. – Wees pragmatisch, maak gebruik van wat het kind spontaan toont. Algemeen lichamelijk onderzoek bij oudere kinderen: – Wees erop bedacht dat ze zich misschien schamen en privacy verlangen. – Vraag wie de patiënt erbij wil hebben.
Uitleg en planning	
De correcte hoeveelheid en soort informatie geven Rekening houden met het gezichtspunt van de patiënt De patiënt betrekken bij de besluitvorming	Lever de correcte hoeveelheid en soort informatie die zowel kind als ouder begrijpen. Soms is het beter dat de ouder een jonger kind namens u iets uitlegt. Houd rekening met het gezichtspunt van de ouder én het kind wanneer u informatie geeft. Betrek waar dat aan de orde is zowel de ouders als het kind bij de besluitvorming.
Het consult afsluiten	
Zorgen voor een vangnet	Een vangnet is heel belangrijk voor de tevredenheid van de ouders en om ervoor te zorgen dat alles nauwkeurig is begrepen.

Perrin en Gerrity (1981) en Santrock (1998) hebben in twee publicaties inzichten geleverd over consulten met kinderen en hun ouders. Een nuttige videoopname van Korsch (2002) toont effectieve communicatie tussen een kinderpatiënt en een hulpverlener. Daarin ligt de nadruk op het beperken van de machtskloof.

8.2.4 Het telefonisch consult

Het telefonisch consult raakt steeds meer in gebruik. Het uitzoeken van kleine of administratieve problemen en een vervolgafspraak maken voor zowel acute als chronische aandoeningen kunnen allemaal effectief aan de telefoon worden geregeld (Pinnock e.a., 2003). Car en Sheikh (2003) hebben aangetoond dat het mate van tevredenheid over deze manier van consulteren hoog is bij patiënten. Patiënten stellen snelheid en verbeterde toegankelijkheid op prijs, evenals winst aan reistijd en-kosten en de mogelijkheid om vaker contact te hebben. Er is echter weinig studie verricht naar vaardigheden die nodig zijn voor een effectief telefonisch consult, of naar trainingen die hulpverleners nodig hebben om dit medium vaardig en met zelfvertrouwen te gebruiken. Dat is wel van belang om de kwaliteit en veiligheid te waarborgen (Toon, 2002).

Hoewel de kernvaardigheden voor communicatie met patiënten ook van toepassing zijn op telefonische consulten, zijn er belangrijke verschillen. Sommige moeten ook hier met meer diepgang en nauwkeurigheid worden gebruikt, vooral als de patiënt geen zelfvertrouwen heeft aan de telefoon.

Wederzijds begrip kan worden bemoeilijkt omdat visuele non-verbale signalen, die normaal zo belangrijk zijn voor het zenden en interpreteren van boodschappen, aan de telefoon niet bruikbaar zijn. In noodgevallen is het gebruikelijk dat iemand anders in naam van een zieke of oudere belt, zodat de communicatie via een derde partij moet verlopen. Zorgvuldig luisteren, steeds controleren of u de informatie goed begrepen hebt en een reactie geven waaruit belangstelling blijkt, zijn uiterst belangrijk voor een effectief telefonisch consult. De patiënt aanzetten tot praten vereist gebruik van verbale en niet nonverbale aanmoedigingen: 'Hmm... hmm...aha...ja...' of duidelijker: 'Ik begrijp het... ga verder... vertelt u daar eens iets meer over... ja...ja...'. Het is van wezenlijk belang de zorgen, ideeën en hoop van de patiënt te achterhalen. Als patiënten zich slecht op hun gemak voelen bij telefonische consulten, komt dat vaak door vorige negatieve ervaringen met telefonische communicatie, ook buiten de medische context (Hopton e.a., 1996). Als de hulpverlener openlijke signalen van de patiënt oppikt, kan hij hierop efficiënt en empathisch inspelen. 'Het klinkt alsof u erg bezorgd bent ... Ik kan aan uw stem horen dat u bang bent

283

voor...'. Soms moet u voorzichtig polsen: 'U klinkt niet tevreden over wat ik net heb gezegd'. Slechthorende patiënten hebben soms moeite met telefonische interactie.

Paradoxaal is het feit dat telefonische consulten niet per se korter duren dan consulten in levenden lijve. U moet immers volledige duidelijkheid krijgen over de inhoud van kwaal en ziekte. Het is gemakkelijk om het consult te verkorten door bepaalde delen van het verhaal van de patiënt niet te verhelderen en zo een belangrijke diagnose over te slaan. Als de hulpverlener vraagt wat de patiënt kan zien of voelen ('Hoe ziet die uitslag eruit?' of 'Hoe alert is uw baby?'), kan hij het probleem veilig behandelen zonder de patiënt te zien. Informatie moet duidelijk en eenvoudig zijn, bij stukjes en beetjes gegeven en steeds gecontroleerd worden. Het behandelplan een paar keer herhalen en samenvatten is ook nuttig. Als u verschillende opties aanbiedt, kunnen de patiënt en de hulpverlener samen tot overeenstemming komen (zie hoofdstuk 6) en kan er vlotter over de voortgang worden overlegd. Het consult afsluiten wordt lastig als de patiënt het gevoel heeft dat er niet aan zijn behoeften is voldaan, vooral als de vervolgplannen onduidelijk zijn of de patiënt het niet eens is met de aanwijzingen van de hulpverlener. Het is van cruciaal belang dat de patiënt zich het consult correct herinnert.

Consulten buiten de diensttijd om kunnen in de eerstelijnszorg specifieke problemen opleveren als de hulpverlener de patiënt niet kent. Het is nuttig om de kwalitatieve studie van Males (1998) over de ervaringen van Britse huisartsen met telefonisch advies te lezen.

Voornaamste vaardigheden uit de Calgary-Cambridge Observatielijst die met meer diepgang, opzet en intensiteit toegepast moeten worden

Vaardigheden uit de Calgary-Cambridge Observatielijst	Deze vaardigheden toepassen met meer diepgang, opzet en intensiteit
Begin	
Voorbereiding	Beantwoord telefoontjes zo snel mogelijk. Controleer voor u gaat bellen of u alle relevante informatie voor u hebt liggen.
De inleiding	Controleer of u de juiste persoon aan de lijn hebt. Soms herkent u de stem van de patiënt niet, hoe goed u hem of haar ook kent.
Een contact tot stand brengen	Maak al vroeg in het consult gebruik van uw intonatie en bemoedigende opmerkingen om een verstandhouding te ontwikkelen.

Vaardigheden uit de Calgary-Cambridge Observatielijst	Deze vaardigheden toepassen met meer diepgang, opzet en intensiteit
Informatie verzamelen	
Aandachtig luisteren	Moedig de patiënt verbaal aan om door te gaan, in plaats van in stilte te luisteren.
De emotionele toestand van de patiënt peilen	Pik signalen op en reageer daar duidelijk verbaal op.
Verhelderen	Verhelder het klinische verhaal zorgvuldig, aan de hand van de juiste vragen.
Het kader van de patiënt ontdekken	Probeer uit te vinden of u alle ideeën, zorgen en verwachtingen van de patiënt hebt gehoord voor u overgaat tot uitleg en planning.
De relatie opbouwen	
Empathie, acceptatie en tact tonen Steun geven	Deze moeten verbaal en herhaaldelijk worden getoond.
Het gesprek structuur geven	
Gebruikmaken van tussentijdse samenvattingen Markeringen	Maak vaker gelijktijdig gebruik van deze twee vaardigheden wanneer u de patiënt niet kunt zien, zodat u overgangen tussen open en gesloten vragen, het kader van ziekten en kwalen, uitleg en planning kunt aangeven.
Uitleg en planning	
Informatie bij stukjes en beetjes geven en controleren	Controleer verbaal of de patiënt alles heeft begrepen en ermee instemt. Doe dat bijvoorbeeld niet met een hoofdknik.
Duidelijke taal gebruiken, zonder jargon en in een gematigd tempo	Dit is bijzonder belangrijk als de telefoonverbinding slecht is. Enig idee geven over de prognose is met name nuttig in een vroeg stadium van een ziekte, vooral als de hulpverlener en de patiënt overeen zijn gekomen dat een consult in levenden lijve niet nodig is.
Opties bieden	Doe dit voor u probeert overeenstemming te bereiken over een behandelplan.
Onderhandelen over een behandelplan	Controleer of het behandelplan acceptabel is. Een patiënt die ermee instemt, is eerder gerustgesteld dat hij geen hulpverlener hoeft te zien. Moedig de patiënt aan om uw adviezen te herhalen. Vraag of er nog vragen of zorgen zijn.

Vaardigheden uit de Calgary-Cambridge Observatielijst	Deze vaardigheden toepassen met meer diepgang, opzet en intensiteit
Afsluiten	
Samenvatten en controleren	Deze drie vaardigheden hebben vooral aan de telefoon extra aandacht nodig, om de klinische veiligheid te garanderen en de verstandhouding met en het vertrouwen van de patiënt te behouden.
Een vangnet bieden	

8.2.5 Verborgen depressies en psychosen

Bij een gesprek met een patiënt die een psychische aandoening heeft, is het duidelijk hoe belangrijk de vaardigheden voor de informatiefase (met name de nauwkeurige registratie van het klinische verleden) en het opbouwen van een relatie zijn.

Verborgen depressies blootleggen en suïcidale neigingen vaststellen

Een depressie is een veelvoorkomende psychiatrische stoornis die in de medische praktijk vaak niet wordt opgemerkt. Of een nauwkeurige diagnose wordt gesteld, hangt uitsluitend af van de kunde van de arts. De vaardigheden moeten extra aandacht krijgen, zodat de patiënt gemakkelijker zijn verhaal doet en de arts het gezichtspunt van de patiënt leert kennen. Daarnaast moet hij ook de zo belangrijke inhoud van het psychiatrische gesprek proberen te achterhalen, namelijk hoe depressief de patiënt is en of hij suïcidaal is.

Het psychiatrische gesprek verschilt van alle andere medische consulten, want het onderzoek naar de mentale gezondheid is een integraal onderzoek van het gespreksproces. Het consult zelf is 'anamnese' en 'onderzoek' ineen. De vaardigheden uit de observatielijst nauwkeurig en met medeleven toepassen om de inhoud van het psychiatrische gesprek boven tafel te krijgen, is een van de meest veeleisende en moeilijkste taken in de geneeskunde. De ondervrager moet vanaf het begin een goede verstandhouding creëren en het verhaal van de patiënt zo goed mogelijk boven tafel krijgen. Daarnaast moet hij ook de psychische toestand van de patiënt professioneel beoordelen.

Veel depressieve patiënten vinden dat ze het niet verdienen om beslag te leggen op de kostbare tijd van de dokter. Vaak is het een kenmerk van hun ziekte dat ze denken dat artsen niet naar hen kunnen luisteren en hen echt begrijpen. Daardoor krijgen ze soms minder effectieve zorg dan ze nodig hebben en verdienen (Gask e.a., 2003). Als we ons vanaf het begin concentreren op het opbouwen van een relatie, worden patiënten gestimuleerd om zich 'open te stellen' en hun verhaal in hun eigen woorden te vertellen. Daarnaast kunnen ze ook hun gevoelens kwijt over de situatie waarin ze zich bevinden, wat een belangrijk onderdeel is van de therapeutische benadering. Als de arts contact maakt, empathie toont, steun geeft en moeilijke vragen op een tactvolle manier stelt, moet hij belangrijke feiten boven tafel kunnen krijgen. Hij kan bijvoorbeeld vragen of de depressieve patiënt zich al lang in deze treurige stemming bevindt, of hij zich overbodig en waardeloos voelt, nergens meer zin in heeft, ziekelijke schuldgevoelens koestert en eet-, gewichts- of slaapproblemen heeft. Een patiënt bij wie u zelfmoordgedachten vermoedt, moet u gericht vragen naar gedachten over hopeloosheid, de neiging tot zelfbeschadiging of zelfverwonding, dood of zelfmoord. Zowel open als gerichte vraagtechnieken zijn daarom van belang. Natuurlijk moeten de vragen vergezeld gaan van een empathische aanpak en de bereidheid om te zien wat de patiënt doormaakt.

Flexibiliteit tussen open en gesloten vragen is dus van groot belang. Depressieve patiënten reageren vaak heel goed op open vragen en empathische opmerkingen. Daardoor uiten ze gemakkelijker hun gevoelens en onthullen ze soms alle informatie die de arts nodig heeft. Er zijn echter ook patiënten die een serie gerichte vragen nodig hebben voor ze met hun verhaal komen, waarvan delen soms moeilijk zijn (bijvoorbeeld details over een zelfmoordpoging). De arts staat mogelijk voor de keuze: moet hij lang doorgaan met proberen ingang te vinden bij een ernstig depressieve patiënt in een poging om een verstandhouding te creëren en de benodigde informatie los te peuteren; of moet hij overgaan op meer gesloten vragen om te achterhalen hoe depressief de patiënt is, hoe groot de kans is dat hij weer een zelfmoordpoging zal doen en of het veilig is om hem naar huis te laten gaan.

Voornaamste vaardigheden uit de Calgary-Cambridge Observatielijst die met meer diepgang, opzet en intensiteit toegepast moeten worden

Vaardigheden uit de Calgary-Cambridge Observatielijst	Deze vaardigheden toepassen met meer diepgang, opzet en intensiteit
Begin	
Eerste contact tot stand brengen	Hoe u een duidelijk depressieve patiënt begroet, is cruciaal. U aanpassen aan zijn tempo en stemming, evenals het oppikken van verbale en non-verbale signalen is een heel belangrijk onderdeel van het eerste contact. Let met name op de gezichtsuitdrukking, stem en spreektempo, en pas u daaraan aan.

Vaardigheden uit de Calgary-Cambridge Observatielijst	Deze vaardigheden toepassen met meer diepgang, opzet en intensiteit
Informatie verzamelen	
Luisteren en stimuleren De emotionele gesteldheid van de patiënt peilen	Luister zonder onderbreking naar de eerste opmerkingen van de patiënt. Toon bezorgdheid en medeleven. Toon empathie en blijf letten en reageren op verbale en non-verbale signalen.
Juist gebruik van open en gesloten vragen	Stuur de patiënt naar een open vraag over gevoelens. Vaak komt u zo het snelst bij de oorzaak van het probleem. Als u de patiënt toestaat zijn gevoelens te uiten, werkt dat vaak als een catharsis. Maar het is wel een kwestie van zorgvuldige timing wanneer u het gesprek met meer sturende vragen moet vervolgen, zodat de patiënt meer over zijn verhaal kwijt kan en het gevoel heeft dat hij de controle niet verliest. Sturende vragen over de reden van de depressie, over zijn voornaamste zorgen, het effect op zijn persoonlijke leven en werk, en hoop of verwachtingen van de hulpverlener zijn heel belangrijk.
Verhelderen	Herhaling, parafrasering en het gebruik van stiltes helpen allemaal om een patiënt die zich hopeloos, waardeloos en schuldig voelt zich open te stellen.
Het gezichtspunt van de patiënt ontdekken	Sturende vragen over de reden van de depressie, over hun voornaamste zorgen, het effect op hun persoonlijke leven en werk, en hoop of verwachtingen van de hulpverlener zijn heel belangrijk en kunnen het verhaal helpen verduidelijken.
De relatie opbouwen	De vaardigheden uit dit kernonderdeel van het gesprek moeten in elke fase flexibel worden toegepast (zie ook boven).
Empathie tonen	Het is van belang dat u uw empathie vakkundig uit. De patiënt merkt meteen of de toon van uw stem overeenstemt met wat u zegt: 'Hoe kunt u nu weten wat ik voel...?' Tranen vereisen een speciale reactie: een combinatie van steunende lichaamstaal, zoals aanraking, stilte, empathie en weten wanneer u weer 'verder kan'.
Acceptatie	Accepteer zonder te oordelen wat de patiënt zegt en hoe hij zich voelt. Vermijd vroegtijdige geruststellingen: 'Ik weet zeker dat u zich snel beter zult voelen...'
Steun bieden	Zoek uit wie de mantelzorg van de patiënt vormen en bied zelf steun aan.

Voorbeelden van specifieke formuleringen om erachter te komen of er sprake is van depressies/risico van zelfmoord:

- 'Ik vraag me af hoe het nu met u gesteld is. Kunt u daarover praten?'
- 'U lijkt vandaag zo neerslachtig. Wilt u daarover praten?'
- 'U vraagt zich af of u aan een depressie lijdt. Ik wil u graag een paar vragen stellen over uw gemoedstoestand, concentratie, uw eetlust en hoe u slaapt; misschien kunnen we zo vaststellen wat er werkelijk aan de hand is."
- 'Heb u ooit het gevoel dat alles toch nog wel eens beter zal gaan?'
- 'U hebt verteld hoe moeilijk het is om goed te slapen. Wat gaat er allemaal door uw hoofd als u 's nachts ligt te woelen en te draaien?'
- 'Sommige mensen denken als ze depressief zijn dat ze gewoon niet meer verder kunnen. Hebt u zoiets ook wel eens gedacht, dat u er maar liever een eind aan zou maken?'
- 'Gisteren hebt u een flinke overdosis paracetamol ingenomen. Hoe denkt u daar nu over? Bent u blij of teleurgesteld dat de poging is mislukt?'

De psychotische patiënt

Psychotische patiënten vormen een bijzondere groep. Hier hebt u te maken met patiënten die buiten de werkelijkheid staan, een toestand die kan variëren van een beetje vreemd tot acuut ingestort en onhandelbaar. Deze patiënten zijn soms niet in staat normaal te functioneren; vaak zijn hun communicatievaardigheden verminderd en zijn ze angstig en wantrouwend. Het kan zelfs onmogelijk zijn om een relatie met hen te ontwikkelen: elke poging om dichterbij te komen kan verkeerd geïnterpreteerd worden en als bedreigend worden ervaren. Daar staat tegenover dat patiënten met een geestelijke aandoening het bijzonder waarderen als ze worden begrepen.

Bij het gesprek met een psychotische patiënt is de beginfase cruciaal; als niet al in de eerste paar minuten wederzijds vertrouwen ontstaat, kunnen zich snel conflicten en problemen ontwikkelen. Het gesprek kan bovendien worden bemoeilijkt door bange en soms boze vrienden en familie. Davies (1977) heeft opgemerkt dat we om de aard van het probleem te kunnen vaststellen en een goede verstandhouding te creëren, al in het begin van het gesprek open vragen moeten stellen. Sturende of gesloten vragen stellen is niet eenvoudig, maar zoals Cox e.a. (1989) hebben aangetoond, kan er meer informatie loskomen als de ondervrager specifieke, sturende vragen stelt en het open-naar-gesloten kegelmodel flexibel gebruikt (zie hoofdstuk 3). Op deze benaderingen komen we verderop terug.

Een patiënt ertoe overhalen om een therapeutische samenwerking aan te gaan, wordt uiterst lastig als u geen inzicht krijgt in de situatie, of als de patiënt alleen

289

maar onder druk van familie of gedwongen door de wet heeft toegestemd om naar een dokter te gaan. Een behandelplan bespreken met een psychotische patiënt levert een bijzonder moeilijke uitdaging op en is soms onmogelijk, bijvoorbeeld als het nodig is om de patiënt gedwongen te laten opnemen.

De hulpverlener staat voor de uitdaging deze communicatiebarrières te overwinnen en tegelijkertijd informatie te verzamelen. Vaak moet hij die afleiden uit verschillende signalen die wijzen op een psychose en de mate waarin die zich voordoet. Hulpverleners die zelf misschien slecht op hun gemak zijn en op een tactvolle en empathische manier informatie willen verzamelen, moet beschikken over communicatievaardigheden van een hogere orde. Onderschat het effect van angst, onrust en ongemak niet bij zowel de hulpverlener als de patiënt. Als de mogelijkheid bestaat dat er sprake is van een ernstige geestelijke stoornis, heeft het eerste gesprek van een patiënt en zijn familie met een hulpverlener dezelfde impact als het ontvangen van slecht nieuws. Beide gesprekken zal een patiënt de rest van zijn leven niet meer vergeten. Het is van wezenlijk belang dat het gesprek effectief is, dat angsten geuit kunnen worden en wordt vermeden dat patiënten zich gestigmatiseerd voelen. Zo ontstaat eerder een constructieve basis voor alle gesprekken en beoordelingen in de toekomst.

Voornaamste vaardigheden uit de Calgary-Cambridge Observatielijst die met meer diepgang, opzet en intensiteit toegepast moeten worden

Vaardigheden uit de Calgary-Cambridge Observatielijst	Deze vaardigheden toepassen met meer diepgang, opzet en intensiteit
Begin	
Voorbereiding	Het is bijzonder belangrijk om informatie in te winnen uit patiëntdossiers en van individuen die de patiënt al langer kennen voor u aan het gesprek begint. U moet niet alleen zoveel mogelijk weten over de geschiedenis van de patiënt, u moet uzelf ook beschermen. Is de patiënt mogelijk gevaarlijk?
Iedereen aan elkaar voorstellen	Uzelf voorstellen als arts of psychiater en uitleggen wat u wil doen, kan lastig zijn: de patiënt heeft niet altijd zelf om dit gesprek gevraagd. Aan de ene kant moet duidelijk uitgelegd zijn wie de dokter is en waarom hij is gevraagd om de patiënt te zien. Daar staat tegenover dat een patiënt met een stoornis dan onmiddellijk argwanender wordt en het contact zal belemmeren. Stel al vroeg vast of de patiënt eventueel gewelddadig kan worden en pas uw houding daaraan aan.

Vaardigheden uit de Calgary-Cambridge Observatielijst	Deze vaardigheden toepassen met meer diepgang, opzet en intensiteit
Informatie verzamelen	
Luisteren en aanmoedigen De emotionele toestand van de patiënt peilen	Luister naar het gezichtspunt van de patiënt in plaats van rechtstreeks naar vermeende stoornissen te vragen. Probeer non-verbale signalen op te pikken en vraag tactvol hoe de patiënt zich voelt. Dan krijgt u mogelijk niet alleen informatie over de dingen waar de patiënt mee zit (bijvoorbeeld dat de buren hinderlijk zijn), maar komt u er ook achter hoe achterdochtig en paranoïde deze is. Het is vaak ook mogelijk om zo te beoordelen in hoeverre de patiënt waanideeën of hallucinaties heeft. U kunt het contact bevorderen door eerst te onderzoeken wat de 'externe' problemen van de patiënt zijn (effect op zijn leven) en later pas de 'interne' problemen. Als u navraag doet naar de dingen waar de patiënt mee zit – waarbij u eerst meegaat met zijn wereldbeeld en problemen in plaats van te vroeg in het gesprek de stoornissen te onderzoeken – bevordert dat het contact. De patiënt denkt misschien niet dat hij 'ziek' is. De arts moet de ervaringen van de patiënt terugleggen bij de patiënt en overeenstemming bereiken over het gezichtspunt van de patiënt en het effect van zijn ervaringen op zijn leven.
Het gezichtspunt van de patiënt ontdekken	Onderzoek wat de overtuigingen van de patiënt zijn. Die overtuigingen erkennen zonder met de patiënt samen te spannen is een moeilijke vaardigheid waar we later op terugkomen.
Wisselen tussen open en gesloten vragen: Maak desnoods gebruik van een omgekeerde open-naar-gesloten kegelmodel	Het is zeer belangrijk dat u de open-naar-gesloten kegel flexibel toepast. Als u te vroeg met vragen met een open einde begint of zeer directe vragen stelt over psychose, kan de onrust bij de patiënt alleen maar toenemen. Soms moet u de open-naar-gesloten kegel hier omdraaien (zie onder).
Verhelderen	Mogelijk moet u een aantal benaderingen uitproberen als de patiënt niet met u meegaat en 'zich openstelt'. Probeer bijvoorbeeld een gooi te doen naar zijn situatie. Als u eenmaal het vertrouwen van de patiënt hebt gewonnen en hij bereid is om te praten, kunt u met de patiënt meegaan en verduidelijkende vragen stellen die aansluiten op het verhaal en die logisch zijn voor de patiënt.
Signalen oppikken	Soms is het nodig om verbale en non-verbale signalen op te pikken maar daar niet per se openlijk op te reageren. Als u onmiddellijk verbale en non-verbale signalen bij de patiënt teruglegt, wordt deze soms alleen maar achterdochtiger.

Vaardigheden uit de Calgary-Cambridge Observatielijst	Deze vaardigheden toepassen met meer diepgang, opzet en intensiteit
De relatie opbouwen	
Acceptatie tonen	Blijf kalm en let zorgvuldig op uw tempo. Flexibel oogcontact is van belang. Van teveel oogcontact wordt een patiënt soms nerveus en verergeren zijn paranoïde ideeën. Blijf rustig zitten. Wees voorzichtig met aanrakingen, want die kunnen verkeerd uitgelegd worden.
Het juiste non-verbale gedrag tonen	Probeer uw verbazing te verbergen; bied onbevooroordeelde acceptatie.
Empathie tonen	Pas op dat u geen onoprechte empathie uit. De meeste artsen vinden het moeilijk om zich in de situatie van psychotische patiënten te verplaatsen, en patiënten weten dat.
Steun bieden	Bied realistische hulp zonder samen te spannen.
Het gesprek structuur bieden	
Gebruikmaken van tussentijdse samenvattingen Markeringen	Het kan de patiënt kalmeren als u zijn verhaal nog eens samenvat en markeert wat u nu gaat doen, vooral als u dit combineert met een aanbod om te helpen. Het helpt patiënten met verstoorde denkprocessen als u het gesprek structuur geeft en de verschillende onderdelen logisch op elkaar laat volgen. Markeren is heel belangrijk, omdat de patiënt zich misschien niet concentreert en de reden van gerichte vragen verkeerd interpreteert.

Voorbeelden van specifieke formuleringen

De open-naar-gesloten kegel

Soms is het heel moeilijk om de gedachten, overtuigingen en denkprocessen van de patiënt juist te beoordelen. Dit vergt kritisch gebruik van open en gesloten vragen. Vaak kunt u door te 'volgen' met gesloten vragen veel beter dan met open vragen uitmaken hoe gestoord de denkwijze van de patiënt is zonder hem daarmee te confronteren. Tegelijk met het beoordelen van zijn psychische gezondheid kunt u zo een anamnese afnemen:

Patiënt: *Ik zie mensen bij het raam*
Dokter: *Hmm... Kunt u vertellen wie het zijn?... Wat zeggen ze?*
(in plaats van 'Vertelt u me alles over hen?', want dan kan de patiënt overstuur en geagiteerd worden en reageren met 'Ziet u ze niet, dan?').

De patiënt kan meegaan in uw vragen en uitleggen dat hij visuele en auditoire hallucinaties heeft. Maar minder achterdochtige patiënten willen vaak graag gedetailleerd over hun psychotische symptomen vertellen. Als u vraagt of ze bezorgd zijn over hun ziekte, wordt dat als meer ondersteunend ervaren. Daardoor zal de patiënt eerder instemmen met psychiatrische behandelingen (McCabe e.a., 2002).

Empathie tonen zonder samen te spannen

Vertel de patiënt nooit dat zijn waanideeën valse overtuigingen zijn. Toon empathie met de situatie van de patiënt en laat merken dat u zijn ervaringen legitiem vindt. Maar u hoeft er niet per se mee in te stemmen of samen te spannen met hun interpretatie van de werkelijkheid. Behandel dergelijke patiënten niet uit de hoogte, blijf geïnteresseerd in hun gezichtspunt en help hen met hun problemen:

> Ik begrijp heel goed dat u overstuur bent omdat u denkt dat u vergiftigd wordt.

In antwoord op '*Gelooft u me niet?*' kunt u bijvoorbeeld zeggen:

> U vraagt of ik geloof dat u vergiftigd wordt. Ik kan u niet met zekerheid zeggen dat ik dat geloof. Maar ik weet natuurlijk niet zeker of het waar is.. Ik wil graag naar u luisteren en op alle mogelijke manieren helpen.'

Verdediging en steun combineren met het uiten van twijfel

Met een psychotische patiënt vraagt dit om ware evenwichtskunst. Het is uiterst lastig om empathie te tonen en een uitleg te geven waaruit blijkt dat u de ervaringen van de patiënt aanvaardbaar en legitiem vindt, maar ook met alternatieve gezichtspunten te komen. Dat is des te lastiger als de patiënt uw woorden in twijfel trekt en vraagt of u denkt dat hij gek is. Het helpt als u formuleringen oefent die onder verschillende omstandigheden werken.

> Ik weet dat u denkt dat u niet ziek bent, maar ik maak me vandaag toch zorgen over u... Ik denk dat u een behandeling nodig hebt en ik wil u daar graag bij helpen.

Informatie inwinnen bij anderen

Vaak is het heel belangrijk dat u nauwkeurige informatie inwint bij mensen die de patiënt goed kennen – ook andere hulpverleners bijvoorbeeld – om vast te stellen of de patiënt voor- of achteruitgaat. Een paranoïde persoon met een denkstoornis kan het navragen naar dergelijke getuigenissen als bedreigend en als weinig ondersteunend ervaren. Als de hulpverlener een relatie op basis van samenwerking met de patiënt nastreeft, moet hij als dat mogelijk is eerst toestemming vragen. In dergelijke omstandigheden zijn familieleden en vrienden vaak ongerust of boos, wat het gespreksproces ook al niet eenvoudiger maakt. Het kan belangrijk zijn om tijd vrij te maken voor een gesprek met partners van de patiënt, die natuurlijk ontdaan zijn over alles wat er met hem of haar gebeurt.

Voor meer inzicht over technieken om psychiatrische patiënten te ondervragen, zie Gask (1988) en Johnstone e.a. (1998).

8.3 Andere bijzondere situaties

Op dezelfde manier kunnen allerlei andere situaties in de medische context benaderd worden, met een combinatie van de basale communicatievaardigheden (beschreven in de Calgary-Cambridge Observatielijst en behandeld in de hoofdstukken 2 tot en met 7) en specifieke vaardigheden die in een bijzondere situatie nodig zijn:
- ethische zaken;
- geslachtsgebonden aspecten;
- toestemming na inwinnen van informatie;
- gesprekken met patiënt die een probleem aan de geslachtsorganen of de urinewegen heeft;
- preventie en gezondheidsbevordering;
- risico's uitleggen;
- praten met patiënten met een zintuiglijke stoornis;
- extreem laagopgeleide patiënten;
- communicatie tijdens de ziekenhuisrondes;
- dood, sterven en rouw;
- woede en agressie;
- omgaan met klachten over de zorg;
- nalatigheid;
- de benadering van alcohol- en andere verslavingen;

– spreken met patiënten op intensive care, die een levensbedreigende ziekte of verwonding hebben;
– beëindiging van een hulpverlener-patiëntrelatie.

Voor korte behandelingen van een aantal van deze specifieke situaties zie ook Van Dalen & Van der Beek (1999).

8.4 Aanbevolen literatuur

Goede verhandelingen over de behandelde onderwerpen en voorbeelden daarvan vindt u in de volgende specifieke literatuur:

Blok, G.A., J. van Dalen, M.E.G. van Gurp, e.a. (1996) *Leven na geven 2, Verslag van de tweede landelijke contactdag voor nabestaanden van orgaan- en weefseldonoren.* Leiden: Buro Transplantatiecoördinatoren.

Blok, G.A., M.E.G. van Gurp, G.A. Kraan, e.a. (1999) *Leven na geven 3, Verslag van de derde landelijke contactdag voor nabestaanden van orgaan- en weefseldonoren.* Leiden: Buro Transplantatiecoördinatoren.

Blok, G.A., G.A. Kraan, J. van Dalen, e.a. (2000) Ervaringen van nabestaanden van donoren met de donatieprocedure; vergelijking tussen 1995 en 1998. *Nederlands Tijdschrift voor Geneeskunde,* 144(14), 663-667.

Brewin, T. (1996) *Relating to the Relatives: breaking bad news, communication and support.* Oxford: Radcliffe Medical Press.

Corney, R. (red.) (1991) *Developing Communication and Counseling Skills in Medicine.* Londen: Tavistock/Routledge.

Dalen, J. van & J. van der Beek (1999) *Lastige gesprekssituaties in de arts-patiënt relatie.* Utrecht: Lemma.

Fielding, R. (1995) *Clinical Communication Skills.* Hong Kong: Hong Kong University Press.

Hope, T., K.M. Fulford, & A. Yates (1996) *The Oxford Practice Skills Course: ethics, law and communication skills in healthcare education.* Oxford: Oxford University Press.

Keithley, J. & G. Marsh (red.) (1995) *Counseling in Primary Health Care.* Oxford General Practice Series. Oxford: Oxford University Press.

Kleinman, A., L. Eisenberg, & B. Good (1998) Culture, illness and care: clinical lessons from anthropologic and cross-cultural research. *Ann Intern Med.* 88, 251-8.

Kubler-Ross, E. (1967) *On Death and Dying.* Londen: Tavistock Publications.

295

Lipkin, M., S.M. Putnam, & A. Lazare (red.) (1995) *The Medical Interview. Clinical care, education and research.* New York: Springer-Verlag.

Lloyd, M. & R. Bor (1996) *Communication Skills for Medicine.* Londen: Churchill Livingstone.

Meyerscough, P.R. (1992) *Talking with Patients: a basic clinical skill.* Oxford: Oxford University Press.

Parkes, C.M. (1972) *Bereavement: studies of grief in adult life.* New York: International Universities Press Inc.

Platt, F.W. & G.H. Gordon (2004) *The Field Guide to the Difficult Patient Interview* tweede druk. Philadelphia, PA: Lippincott, Williams & Wilkins.

Spitzer, J. (2003) *Caring for Jewish Patients.* Oxford: Radcliffe Medical Press.

Tate, P. (2003) *The Doctor's Communication Handbook*, vierde druk. Oxford: Radcliffe Medical Press.

The Professional Education and Training Committee (PETC) of New South Wales Cancer Council and the Post Graduate Medical Council (PGMC) of New South Wales (1992) *Communicating With Your Patients: an interactional skills training manual for junior medical officers.* Sydney: PETC en PGMC.

Vrolijk, A. (1991) *Gesprekstechniek.* Houten: Bohn Stafleu van Loghum.

Bijlage MAAS-Globaal

J. van Thiel, Capaciteitsgroep Huisartsgeneeskunde
J. van Dalen, Skillslab
P. Ram, Capaciteitsgroep Huisartsgeneeskunde, Universiteit Maastricht

De MAAS-Globaal bevat geen items voor het scoren van vakinhoudelijke aspecten. Het doel van deze observatielijst is een registratie te maken van communicatievaardigheden.

Ontstaan
De benaming MAAS-Globaal staat voor **M**aastrichtse **A**namnese en **A**dvies **S**coringslijst met *globale* items. Deze lijst is de meest recente versie in een ontwikkeling die begint bij de MAAS, oorspronkelijk gemaakt voor gebruik bij de vaardigheidstoets in het Maastrichtse medische basiscurriculum. Onderzoeksresultaten en ervaringen hebben geleid tot aangepaste versies, respectievelijk de MAAS-R (**R**evisie) en MAAS-R2 (**R**evisie 2). Het uiteindelijke resultaat, de MAAS-Globaal, is vanaf 1992 in gebruik in het basiscurriculum van de medische faculteit in Maastricht. De Maastrichtse huisartsopleiding heeft een eigen versie van de MAAS-Globaal.

Opbouw
De MAAS-Globaal is onderverdeeld in twee secties:
- *Communicatievaardigheden per fase*
  In deze sectie worden vaardigheden gegroepeerd die specifiek zijn voor een bepaalde fase in het consult. De logische volgorde van de fasen is in de volgorde van de items terug te vinden.
- *Algemene communicatievaardigheden*
  Hier zijn vaardigheden opgenomen die kunnen voorkomen in verschillende fasen of in het gehele consult.

Overzicht van de communicatievaardigheden
De items worden steeds van een criterium voorzien, waarna een toelichting volgt.

1 Opening

begroeting: aandacht en uitnodiging
eigen naam en functie
oriëntatie op reden van komst

CRITERIUM

De student toont bij de begroeting aandacht voor de patiënt door deze aan te kijken, een hand te geven, een begroeting uit te spreken en een uitnodigende houding aan te nemen. Hierbij zijn aandacht en uitnodiging het belangrijkst.
De student maakt kennis door zijn naam te noemen en zijn functie concreet toe te lichten.
De student oriënteert zich aan het begin van het consult op de reden van komst door daar algemene vragen over te stellen of door de patiënt ruimte te geven zijn verhaal te vertellen. De algemene vragen betreffen met name tijdsduur, ernst en beleving.

Toelichting op criterium

Het onderscheid tussen een oriëntatie op reden van komst en anamnesevragen is soms moeilijk. Essentieel is dat het bij de oriëntatie gaat om wat voor de patiënt belangrijk is en om weinig specifieke vragen. Bij de anamnese betreft het vragen uit het medische referentiekader van de arts, die vrij specifiek zijn.

2 Vraagverheldering

noemen van hulpvragen, wensen of verwachtingen
noemen van aanleiding voor komst nu

CRITERIUM

De student benoemt de hulpvraag, wensen of verwachtingen van de patiënt en rondt dit volledig af.
Daarnaast benoemt de student de aanleiding voor komst nu en rondt ook dat volledig af.

Toelichting op criterium

Het volledig afronden van hulpvragen en de aanleiding voor komst nu kan bijvoorbeeld blijken uit een bevestigende reactie van de patiënt op een vraag als: 'Dus doorslaggevend was... en u wilt/verwacht van mij dat... Is dat inderdaad alles wat u wilt/verwacht?'
Vraagverheldering dient te gebeuren via doorvragen en door opnieuw te benoemen.

Vraagverheldering kan om diverse redenen in andere fasen van het consult plaatsvinden of voortgezet worden. Bijvoorbeeld in de fase Beleid en Afspraken kan de student, eventueel opnieuw, vragen naar verwachtingen van de patiënt omtrent de aanpak van de klacht.

3 Anamnese
toelichting werkwijze
directief vraaggedrag
afwisselend en uitnodigend

CRITERIUM
De student licht de werkwijze bij de anamnese toe.
De student stelt duidelijke concretiseringsvragen.
De wijze van vragen stellen is afwisselend en uitnodigend.

Toelichting op criterium
Bij de anamnese stelt de student (vaak gesloten) vragen uit het medische referentiekader. Omdat deze soort vragen anders is dan het exploratieve vraaggedrag bij de vraagverheldering licht de student deze nieuwe werkwijze toe: 'Ik ga u nu een aantal korte vragen stellen die wellicht schijnbaar niets met uw klacht te maken hebben. Ik moet het toch weten om te weten te komen wat er aan de hand is.'
Hij stelt zijn vragen op duidelijke wijze: stelt steeds één vraag tegelijk; zorgt dat de medewerking van de patiënt optimaal is door de relevantie van de vraag of van het thema waarnaar gevraagd wordt, duidelijk te maken; stelt zijn vragen op afwisselende wijze, zodat de patiënt betrokken en alert blijft (geen rijtje opdreunen). Ook bij deze vragen toont de student zich uitnodigend.

4 Lichamelijk onderzoek
instrueren van patiënt
aangeven wat onderzocht gaat worden
bejegenen van patiënt zorgvuldig en respectvol

CRITERIUM
De student zegt de patiënt vóór het lichamelijk onderzoek wat deze dient te ontbloten. Tevens maakt de student duidelijk wat de patiënt moet doen (gaan liggen, zitten enzovoort).
De student vertelt waaruit het onderzoek zal bestaan en licht zijn werkwijze zo nodig tijdens het onderzoek verder toe.

De student is in de omgang met de patiënt zorgvuldig en respectvol. Op eventuele reacties van de patiënt (bijvoorbeeld pijn) wordt geanticipeerd en ingegaan.

5 Evaluatie en diagnose

noemen van bevindingen en diagnose/hypothese
noemen van oorzaken of verband tussen bevindingen en diagnose
noemen van prognose of te verwachten beloop

Criterium

De student noemt de belangrijkste bevindingen uit anamnese en onderzoek, gevolgd door een diagnose of werkhypothese.

Daarnaast geeft de student informatie over de oorzaken van de klacht of aandoening, of doet dat door een verband te leggen tussen bevindingen en diagnose.

Verder geeft de student een concrete indicatie over de ernst, de te verwachten duur van de klachten en het beloop, hetzij zonder behandeling, hetzij op basis van een behandeling (tijdens de fase Beleid en Afspraken).

Toelichting op criterium

Het kan ook gaan om negatieve bevindingen, zoals 'ik kan niets afwijkends vinden'. Een mogelijkheid is ook dat de student zegt nog geen conclusie te kunnen trekken of als de diagnose negatief wordt geformuleerd, bijvoorbeeld 'het is beslist geen hernia'.

Bij het tweede aspect gaat het erom dat de student op de een of andere manier een oorzakelijk verband aangeeft ten aanzien van de klacht of het probleem.

6 Beleid en afspraken

overleg voeren over beleid
uitvoerbaarheid en opvolggedrag bespreken
afspraken maken: wie, wat, wanneer

Criterium

De student voert overleg over het beleid door de patiënt de ruimte te geven er het zijne over te kunnen zeggen. De student kan daarnaar vragen of een uitnodigende pauze laten vallen. Ook de voor- en nadelen van het beleid komen aan de orde. Afhankelijk van de inhoud van de klacht kan het nodig zijn dat alternatieven worden besproken of dat de student aangeeft dat er geen alternatieven zijn.

Verder bespreekt de student de uitvoerbaarheid van het beleid rekening houdend met de mogelijkheden voor de patiënt en de student gaat na of en in hoeverre de patiënt de beleidsafspraken gaat uitvoeren.

Ten slotte worden er concrete afspraken gemaakt over de verdere voortgang (wie, wat, wanneer).

Toelichting op criterium

Het voorleggen van een beleidsplan is hier minder van belang dan het voorleggen van eventuele alternatieven. Het maakt niet uit of een patiënt al of niet ingaat op voor- en nadelen, geen keuze maakt uit de alternatieven die de student biedt of de beslissing aan de student overlaat, want het gaat bij dit item (zoals steeds) om de uitnodiging van de student, niet om de reactie van de patiënt.

7 Consultevaluatie

algemene vraag
beantwoording hulpvragen
voorlopig perspectief

CRITERIUM

De student stelt aan het einde van het consult een algemene vraag naar de mening of het gevoel van de patiënt op dat moment. Uit de vraag hoeft niet duidelijk te zijn waarop dit precies slaat.

De student gaat aan het einde van het consult na of de hulpvragen van de patiënt voldoende zijn beantwoord.

De student gaat na of de patiënt met het antwoord voorlopig voldoende perspectief heeft.

Toelichting op criterium

Onder consultevaluatie kan dus een algemene vraag aan het einde van het consult vallen ('Ok?', 'Akkoord zo?', 'Tevreden?'), terwijl onduidelijk is of die vraag op het gehele consult betrekking heeft of op de fase van Beleid en Afspraken.

8 Exploratief vraaggedrag

open (door)vragen binnen referentiekader patiënt
ingaan op non-verbaal gedrag en sleutelwoorden
tijdens vraagverheldering, diagnose én beleid

CRITERIUM

De student vraagt op open wijze door binnen het referentiekader van de patiënt. Dit gebeurt via (door)vragen en door *opnieuw te benoemen* wat de patiënt desgevraagd of spontaan vermeldt. Daarbij laat de student aan de patiënt weten dat hij gehoord heeft wat deze zei. Dit kan gebeuren door een vraag die doorgaat op wat de patiënt zei (binnen het referentiekader), of het blijkt uit de inhoud van een samenvatting.

De student gaat tijdens het exploratieve vraaggedrag in op non-verbaal gedrag en op sleutelwoorden (cue's).

De student vertoont deze werkwijze niet alleen tijdens de informatiefase maar ook tijdens exploratieve episodes in andere fasen.

Toelichting op criterium

Richtinggevend is de mate van *uitnodiging* in de vragen.

Exploratief vraaggedrag dient *relevant* te zijn in de context van de klacht, óf de relevantie voor de klacht dient door de student duidelijk te zijn gemaakt. Zo kan de arts bijvoorbeeld uitgebreid – in het referentiekader van de patiënt – ingaan op persoonlijke of psychosociale omstandigheden, terwijl de patiënt daar niet voor komt of het hem niet duidelijk is waarom de student erop ingaat. Het exploratieve vraaggedrag kan met name in de fasen Vraagverheldering, Evaluatie en Diagnose, en Beleid en Afspraken aan de orde komen.

9 Informatie geven

aankondigen, categoriseren
kleine hoeveelheden, concrete uitleg
begrijpelijk taalgebruik
naar begrijpen vragen

CRITERIUM

De student kondigt aan dat hij informatie over een onderwerp gaat geven en categoriseert daarbij de deelaspecten die aan de orde gaan komen.

De informatie wordt in beperkte hoeveelheden gegeven en de student licht details concreet toe.

Het taalgebruik is begrijpelijk en afgestemd op de patiënt.

De student gaat na of de informatie is overgekomen door gericht daarnaar te vragen.

Toelichting op criterium

Voorbeeld van een aankondiging: 'Ik zal u iets vertellen over wat ik gevonden heb.' Voorbeeld van categoriseren: 'Ik zal u eerst vertellen wat ik gevonden heb, dan wat ik denk dat er aan de hand is en tot slot wat er het beste aan gedaan kan worden. Dan nu eerst...'

Met 'kleine hoeveelheden' wordt bedoeld dat de student niet een heleboel informatie achter elkaar geeft. Dit kan reeds worden bereikt door tussen de informatiefragmenten pauzes in te lassen die de patiënt gelegenheid geven voor een reactie.

Studenten blijken weinig aan te kondigen dat ze informatie gaan geven, laat staan dat ze daarbij categoriseren. Ook wordt er weinig naar begrijpen gevraagd ('Begrijpt u wat ik vertel?'). Met name de uitnodigende kwaliteit van de vraag is van belang. Als de vraag betuttelend klinkt ('en wat heb ik u nu verteld?'), werkt dat contraproductief.

10 Emoties

(door)vragen naar gevoelens
gevoelsreflecties (inclusief aard en intensiteit)
voldoende door gehele consult
verwerkingsreacties: eerst ingaan op gevoel

CRITERIUM

De student vraagt naar gevoelens en/of vraagt door bij gevoelsuitingen van de patiënt.

Getoonde en geuite gevoelens worden naar aard en intensiteit goed gereflecteerd.

De aandacht van de student voor gevoelens via (door)vragen en gevoelsreflecties is door het gehele consult heen voldoende, maar ook evenwichtig. Dus niet te veel en niet te weinig.

Bij verwerkingsreacties bij goed of slecht nieuws reageert de student in eerste instantie op de emotionele lading.

Toelichting op criterium

Bij emoties gaat het er *niet* om of het gesprek als 'koud' of 'warm' te kwalificeren is, ook niet of de patiënt erg emotioneel is of dat de student een begripvolle indruk maakt. Al dit soort, vaak non-verbale, aspecten kunnen bij Empathie/soepelheid gescoord worden (item 13). Het gaat er bij dit item wél om in hoeverre de student *verbaal* ingaat op geuite emoties. In feite dus om de gespreksvaardigheden van de student ten aanzien van emoties.

Verwerkingsreacties komen voor na emotievolle informatie, zowel goed nieuws als slecht nieuws. Voorbeeld van in eerste instantie ingaan op gevoel: Patiënt: 'Dokter, dat kan niet waar zijn!' Student: 'U vindt het moeilijk te geloven, hè?', tegenover een inhoudelijke reactie: 'Het is toch echt zo'.

Vaak worden gevoelens 'meegenomen' in een samenvatting, waardoor ze als gevoelsreflectie moeilijker herkenbaar zijn. Indien een patiënt een *heftige* emotie uit, bijvoorbeeld na het vernemen van slecht nieuws, dient de gevoelsreflectie gegeven te worden *kort* nadat het gevoel geuit is.

Bij gevoelens en gevoelsreflecties gaat het om emoties of belevingsaspecten van de patiënt rond de klacht, niet om lichamelijke sensaties als pijn of ongemak waarbij ook het werkwoord 'voelen' gebruikt kan worden ('Hoe voelt dat precies?','Voelt u zich vooral 's morgens misselijk?').

11 Samenvatten
  (zowel door samenvattingen, parafrases als herhalingen)
beknopt, in eigen woorden
inhoudelijk correct, volledig
toetsend
voldoende door gehele consult heen

CRITERIUM
De student geeft in het hele consult voldoende en evenwichtig aan dat de informatie van de patiënt is overgekomen door deze met samenvattingen en herhalingen te verwoorden. Deze verwoordingen zijn beknopt, in eigen woorden gegeven, inhoudelijk correct en bieden ruimte voor een reactie (pauze, vragend, vraag stellen).

Toelichting op criterium
Samenvattingen, parafrases en herhalingen moeten op evenwichtige wijze geïntegreerd zijn in het gehele consult en van goede kwaliteit zijn.

12 Ordening
logische volgorde van fasen
evenwichtige tijdsbesteding
aankondigingen (consultplan, anamnese, onderzoek, andere fasen)

CRITERIUM
De student structureert het consult ordelijk door fasen logisch op elkaar te laten aansluiten.

Ook verdeelt de student de tijd die hij neemt evenwichtig over de door hem gehanteerde fasen.

Verder structureert de student door de gehanteerde fasen aan te kondigen, te markeren.

Toelichting op criterium

De student kan een deel van de anamnese tijdens het onderzoek afnemen als dat op ordelijke wijze gebeurt.

De fase Beleid en Afspraken dient plaats te vinden na Evaluatie en Diagnose.

13 Empathie/soepelheid

houding empathisch, aandachtig en uitnodigend in intonatie, gebaar en oog-contact

voldoende ruimte voor patiënt

geen storende haperingen of onderbrekingen

CRITERIUM

De houding van de student naar de patiënt is empathisch, aandachtig, uitnodigend en geïnteresseerd in intonatie van woorden, gebaar en oogcontact.

De student schept voor de patiënt voldoende ruimte om zich te uiten en geeft in principe voorrang aan de patiënt bij het nemen van het woord.

Er komen in het gesprek geen storende stiltes of haperingen voor en de student onderbreekt de patiënt niet onnodig.

Toelichting op criterium

Empathie is iets dat moet blijken uit het gedrag van de *student*. Empathie kan niet enkel blijken uit het feit dat de *patiënt* zich op zijn gemak voelt.

Het directe oogcontact kan moeilijk te beoordelen zijn. In dat geval moet men volstaan met de mate waarin lichaam en hoofd van de student naar de patiënt zijn gekeerd en de student niet, al pratend, bezig is met schrijven.

Bij empathie past een veelheid van gedrag: verbale uitingen, de intonatie daarvan (rust, uitnodiging) en de lichaamshouding (gerichtheid op patiënt, patiënt aankijken bij het spreken, wijze van begroeting en afscheid nemen).

Bij een breedsprakige patiënt kan tactisch onderbreken nodig en nuttig zijn. Dit is dan dus 'niet onnodig'.

305

Literatuur

De hierna vermelde literatuur is beperkt tot de onderzoeken die naar de MAAS-Globaal en voorlopers zijn gedaan.

Dalen, J. van, Prince, C.J.A.H., Scherpbier, A.J.J.A. & Vleuten, C.P.M. van der (1998), Evaluating communication skills. *Advances in Health Sciences Education, 3:* 187-95.

Kraan, H. & Crijnen, A. (1987), *The Maastricht history-taking and advice checklist: Studies of instrumental utility,* proefschrift, Rijksuniversiteit Limburg, Maastricht.

Schouten, J.A.M. (1982), *Anamnese en advies,* Stafleu, Alphen aan den Rijn/Brussel.

Thiel, J. van, Kraan, H. & Vleuten, C. van der (1990), Reliability and feasibility in measuring medical interviewing skills with the revised Maastricht history-taking and advice checklist (MAAS-R), In: Bender, W. e.a., *Teaching and assessing clinical competence,* Boekwerk Publications, Groningen, pp. 390-396.

Thiel, J. van, Kraan, H. & Vleuten, C. van der (1991), Reliability and feasibility of measuring medical interviewing skills: the revised Maastricht History-taking and Advice Checklist, *Medical Education, 25:* 224-9.

Thiel, J. van, Vleuten, C. van der & Kraan, H. (1992), Toetsing van gespreksvaardigheden in medisch onderwijs, In: *Gezond Onderwijs I.* Vleuten, C.P.M. van der, Scherpbier, A.J.A. & Pollemans, M.C. (red.), Bohn Stafleu, Utrecht.

Thiel, J. van, Vleuten, C. van der & Kraan, H. (1992), Assessment of medical interviewing skills: generalizability of scores using successive MAAS-versions, In: Harden, R., Hart, I. & Mulholland, H. (eds.), *Approaches to the Assessment of Clinical Competence,* Proceedings of the Fifth Ottawa Conference, Centre for Medical Education, University of Dundee, Scotland.

Thiel, J. van, Kraan, H. & Vleuten, C. van der (1993), Reproducibility of scores with the Revised Maastricht History-taking and Advice Checklist (MAAS-R), In: Mol, S. & Bensing, J. (eds.), *Doctor-patient communication and the quality of care,* Report of an Invitational Workshop, Netherlands Institute of Primary Health Care (NIVEL).

Thiel, J. van, Vleuten, C. van der & Kraan, H. (1995), Assessment of communication skills in the consultation, In: Bensing, J., Larsson, U.S. & Szecsenyi, J. *Doctor-patient-communication and the quality of care in general practice.* NIVEL, Utrecht.

Literatuur

Abdel-Tawab, N. & D. Roter (2002) The relevance of client-centred communication to family planning settings in developing countries: lessons from the Egyptian experience. *Soc Sci Med.* 54, 1357-68.

Ajaj, A., M.P. Singh, & A.J. Abdulla (2001) Should elderly patients be told they have cancer? Questionnaire survey of older people. BMJ. 323, 1160.

Akabayashi, A., I. Kai, H. Takemura & H. Okazaki (1999) Truth telling in the case of a pessimistic diagnosis in Japan. *Lancet.* 354, 1263.

Ambady, N., D. Laplante, T. Nguyen, R. Rosenthal, N. Chaumeton & W. Levinson (2002) Surgeons tone of voice: a clue to malpractice history. *Surgery.* 132, 5-9.

Anderson, S. & N. Marlett (2004) The language of recovery: how effective communication of information is crucial to restructuring post-stroke life. *Topics Stroke Rehabil.*

Arborelius, E. & S. Bremberg (1992) What can doctors do to achieve a successful consultation? Videotaped interviews analysed by the 'consultation map' method. *Fam Pract.* 9, 61-6.

Argyle, M. (1975) *Bodily Communication.* New York: International Universities Press.

Baile, W.F., A.P. Kdelka, E.A. Beale, G.A. Glober, E.G. Myers, A.J. Greisinger, R.C. Bast Jr., M.G. Goldstein, D. Novack, & R. Lenzi (1999) Communication skills training in oncology. Description and preliminary outcomes of workshops on breaking bad news and managing patient reactions to illness. *Cancer Nurs.* 86, 887-97.

Baile, W.F., R. Buckman, R. Lenzi, G. Glober, E.A. Beale & A.P. Kudelka (2000) SPIKES: a six-step protocol for delivering bad news: application to the patient with cancer. *Oncologist.* 5, 302-11.

Baker, S.J. (1995) The theory of silences. *J Gen Psychol.* 53, 145.

Barbour, A. (2000) *Making contact or making sense: functional and dysfunctional ways of relating.* Humanities Institute Lecture 1999-2000 Series. Denver, CO: University of Denver.

Barnett, P.B. (2001) Rapport and the hospitalist. *Am J Med.* 111, 31S-35S.

Barrows, H.S. & R.M. Tamblyn (1980) *Problem-Based Learning: an approach to medical education.* New York: Springer Publishing House.

Barry, C.A., C.P. Bradley, N. Britten, F.A. Stevenson & N. Barber (2001) Patients unvoiced agendas in general practice consultations: qualitative study. *BMJ.* 320, 1246-50.

Barsevich, A.M. & J.E. Johnson (1990) Preference for information and involvement, information seeking and emotional responses of women undergoing colostomy. *Res Nurs Health.* 13, 1-7.

Barsky, A.J. (1981) Hidden reasons some patients visit doctors. *Ann Intern Med.* 94, 492-8.

Bass, L.W. & R.L. Cohen (1982) Ostensible versus actual reasons for seeking pediatric attention: another look at the parental ticket of admission. *Pediatrics.* 70, 870-4.

Bayer Institute for Health Care Communication (1999) PREPARE to be partners *(Program for Patients).* New Haven, CT: Bayer Institute for Health Care Communication.

Beaver, K., K.A. Luker, R.G. Owens, S.J. Leinster, L.F. Degner & J.A. Sloan (1996) Treatment decision making in women newly diagnosed with breast cancer. *Cancer Nurs.* 19, 8-19.

Becker, M.H. (1974) The health belief model and sick role behaviour. *Health Educ Monogr.* 2, 409-19.

Beckman, H.B. & R.M. Frankel, (1984) The effect of physician behaviour on the collection of data. *Ann Intern. Med.* 101, 692-6.

Beckman, H.B., R.M. Frankel & J. Darnley (1985) Soliciting the patient's complete agenda: a relationship to the distribution of concerns. *Clin Res.* 33, 714A.

Beckman, H.B. & R.M. Frankel (1994) The use of videotape in internal medicine training. *J Gen Intern Med.* 9(9), 517-21.

Beisecker, A. & T. Beisecker (1990) Patient information-seeking behaviours when communicating with doctors. *Med Care.* 28, 19-28.

Bell, R.A., R.L. Kravitz, D. Thom, E. Krupat & R. Azari (2002) Unmet expectations for care and the patient-physician relationship. *J Gen Intern Med.* 17, 817-824.

Bellet, P.S. & M.J. Maloney (1991) The importance of empathy as an interviewing skill in medicine. *JAMA.* 266, 1831-1832.

Benson, J. & N. Britten (1996) Respecting the autonomy of cancer patients when talking with their families: qualitative analysis of semi-structured interviews with patients. *BMJ.* 313, 729-731.

Berg, J.S., J. Dischler, D.J. Wagner, J.J. Raia & N. Paler-Shevlin (1993) Medication compliance: a health care problem. *Ann Pharmacother.* 27, 3-22.

Bertakis, K.D. (1977) The communication of information from physician to patient: a method for increasing patient retention and satisfaction. *J Fam Pract.* 5, 217-222.

Bertakis, K.D., D. Roter & S.M. Putnam (1991) The relationship of physician medical interview style to patient satisfaction. *J Fam Pract.* 32, 2.

Bibace, R. & M. Walsh (1981) *Children's Conceptions of Health, Illness and Bodily Functions.* San Francisco, CA: Jossey-Bass.

Bilson, H.P. van & A.J. van Emst (1989) Motivating heroin users for change. In: G.A. Bennett (ed.) *Treating drug abusers.* Londen: Routledge.

Blacklock, S.M. (1977) The symptom of chest pain in family medicine. *J Fam Pract.* 4, 429-433.

Blanchard, C.G., M.S. Labrecque, J.C. Ruckdeschel & E.B. Blanchard (1988) Information and decision-making preferences of hospitalised adult cancer patients. *Soc Sci Med.* 27, 1139.

Blok, G.A., J. van Dalen, M.E.G. van Gurp, e.a. (1996) *Leven na geven 2, Verslag van de tweede landelijke contactdag voor nabestaanden van orgaan- en weefseldonoren.* Leiden: Buro Transplantatiecoördinatoren.

Blok, G.A., M.E.G. van Gurp, G.A. Kraan, e.a. (1999) *Leven na geven 3, Verslag van de derde landelijke contactdag voor nabestaanden van orgaan- en weefseldonoren.* Leiden: Buro Transplantatiecoördinatoren.

Blok, G.A., G.A. Kraan, J. van Dalen, e.a. (2000) Ervaringen van nabestaanden van donoren met de donatieprocedure; vergelijking tussen 1995 en 1998. *Nederlands Tijdschrift voor Geneeskunde,* 144(14), 663-667.

Booth, N., J. Kohannejad & P. Robinson (2002) *Information in the Consulting Room (iiCR). Final Project Report.* Newcastle upon Tyne: Sowerby Centre for Health.

Boreham, P. & D. Gibson (1978) The informative process in private medical consultations: a preliminary investigation. *Soc Sci Med.* 12, 409-416.

Bouhris, R.Y., S. Roth & G. MacQueen (1989) Communication in the medical setting: a survey of medical and everyday language use amongst patients, nurses and doctors. *Soc Sci Med.* 28, 339-346.

Bradshaw, P.W., P. Ley, J.A. Kincey & J. Bradshaw (1975) Recall of medical advice: comprehensibility and specificity. *Br J Soc Clin Psychol.* 14, 55-62.

Branch, W.T. & T.K. Malik (1993) Using 'windows of opportunities' in brief interviews to understand patients' concerns. *JAMA.* 269, 1667-68.

Brewin, T. (1996) *Relating to the Relatives: breaking bad news, communication and support.* Oxford: Radcliffe Medical Press.

Briggs, G.W. & B.F. Banahan (1979) *A Training Workshop in Psychological Medicine for Teachers of Family Medicine. Handouts 1-3: therapeutic communication.* Denver, CO: Society of Teachers of Family Medicine.

Britten, N. (1994) Patients' ideas about medicine: a qualitative study in a general practice population. *Br J Gen Pract.* 44, 465-68.

Britten, N., F.A. Stevenson, C.A. Barry, N. Barber & C.P. Bradley (2000) Misunderstandings in prescribing decisions in general practice: qualitative study. *BMJ.* 320, 484-88.

Britten, N. (2003) Concordance and compliance. In: R. Jones, N. Britten, L. Culpepper, D. Gass, R. Grol, D. Mant & C. Silagy (red.) *Oxford Textbook of Primary Medical Care.* Oxford: Oxford University Press.

Brod, T.M., M.M. Cohen & E. Weinstock (1986) *Cancer disclosure: communicating the diagnosis to patients – a videotape.* Garden Grove, CA: Medcom Inc.

Brody, D.S. (1980) The patient's role in clinical decision-making. *Ann Intern Med.* 93, 718-22.

Brody, D.S. & S.M. Miller (1986) Illness concerns and recovery from a URI. *Med Care.* 24, 742-48.

Brody, D.S., S.M. Miller, C.E. Lerman, D.G. Smith & G.C. Caputo (1989) Patient perception of involvement in medical care: relationship to illness attitudes and outcomes. *J Gen Intern Med.* 4, 506-511.

Broyles, S., C. Sharp, J. Tyson & J. Sadler (1992) How should parents be informed about major procedures? An exploratory trail in the neonatal period. *Early Hum Dev.* 31, 67-75.

Buckman, R. (1994) *How to Break Bad News: a guide for healthcare professionals.* Londen: Papermac.

Buckman, R. (2002) Communications and emotions. *BMJ.* 325, 672.

Buller, M.K. & D.B. Buller (1987) Physicians' communication style and patient satisfaction. *J Health Soc Behav.* 28, 375-388.

Burack, R.C. & R.R. Carpenter (1983) The predictive value of the presenting complaint. *J Fam Pract.* 16, 749-754.

Butler, C., S. Rollnick & N. Stott (1996) The practitioner, the patient and resistance to change: recent ideas on compliance. *Can Med Assoc J.* 154, 1357-1362.

Butow, P.N., R.F. Brown, S. Cogar, M.H. Tattersall & S.M. Dunn (2002) Oncologists' reactions to cancer patients' verbal cues. *Psychooncology.* 11, 47-58.

Bylund, C.L. & G. Makoul (2002) Empathic communication and gender in the physician-patient encounter. *Patient Educ Couns.* 48, 207-216.

Byrne, P.S. & B.E.L. Long (1976) *Doctors Talking to Patients.* Londen: HMSO.

Campion, P.D., N.M. Butler & A.D. Cox (1992) Principal agendas of doctors and patients in general practice consultations. *Fam Pract.* 9, 181-190.

Campion, P., J. Foulkes, R. Neighbour & P. Tate (2002) Patient-centredness in the MRCGP video examination: analysis of large cohort. *BMJ.* 325, 691-692.

Car, J. & A. Sheikh (2003) Telephone consultations. *BMJ.* 326, 966-969.

Carroll, J.G. & J. Monroe (1979) Teaching medical interviewing: a critique of educational research and practice. *J Med. Educ.* 54, 498-500.

Cassata, D.M. (1978) Health communication theory and research: an overview of the communication specialist interface. In: B.D. Ruben (red.) *Communication Yearbook.* New Brunswick, NJ: Transaction Books.

Cassell, E.J. (1985) *Talking with patients. Volume 2. Clinical tecnique.* Cambridge, MA: MIT Press.

Cassileth, B., R. Zupkis & K. Sutton-Smith (1980) Information and participation preferences among cancer patients. *NEJM.* 162, 169-176.

Cegala, D.J. (1997) A study of doctors' and patients' communication during a primary care consultation: implications for communication training. *J Health Commun.* 2, 169-194.

Cegala, D.J. (2003) Patient communication skills training: a review with implications for cancer patients. *Patient Educ Couns.* 50, 91-94.

Charles, C., A. Gafni & T. Whelan (1997) Shared decision-making in the medical encounter: what does it mean? (or it takes at least two to tango). *Soc Sci Med.* 44, 681-692.

Charles, C., A. Gafni & T. Whelan (1999a) Decision making in the physician-patient encounter: revisiting the shared treatment decision-making model. *Soc Sci Med.* 49, 651-661.

Charles, C., A. Gafni & T. Whelan (1999b) What do we mean by partnership in making decisions about treatment? *BMJ.* 319, 780-782.

Chugh, U., E. Dillman, S.M. Kurtz, J. Lockyer & J. Parboosingh. (1993) Multicultural issues in medical curriculum: implications for Canadian physicians. *Med Teacher.* 15, 83-91.

Chugh, U., N. Agger-Gupta, E. Dillmann, D. Fisher, P. Gronnerud, J.C. Kulig, S. Kurtz & A. Stenhouse (1994) *The Case for Culturally Sensitive Health Care: a comparative study of health beliefs related to culture in six North-East Calgary communities.* Calgary, Alberta: Citizenship and Heritage Secretariat.

Coambs, R.B., P. Jensen, M. Hoa Her, B.S. Ferguson, J.L. Jarry, J.S. Wong & R.V. Abrahamsohn (1995) *Review of the Scientific Literature on the Prevalence, Consequences and Health Costs of Non-compliance and Inappropriate Use of Prescription Medication in Canada.* Toronto, Ottawa: Pharmaceutical Manufacturers Association of Canada (University of Toronto Press).

Cohen-Cole, S.A. (1991) *The Medical Interview: a three-function approach.* St. Louis, MO: Mosby-Year Books.

Cohen-Cole, S.A. & R. Mance (1995) Interviewing the suicidal patient. In: M. Lipkin jr., S.M. Putnam & A. Lazare (red.) *The Medical Interview.* New York: Springer-Verlag.

Cole, S. & J. Bird (2000) *The Medical Interview: the three-function approach.* St. Louis, MO: Mosby Inc.

Colletti, L., L. Gruppen, M. Barclay & D. Stern (2001) Teaching students to break bad news. *Am J Surg.* 182, 20-23.

Corney, R. (red.) (1991) *Developing Communication and Counseling Skills in Medicine.* Londen: Tavistock/Routledge.

Coulehan, J.L., F.W. Platt, B. Egener, R. Frankel, C.T. Lin, B. Lown W.H. Salazar (2001) 'Let me see if I have this right...': words that help build empathy. *Ann Intern Med.* 135, 221-227.

Coulter, A., V. Peto & H. Doll (1994) Patients' preferences and general practitioners' decisions in the treatment of menstrual disorders. *Fam Pract.* 11, 67-74.

Coulter, A., V. Entwistle & D. Gilbert (1999) Sharing decisions with patients: is the information good enough? *BMJ.* 318, 318-322.

Coulter, A. (1999) Paternalism or partnership? Patients have grown up – and there's no going back. *BMJ.* 319, 719-720.

Coulter, A. (2002) After Bristol: putting patients at the centre. *BMJ.* 324, 648-651.

Cox, A., M. Rutter & D. Holbrook (1981b) Psychiatric interviewing techniques. II. Naturalistic study. *Br J Psychiatry.* 138, 283-291.

Cox, A., M. Rutter & D. Holbrook (1981b) Psychiatric interviewing techniques. V. Experimental study. *Br J Psychiatry.* 139, 29-37.

Cox, A. (1989) Eliciting patients' feelings. In: M. Stewart & D. Roter (red.) *Communicating with Medical Patients.* Newbury Park, CA: Sage Publications Inc.

Cushing, A.M. & A. Jones (1995) Evaluation of a breaking bad news course for medical students. *Med Educ.* 29, 430-435.

Dalen, J. van, C.J.A.H. Prince, A.J.J.A. Scherpbier, e.a. (1998) Evaluating communication skills. *Advances in Health Sciences Education,* 3, 187-195.

Dalen, J. van & J. van der Beek (1999) *Lastige gesprekssituaties in de arts-patiënt relatie.* Utrecht: Lemma.

Dalen, J. van, J.C.H.M. van Hout, H.A.P. Wolfhagen, e.a. (1999) Factors influencing the effectiveness of communication skills training: programme contents outweigh teachers' skills. *Medical Teacher* 21, 308-310.

Dalen, J. van, P. Bartholomeus, R. Lulofs, e.a. (2001). Teaching and assessing communication skills in Maastricht: the first twenty years. *Medical Teacher.* 23, 245-251.

Dance, F.E.X. (1967) Toward a theory of human communication. In: F.E.X. Dance (red.) *Human Communication Theory: original essays.* New York: Holt, Rhinehart and Winston.

Dance, F.E.X. & C.E. Larson (1972) *Speech Communication: concepts and behavior.* New York: Holt, Rhinehart and Winston.

Davies, T. (1997) ABC of mental health: mental health assessment. *BMJ.* 314, 1536-39.

Davis, M.A., J.R. Hoffman & J. Hsu (1999) Impact of patient acuity on preference for information and autonomy in decision making. *Acad Emerg Med.* 6, 781-85.

Deber, R. (1994) The patient-physician partnership: changing roles and the desire for information. *Can Med Assoc J.* 151, 171-76.

Deber, R., N. Kraetschmer & J. Ivine (1996) What role do patients wish to play in treatment decision making? *Arch Intern Med* 156, 1414-1420.

Degner, L.F. & J.A. Sloan (1992) Decision making during serious illness: what role do patients really want to play? *J Clin Epidemiol.* 45, 941-950.

Degner, L.F., L.J. Kristjanson, D. Bowman, J.A. Sloan, K.C. Carriere, J. O'Neill, B. Bilodeau, P. Watson & B. Mueller (1997) Information needs and decisional preferences in women with breast cancer. *JAMA.* 277, 1485-1492.

Del Piccolo, L., A. Saltini, C. Zimmerman & G. Dunn (2000) Differences in verbal behaviours of patients with and without emotional distress during primary care consultations. *Psychol Med.* 30, 629-643.

DeVito, J.A. (1988) *Human Communication: the basic course.* New York: Harper & Row.

Deyo, R.A. & A.K. Diehl (1986) Patient satisfaction with medical care for low back pain. *Spine.* 11, 28-30.

DiMatteo, M.R., A. Taranta, H.S. Friedman & L.M. Prince (1980) Predicting patient satisfaction from physicians' non-verbal communication skill. *Med Care.* 18, 376-387.

DiMatteo, M.R., R.D. Hays & L.M. Prince (1986) Relationship of physicians non-verbal communication skill to patient satisfaction, appointment non-compliance, and pysician workload. *Health Psychol.* 5, 581-594.

Dixon-Woods, M., B. Young & D. Heney (1999) Partnerships with children. *BMJ.* 319, 778-780.

Donovan, J.L. (1995) Patient decision making. The missing ingredient in compliance research. *Int J Technol Assess Health Care.* 11, 443-455.

Dornan, T. & C. Carroll (2003) Medical communication and diabetes. *Diabet Med.* 20, 85-87.

Dosanj, S., J. Barnes & M. Bhandari (2001) Barriers to breaking bad news among medical and surgical residents. *Med Educ.* 35, 197-205.

Dovidio, J. & S. Gaertner (1996) Affirmative action, unintentional biases, and intergroup relations. *J Soc Issues.* 52, 51-75.

Dowell, J., A. Jones & D. Snadden (2002) Exploring medication use to seek concordance with 'non-adherent' patients: a qualitative study. *Br J Gen Pract.* 52, 24-32.

Dunn, S.M., P.N. Butow, M.H. Tattersall, Q.J. Jones, J.S. Sheldon, J.J. Taylor & M.D. Sumich (1993) General information tapes inhibit recall of the cancer consultation. *J Clin Oncol.* 11, 2279-85.

Dye, N.E. & M.R. DiMatteo (1995) Enhancing cooperation with the medical regimen. In: M Lipkin Jr, S.M. Putnam & A. Lazare (red.) *The Medical Interview.* New York: Springer-Verlag.

Eddy, D.M. (1990) Clinical decision making: from theory to practice. Anatomy of a decision. *JAMA.* 263, 441-443.

Edwards, A. & G. Elwyn (2000a) *Evidence-Based Patient Choice: inevitable or impossible?* Oxford: Oxford University Press.

Edwards, A. & G. Elwyn (2000b) Risks; listen and don't mislead. *Br J Gen Pract.* 51, 259-260.

Edwards, A., K. Hood, E. Matthews, D. Russell, I. Russell, J. Barker, M. Bloor, P. Burnard, J. Covey, R. Pill, C. Wilkinson & N. Stott (2000) The effectiveness of one-to-one risk communication interventions in healthcare: a systematic review. *Med. Decis Making.* 20, 290-297.

Edwards, A., G. Elwyn & A. Mulley (2002) Explaining risks: turning numerical data into meaningful pictures. *BMJ.* 324, 827-830.

Egan, G. (1990) *The Skilled Helper: a systematic approach to effective helping.* Pacific Grove, CA: Brooks/Cole.

Egbert, L.D., G.E. Batitt, C.E. Welch & M.K. Bartlett (1964) Reduction of postoperative pain by encouragement and instruction of patients. *NEJM.* 270, 825-827.

Eisenthal, S. & A. Lazare (1976) Evaluation of the initial interview in a walk-in clinic. *J Nerv Ment Dis.* 162, 169-176.

Eisenthal, S., R. Emery, A. Lazare & J. Udin (1979) 'Adherence' and the negotiated approach to parenthood. *Arch Gen Psychiatry.* 36, 393.

Eisenthal, S., C. Koopman & J.D. Stoeckle (1990) The nature of patients' requests for physicians' help. *Acad Med.* 65, 401-4-5.

Ekman, P., W.V. Friesen & P. Ellsworth (1972) *Emotion in the Human Face: guidelines for research.* New York: Pergamon.

Eleftheriadou, Z. (1996) Communicating with patients of different backgrounds. In: M. Lloyd & R. Bor (red.) *Communication Skills for Medicine*. Londen: Churchill Livingstone.

Elstein, A.S. & A. Schwarz (2002) Clinical problem solving and diagnostic decision making: selective review of the cognitive literature. BMJ. 324, 729-732.

Elwyn, G., A. Edwards & P. Kinnersley (1999) Shared decision making in primary care: the neglected second half of the consultation. *Br J Gen Pract*. 49, 477-482.

Elwyn, G., A. Edwards, S. Mowle, M. Wensing, C. Wilkinson, P. Kinnersley & R. Grol (2001) Measuring the involvement of patients in shared decision making: a systematic review of instruments. *Patient Educ Couns*. 43, 5-22.

Elwyn, G., A. Edwards, P. Kinnersley & R. Grol (2002) Shared decision making and the concept of equipoise: the competences of involving patients in healthcare choices. *Br J Gen Pract*. 50, 892-899.

Elwyn, T.S., M.D. Fetters, H. Sasaki & T. Tsuda (2002) Responsibility and cancer disclosure in Japan. *Soc Sci Med*. 54, 281-293.

Elwyn, G., A. Edwards & N. Britten (2003a) 'Doing prescribing': how doctors can be more effective. BMJ. 327, 864-867.

Elwyn, G., A. Edwards, M. Wensing, K. Hood, C. Atwell & R. Grol (2003b) Shared decision making: developing the OPTION scale for measuring patient involvement. *Quality and Safety in Health Care*. 12, 93-99.

Ely, J.W., W. Levinson, N.C. Elder, A.G. Mainous & D.C. Vinson (1995) Perceived causes of family physicians' errors. *J Fam Pract*. 40, 337-344.

Ende, J., L. Kazis, A.B. Ash & M.A. Moskovitz (1989) Measuring patients' desire for autonomy. *J Gen Intern Med*. 4, 23-30.

Epstein, R.M., D.S. Morse, R.M. Frankel, L. Frary, K. Anderson & H.B. Beckman (1998) Awkward moments in patient-physician communication about HIV risk. *Ann Intern Med*. 128, 435-442.

Epstein, R.M., T.E. Quill & I.R. McWhinney (1999) Somatization reconsidered: incorporating the patient's experience of illness. *Arch Intern Med*. 159, 215-222.

Epstein, R.M. (2000) The science of patient-centred care. *J Fam Pract*. 49, 805-807.

Evans, B.J., R.O. Stanley, R. Mestrovic & L. Rose (1991) Effects of communication skills training on students' diagnostic efficiency. *Med Educ*. 25, 517-526.

Faden, R., C. Becker, C. Lewis, A. Freeman & A. Faden (1981) Disclosure of information to patients in medical care. *Med Care*. 19, 718-733.

Fadiman, A. (1997) *The Spirit Catches You and You Fall Down*. New York: Farrer, Strauss en Giroux.

315

Fallowfield, L.J., A. Hall, G.P. Maguire & M. Baum (1990) Psychological outcomes of different treatment policies in women with early breast cancer outside a clinical trial. *BMJ.* 301, 575-580.

Fallowfield, L. (1993) Giving sad and bad news. *Lancet.* 341, 476-478.

Fallowfield, L.J. & M. Lipkin (1995) Delivering sad or bad news. In: M. Lipkin jr., S.M. Putnam & A. Lazare (red.) *The Medical Interview. Clinical care, education and research.* New York: Springer-Verlag.

Ferguson, W.J. & L.M. Candib (2002) Culture, language and the doctor-patient relationship. *Fam Med.* 34, 353-361.

Field, D. (1995) Education for palliative care: formal education about death and dying and bereavement in UK medical schools in 1983 and 1994. *Med Educ.* 29, 414-419.

Fielding, R. (1995) *Clinical Communication Skills.* Hong Kong: Hong Kong University Press.

Finlay, I & D. Dallimore (1991) Your child is dead. *BMJ.* 302, 1524-1525.

Fleissig, A., B. Glasser & M. Lloyd (2000) Patients need more than written prompts for communication to be successful. *BMJ.* 320, 314-315.

Floyd, M., F. Lang, K.L.B. Beine & E. McCord (1999) Evaluating interviewing techniques for the sexual practices history: use of trigger tapes to assess patient comfort. *Arch Fam Med.* 8, 218-223.

Ford, S., T. Schofield & T. Hope (2003) What are the ingredients for a successful evidence-based patient choice consultation? A qualitative study. *Soc Sci Med.* 56, 589-602.

Francis, V., B. Korsch & M. Morris (1969) Gaps in doctor-patient communication. *NEJM.* 280, 535-540.

Frankel, R. (1995) Some answers about questions in clinical interviews. In: G. Morris & R. Chenail (red.) *The Talk of the Clinic: explorations in the analysis of medical and therapeutic discourse.* Hillsdale, NJ: Lawrence Erlbaum Associates.

Freidson, E. (1970) *Professional Dominance.* Chicago: Atherton Press.

Friedman, H.S. (1979) Non-verbal communication between patient and medical practitioners. *J Soc Issues.* 35, 82-99.

Gafaranga, J. & N. Britten (2003) 'Fire away': the opening sequence in general practice consultations. *Fam Pract.* 20, 242-247.

Gafni, A., C. Charles & T. Whelan (1998) The physician-patient encounter: the physician as a perfect agent for the patient versus the informed treatment decision-making model. *Soc Sci Med.* 47, 347-354.

Garg, A., R. Buckman & Y. Kason (1997) Teaching medical students how to break bad news. *Can Med Assoc J.* 156, 1159-1164.

Gask, L. (1998) Psychiatric interviewing. In: E. Johnstone, C. Freeman & A. Zealley (red.) *Companion to Psychiatric Studies*. Edinburgh: Churchill Livingstone.

Gask, L., A. Rogers, D. Oliver, C. May & M. Roland (2003) Qualitative study of patients' perceptions of the quality of care for depression in general practice. *Br J Gen Pract*. 54, 278-283.

Gattellari, M., P.N. Butow & M.H. Tattersall (2001) Sharing decisions in cancer care. *Soc Sci Med*. 52, 1865-1878.

Gazda, G.M., F.R. Asbury, F.J. Balzer, W.C. Childers, R.E. Phelps & R.P. Walters. (1995) *Human Relations Development. A manual for educators*. Boston, MA: Allyn and Bacon.

Geisler, L. (1991) *Doctor and Patient: a partnership through dialogue*. Frankfurt: Pharma Verlag.

Geist-Martin, P., E.B. Ray & B.F. Sharf (2003) *Communicating Health: personal, cultural and political complexities*. Belmont, CA: Wadsworth.

Gibb, J.R. (1961) Defensive communication. *J Commun*. 3, 142.

Glick, M.L. (1986) Problem-solving strategies. *Educ Psychol*. 21, 99-120.

Gigerenzer, G. (2002) *Reckoning with Risk*. Harmondsworth: Penguin Books.

Gigerenzer, G. & A. Edwards (2003) Simple tools for understanding risks: from innumeracy to insight. *BMJ*. 327, 741-744.

Ginsberg, H. & S. Opper (1988) *Piaget's Theory of Intellectual Development*. Englewood Cliffs, NJ: Prentice Hall.

Girgis, A, R.W. Sanson-Fisher & M.J. Schofield (1999) Is there consensus between breast cancer patients and providers on guidelines for breaking bad news? *Behav Med*. 25, 69-77.

Godolphin, W., A. Towle R. McKendry (2001) Evaluation of the quality of patient information to support informed shared decision making. *Health Expect*. 4, 235-242.

Goldberg, D., J.J. Steele, C. Smith & L. Spivey (1983) *Training Family Practice Residents to Recognise Psychiatric Disturbances*. Rockville, MD: National Institute of Mental Health.

Good, M.J.D. & B.J. Good (1982) *Patient Requests in Primary Care Clinics*. Boston, MA: D. Reidel

Goodwin, C. (1981) *Conversation Organisation: interaction between speakers and hearers*. New York: Academic Press.

Gordon, G.H., S.K. Joos & J. Byrne (2000) Physician expressions of uncertainty during patient encounters. *Patient Educ Couns*. 40, 59-65.

Greatbach, D., P. Luff, C. Heath & P. Campion (1993) Interpersonal communication and human-computer interaction: an examination of the use of computers in medical consultations. *Interacting with Computers*. 5, 193-216.

Greenfield, S., S.H. Kaplan & J.E. Ware (1985) Expanding patient involvement in care. *Ann Intern Med.* 102, 520-528.

Griffith III, C.H., J.F. Wilson, S. Langer & S.A. Haist (2003) House staff non-verbal communication skills and standardized patient satisfaction. *J Gen Intern Med.* 18, 170-174.

Grol, R., W. van Beurden, T. Binkhorst & T. Toemen (1991) Patient education in family practice: the consensus reached by patients, doctors and experts. *Fam Pract.* 8, 133-139.

Guadagnoli, E. & P. Ward (1998) Patient participation in decision making. *Soc Sci Med.* 47, 329-339.

Hack, T.F., L.F.Degner & D.G. Dyck (1994) Relationship between preferences for decision control and illness information among women with breast cancer. *Soc Sci Med.* 39, 279-289.

Hadlow, J. & M. Pitts (1991) The understanding of common terms by doctors, nurses and patients. *Soc Sci Med.* 32, 193-196.

Haes, J.C.J.M de, A.M. Hoos, J.J.E. van Everdingen (red.) (1999) *Communiceren met patiënten.* Maarssen: Elsevier/Bunge.

Haidet, P. & D.A. Paterniti (2003) 'Building' a history rather than 'taking' one: a perspective on information sharing during the medical interview. *Arch Intern Med.* 163, 1134-1140.

Hall, J.A., D.L. Roter & C.S. Rand (1981) Communication of affect between patient and physician. *J Health Soc Behav.* 22, 18-30.

Hall, J.A., D.L. Roter & N.R. Katz (1987) Task versus socioeconomic behaviour in physicians. *Med Care.* 25, 399-412.

Hall, J.A., J.A. Harrigan & R. Rosenthal (1995) Non-verbal behaviour in clinician-patient interaction. *Appl Prev Psychol.* 4, 21-35.

Hampton, J.R., M.J.G. Harrison, J.R. Mitchell, J.S. Prichard & C. Seymour (1975) Relative contributions of history taking, physical examination and laboratory investigation to diagnosis and management of medical outpatients. *BMJ.* 2, 486-489.

Harrigan, J.A., T.E. Oxman & R. Rosenthal (1985) Rapport expressed through non-verbal behaviour. *J Nonverb Behav.* 9, 95-110.

Haug, M. & B. Lavin (1983) *Consumerism in Medicine: challenging in Health Care.* Baltimore, MD: Johns Hopkins University Press.

Haynes, R.B., D.W. Taylor & D.L. Sackett (1979) *Compliance in Health Care.* Baltimore, MD: Johns Hopkins University Press.

Haynes, R.B., K.A. McKibbon & R. Kanani (1996) Systematic review of randomised trials of interventions to assist patients to follow prescriptions for medications. *Lancet.* 348, 383-386.

Headache Study Group of the University of Western Ontario (1986) Predictors of outcome in headache patients presenting to a family physician – a on-year prospective study. *Headache J.* 26, 285-94.

Health Canada (1996) *It Helps to Talk.* Ottawa, Ontario:Health Canada.

Heath, C. (1984) Participation in the medical consultation: the co-ordination of verbal and non-verbal behaviour between the doctor and the patient. *Social Health Illness.* 6, 311-338.

Helman, C.G. (1981) Disease versus illness in general practice. *J R Coll Gen Pract.* 31, 548-552.

Henbest, R.J. & M. Stewart (1990a) Patient-centredness in the consultation. 1. A method of measurement. *Fam Pract.* 6, 249-253.

Henbest, R.J. & M. Stewart (1990b) Patient-centredness in the consultation. 2. Does it really make a difference? *Fam Pract.* 7, 23-33.

Herman, J.M. (1985) The use of patients' preferences in family practice. *J Fam Pract.* 20, 153-156.

Hoffer Gittel, J., K. Fairfield, B. Beirbaum, W. Head, R. Jackson, M. Kelly, R. Laskin, S. Lipson, J. Siliski, T. Thornhill & J. Zuckerman (2000) Impact of relational coordination on quality of care, post-operative pain and functioning, and the length of stay: a nine-hospital study of surgical patients. *Med Care.* 38, 807-819.

Hoffer Gittel, J (2003) How relational coordination works in other industries – the case of health care. In: *The Southwest Airlines Way: using the power of relationships to achieve high performance.* New York: McGraw-Hill.

Holmes-Rovner, M., D. Valade, C. Orlowski, C. Draus, B. Nabozny-Valerio & S. Keiser (2000) Implementing shared decision making in routine practice: barriers and opportunities. *Health Expect.* 3, 182-191.

Hope, T. (1996) *Evidence-Based Patient Choice.* Londen: King's Fund Publishing.

Hope, T., K.W.M. Fulford & A. Yates (1996) *The Oxford Practice Skills Course: ethics, law and communication skills in healthcare education.* Oxford: Oxford University Press.

Hopton, J., R. Hogg & I. McKee (1996) Patients' accounts of calling the doctor out of hours: qualitative study in one general practice. *BMJ.* 313, 991-994.

Horder, J., P. Byrne, P. Freeling, C. Harris, D. Irvine & M. Marinker (1972) *The Future General Practitioner: learning and teaching.* Londen: Royal College of General Practitioners.

Hulka, B.S. (1979) Patient-clinician interaction. In: R.B. Haynes, D.W. Taylor & D.L. Sackett (red.) *Compliance in Health Care.* Baltimore, MD: Johns Hopkins University Press.

Inui, T.S., E.L. Yourtee & J.W. Williamson (1976) Improved outcomes in hypertension after physician tutorials. *Ann Intern Med.* 84, 646-651.

Jenkins, V., L. Fallowfield & J. Saul (2001) Information needs of patients with cancer: results from a large study in UK cancer centres. *Br J Cancer.* 84, 48-51.

Johnson, T.M., E.J. Hardt & A. Kleinman (1995) Cultural factors. In: M. Lipkin jr., S.M. Putnam & A. Lazare (red.) *The Medical Interview. Clinical care, education and research.* New York: Springer-Verlag.

Johnstone, E.C., C.P.L. Freeman & A.K. Zealley (1998) *Companion to Psychiatric Studies.* Edinburgh: Churchill Livingstone.

Joos, S.K., D.H. Hickam & L.M. Borders (1993) Patients' desires and satisfaction in general medical clinics. *Public Health Rep.* 108, 751-759.

Joos, S.K., D.H. Hickam, G.H. Gordon & L.H. Baker (1996) Effects of a physician communication intervention on patient outcomes. *J Gen Intern Med.* 11, 147-155.

Kai, J. (2003) *Ethnicity, Health and Primary Care.* Oxford: Oxford Medical Publications, Oxford University Press.

Kaiser Family Foundation (1999) *National Survey of Physicians. Part I. Doctors on disparities in medical care.* Menlo Park, CA: The Henry J. Kaiser Foundation.

Kalet, A., M.P. Pugnaire, K. Cole-Kelly, R. Janicik, E. Ferrara, M. Lipkin & A. Lazare (2004) Teaching communication in Clinical Clerkships: models from the Macy Initiative in Health Communication. *Acad Med.* 76, 511-520.

Kaplan, S.H., S. Greenfield & J.E. Ware (1989) Assessing the effects of physician-patient interactions on the outcomes of chronic disease. *Med Care.* 27, S110-127.

Kaplan, S.H., S. Greenfield, B. Gandek, W.H. Rogers & J.E. Ware (1996) Characteristics of physicians with participatory decision-making styles. *Ann Intern Med.* 124, 497-504.

Kaplan, C.B., B. Siegel, J.M. Madill & R.M. Epstein (1997) Communication and the medical interview. Strategies for learning and teaching. *J Gen Intern Med.* 12 (Suppl.2), S49-55.

Kassirer, J.P. & G.A. Gorry (1978) Clinical problem solving: a behavioural analysis. *Ann Intern Med.* 89, 893-900.

Keithley, J. & G. Marsh (red.) (1995) *Counseling in Primary Health Care.* Oxford General Practice Series. Oxford: Oxford University Press.

Keller, V.F. & J.G. Carroll (1994) A new model for physician-patient communication. *Patient Educ Couns.* 23, 131-140.

Keller, V.F. & M. Kemp-White (2001) *Choices and Changes: a new model for influencing patient health behavior. Communication with patients: a clinician's guide*. Speciale uitgave van *Journal of Clinical Outcomes Management*. Wayne, PA: Turner White Communications.

Kessel, N. (1979) Reassurance. *Lancet*. 1, 1128-1133.

Kindelan, K & G. Kent (1987) Concordance between patients' information preferences and general practitioners' perceptions. *Psychol Health*. 1, 399-409.

Kinmonth, A.L., A. Woodcock, S. Griffin, N. Spiegal & M.J. Campbell (1998) Randomised controlled trial of patient-centred care of diabetes in general practice: impact on current well-being and future disease risk (the Diabetes Care from Diagnosis Research Team). *BMJ*. 317, 1202-1208.

Kinnersley, P., N. Stott, T.J. Peters & I. Harvey (1999) The patient-centredness of consultations and outcome in primary care. *Br J Gen Pract*. 49, 711-716.

Kleinman, A., Eisenberg, L. & B. Good (1978) Culture, illness and care: clinical lessons from anthropologic and cross-cultural research. *Ann Intern Med*. 88, 251-258.

Koch, R. (1971) The teacher and nonverbal communication. *Theory into Pract*. 10, 231-242.

Korsch, B.M., E.K. Gozzi & V. Francis (1968) Gaps in doctor-patient communication. *Pediatrics*. 42, 855-871.

Korsch, B. & C. Harding (1997) *The Intelligent Patient's Guide to the Doctor-Patient Relationship*. New York: Oxford University Press.

Korsch, B.M. (2002) *Patient-centered communication in pediatric practice: reducing the power gap* (videotape, 32 minuten, 6 seconden). Niagara Falls, NY: Medical Audio Visual Communications.

Kravitz, R.L., D.W. Cope, V. Bhrany & B. Leake (1994) Internal medical patients' expectations for care during office visits. *J Gen Intern Med*. 9, 75-81.

Kubler-Ross, E. (1967) *On Death and Dying*. Londen: Tavistock Publications.

Kuhl, D. (2002) *What Dying People Want: practical wisdom for the end of life*. Canada: Doubleday.

Kupst, M., K. Dresser, J.L. Schulman & M.H. Paul (1975) Evaluation of methods to improve communication in the physician-patient relationship. *Am J Orthopsychiatry*. 45, 420.

Kurtz, S.M. (1989) Curriculum structuring to enhance communication skills development. In: M. Stewart & D. Roter (red.) *Communicating with Medical Patients*. Newbury Park, CA: Sage Publications Inc.

Kurtz, S.M. & J.D. Silverman (1996) The Calgary-Cambridge Observation Guides: an aid to defining the curriculum and organising the teaching in communication training programmes. *Med Educ*. 30, 83-89.

Kurtz, S., J. Silverman & J. Draper (1998) *Teaching and Learning Communication Skills in Medicine,* eerste editie. Oxford: Radcliffe Medical Press.

Kurtz, S., J. Silverman, J. Benson & J. Draper (2003) Marrying content and process in clinical method teaching: enhancing the Calgary-Cambridge guides. *Acad Med.* 78, 802-809.

Laidlaw, T.S., H. MacLeod, D.M. Kaufman, D.B. Langille & J. Sargeant. (2002) Implementing a communication skills programme in medical schools: needs assessment and programme change. *Med Educ.* 36, 115-124.

Lang, F., M.R. Floyd & K.L. Beine (2000) Clues to patients' explanations and concerns about their illnesses. A call for active listening. *Arch Fam Med.* 9, 222-227.

Lang, F., M.R. Floyd, K.L. Beine & P. Buck (2002) Sequenced questioning to elicit the patient's perspective on illness: effects on information disclosure, patient satisfaction and time expenditure. *Fam Med.* 34, 325-330.

Langewitz, W., M. Denz, A. Keller, A. Kiss, S. Ruttimann & B. Wossmer (2002) Spontaneous talking time at start of consultation in outpatient clinic: cohort study. *BMJ.* 325, 682-683.

Larsen, K.M. & C.K. Smith (1981) Assessment of nonverbal communication in the patient-physician interview. *J Fam Pract.* 12, 481-488.

Launer, J. (2002) *Narrative-Based Primary Care: a practical guide.* Oxford: Radcliffe Medical Press.

Lazare, A., S. Eisenthal & L. Wasserman (1975) The customer approach to patienthood: attending to patient requests in a walk-in clinic. *Arch Gen Psychiatry.* 32, 553-558.

Leopold, N., J. Cooper & C. Clancy (1996) Sustained partnership in primary care. *J Fam Pract.* 2, 129-137.

Levenstein, J.H., J. Belle Brown, W.W. Weston, M. Stewart, E.C. McCracken & I. McWhinney (1989) Patient-centred clinical interviewing. In: M. Stewart & D. Roter (red.) *Communicating with Medical Patients.* Newbury Park, CA: Sage Publications Inc.

Levinson, W., W.B. Stiles, T.S. Inui & R. Engle (1993) Physician frustration in communicating with patients. *Med Care.* 31, 285-295.

Levinson, W. & D.L. Roter (1995) Physicians' psychosocial beliefs correlate with their patient communication skills. *J Gen Intern Med.* 10, 375-379.

Levinson, W., D.L. Roter, J.P. Mullooly, V.T. Dull & R.M. Frankel (1997) The relationship with malpractice claims among primary care physicians and surgeons. *JAMA.* 277, 553-559.

Levinson, W., R. Gorawara-Bhat & J. Lamb (2000) A study of patient clues and physician responses in primary care and surgical settings. *JAMA*. 284, 1021-1027.

Lewis, C., D. Knopf, K. Chastain-Lorber, A. Ablin, S. Zoger,K. Matthay, M. Glasser & R. Pantell (1988) Patient, parent, and physician perspectives on pediatric oncology rounds. *J Pediatr*. 112, 378-384.

Ley, P. (1988) *Communication with Patients: improving satisfaction and compliance*. Londen: Croom Helm.

Lipkin jr., M. (1987) The medical interview and related skills. In: W.T. Branch (red.) *The Office Practice of Medicine*. Philadelphia, PA: W.B. Saunders and Co.

Lipkin jr., M., S.M. Putnam & A. Lazare (1995) *The medical interview. Clinical care, education and research*. New York: Springer-Verlag.

Little, P., I. Williamson, G. Warner, C. Gould, M. Gantley & A.L. Kinmonth (1997) Open randomised trial of prescribing strategies in managing sore throat. *BMJ* 314, 722-727.

Little, P., H. Everitt, I. Williamson, G. Warner, M. Moore, C. Gould, K. Ferrier & S. Payne (2001a) Observational study of effect of patient-centredness and positive approach on outcomes of general practice consultations. *BMJ*. 323, 908-911.

Little, P., H. Everitt, I. Williamson, G. Warner, M. Moore, C. Gould, K. Ferrier & S. Payne (2001b) Preferences of patients for patient-centred approach to consultation in primary care: observational study. *BMJ* 322, 468-472.

Lloyd, M. R. Bor (1996) *Communication Skills for Medicine*. Londen: Churchill Livingstone.

McCabe, R., C. Heath, T. Burns & S. Priebe (2002) Engagement of patients with psychosis in the consultation: conversation analytic study. *BMJ*. 325, 1148-1151.

McConnell, D., P.N. Butow & M.H. Tattersall (1999) Audiotapes and letters to patients: the practice and views of oncologists, surgeons and general practitioners. *Br J Cancer*. 79, 1782-1788.

McCroskey, J.C., C.E. Larson & M.L. Knapp (1971) *An introduction to Interpersonal Communication*. Englewood Cliffs, NJ: Prentice Hall.

McKinlay, J.B. (1975) Who is really ignorant – physician or patient? *J Health Soc Behav*. 16, 3-11.

McKinley, R.K. & J.F. Middleton (1999) What do patients want from doctors? Content analysis of written patient agendas for the consultation. *Br J Gen Pract*. 49, 796-800.

McWhinney, I. (1989) The need for a transformed clinical method. In: M. Stewart & D. Roter (red.) *Communicating with medical patients.* Newbury Park, CA: Sage Publications Inc.

Mader, S.L. & A.B. Ford (1995) The geriatric interview. In: M. Lipkin jr., S.M. Putnam & A. Lazare (red.) *The medical Interview: clinical care, education and research.* New York: Springer-Verlag.

Maguire, P. & D. Rutter (1976) History taking for medical students. I. Deficiencies in performance. *Lancet.* 2, 556-558.

Maguire, P., S. Fairbairn & C. Fletcher (1986a) Consultation skills of young doctors. I. Benefits of feedback training in interviewing as students persist. *BMJ.* 292, 1573-1576.

Maguire, P. & A. Faulkner (1988) Communicate with cancer patients. I. Handling bad news and difficult questions. *BMJ.* 297, 907-909.

Maguire, P., K. Booth, C. Elliott & B. Jones (1996a) Helping health professionals involved in cancer care acquire key interviewing skills – the impact of workshops. *Eur J Cancer.* 32A, 1486-1489.

Maguire, P., A. Faulkner, K. Booth, C. Elliott & V. Hillier (1996b) Helping cancer patients disclose their concern. *Eur J Cancer.* 32A, 78-81.

Maiman, L.A., M.H. Becker, G.S. Liptak, L.F. Nazarian & K.A. Rounds (1988) Improving pediatricians' compliance enhancing practices: a randomized trial. *Am J Dis Child.* 142, 773-779.

Makoul, G., P. Arnston & T. Schofield (1995) Health promotion in primary care: physician-patient communication and decision about prescription medications. *Soc Sci Med.* 41, 1241-1254.

Makoul, G. (1998) Medical student and resident perspectives on delivering bad news. *Acad Med.* 73 (Suppl. 10), S35-37.

Makoul, G. & T. Schofield (1999) Communication teaching and assessment in medical education: an international consensus statement (Netherlands Institute of Primary Health Care). *Patient Educ Couns.* 37, 191-195.

Makoul, G., (2001) The SEGUE Framework for teaching and assessing communication skills. *Patient Educ Couns.* 45, 23-34.

Makoul, G. (2003) The interplay between education and research about patient-provider communication. *Patient Educ Couns.* 50 (1), 79-84.

Males, T. (1998) Experiences and perceived learning in out-of-hours telephone advice: interview study of ten GPs in a co-operative. *Educ Gen Pract.* 9, 470-477.

Mandin, H., A. Jones, W. Woloshuk & P. Harasym (1997) Helping students learn to think like experts when solving clinical problems. *Acad Med.* 72, 173-179.

Mangione-Smith, R., E.A. McGlynn, M.N. Elliott, L. McDonald, C.E. Franz & R.L. Kravitz (2001) Parent expectations for antibiotics, physician-parent communication, and satisfaction. *Arch Pediatr Adolesc Med.* 155, 800-806.

Manning, P. & G.B. Ray (2002) Setting the agenda: an analysis of negotiation strategies in clinical talk. *Health Commun.* 14, 451-473.

Marinker, M., A. Blenkinsopp, C. Bond, N. Britten, M. Freely & C. George (1997) *From Compliance to Concordance: achieving shared goals in medicine taking.* Londen: Royal Pharmaceutical Society of Great Britain.

Marinker, M. & J. Shaw (2003) Not to be taken as directed. *BMJ.* 326, 348-349.

Marvel, M.K., R.M. Epstein, K. Flowers & H.B. Beckman (1999) Soliciting the patient's agenda: have we improved? *JAMA.* 281, 283-287.

Maynard, D.W. (1990) Bearing bad news. *Med Encounter.* 7, 2-3.

Mazur, D.J. (2000) Information disclosure and beyond: how do patients understand and use the information they report they want? *Med Decis Making.* 20, 132-134.

Mazzullo, J.M., L. Lasagna & P.F. Griner (1974) Variations in interpretation of prescription instructions. *JAMA.* 227, 929-931.

Mehrabian, A. (1972) *Non-verbal Communication.* Chicago, IL: Aldine Atherton.

Mehrabian, A. & S. Ksionsky (1974) *A Theory of Affiliation.* Lexington, MA: Lexington Books, DC Health and CO..

Meichenbaum, D. & D.C. Turk (1987) *Facilitating Treatment Adherence: a practitioner's guidebook.* New York: Plenum Press.

Meredith, C., P. Symonds, L. Webster, D. Lamont, E. Pyper, C.R. Gillis & L. Fallowfield (1996) Information needs of cancer patients in west Scotland: cross-sectional survey of patients' views. *BMJ.* 313, 724-726.

Middelton, J.F. (1995) Asking patients to write lists: feasibility study. *BMJ.* 311, 34.

Miller, S.M. & C.E. Mangan (1983) Interacting effects of information and coping styles in adapting to gynaecological stress: should the doctor tell all? *J Pers Soc Psychol.* 45, 223-236.

Miller, W. (1983) Motivational interviewing with problem drinkers. *Behav Psychther.* 11, 147-152.

Miller, W. & S. Rollnick (1991) *Motivational Interviewing: preparing people to change addictive behavior.* New York: Guilford Press.

Miller, W.R. & S. Rollnick (2002) *Motivational Interviewing: preparing people for change.* New York: Guilford Press.

Mishler, E.G. (1984) *The Discourse of Medicine: dialectics of medical interviews.* Norwoord, NJ: Ablex.

Mitchell, E. & F. Sullivan (2001) A descriptive feast but an evaluative famine: systematic review of published articles in primary care computing during 1980-97. *BMJ.* 322, 279-282.

Mumford, E., H.J. Schlesinger & Glass (1982) The effects of psychological intervention on recovery from surgery and heart attacks: an analysis of the literature. *Am J Public Health.* 72, 141-151.

Munro, J.F. & I.W. Campbell (2000) *Macleod's Clinical Examination.* Edinburgh: Churchill Livingstone.

Myerscough, P.R. (1992) *Talking with Patients: a basic clinical skill.* Oxford: Oxford Medical Publications, Oxford University Press.

Neighbour, R. (1987) *The Inner Consultation: how to develop an effective and intuitive consulting style.* Lancaster: MTP Press Ltd.

New South Wales Anaesthetic Continuing Education Committee of the Australian and New Zealand College of Anaesthetists and the Australian Society of Anaesthetists (1993) *An Anaesthetic Catastrophe: managing the aftermath.* Sydney: New South Wales Anaesthetic Continuing Education Committee of the Australian and New Zealand College of Anaesthetists and the Australian Society of Anaesthetists.

Ngo-Metzger, Q., M.P. Massagli, B.R. Clarridge, M. Manocchia, R.B. Davis, L.I. Iezzoni & R.S. Phillips (2003) Linguistic and cultural barriers to care. *J Gen Intern Med.* 18, 44-52.

Novack, D.H., C. Dube & M.G. Goldstein (1992) Teaching medical interviewing: a basic course on interviewing and the physician-patient relationship. *Arch Intern Med.* 152, 1814-1820.

O'Connor, A.M., A. Rostom, V. Fiset, J. Tetroe, V. Entwistle, H. Llewellyn-Thomas, M. HolmesRover, M. Barry & J. Jones (1999) Decision aids for patients facing health treatment or screening decisions: systematic review. *BMJ.* 319, 731-734.

O'Connor, A.M. & A. Edwards (2001) The role of decision aids in promoting evidence-based patient choice. In: A. Edwards & G. Elwyn (red.) *Evidence-Based Patient Choice.* Oxford: Oxford University Press.

O'Connor, A.M., D. Stacey, D. Rover, M. Holmes-Rover, J. Tetroe, H. Llewellyn-Thomas, V. Entwistle, A. Rostom, V. Fiset, M. Barry & J. Jones (2001) Decision aids for patients facing health treatment or screening decisions. *Cochrane Database Syst. Rev.* 3, CD001431.

O'Connor, A.M., F. Legare & D. Stacey (2003) Risk communication in practice: the contribution of decision aids. *BMJ.* 327, 736-740.

O'Keefe, M., D. Robertson, M. Sawyer & P. Baghurst (2003) Medical student interviewing: a randomized trial of patient-centredness and clinical competence. *Fam Pract.* 20, 213-219.

Orlander, J.D., B.G. Fincke, D. Hermanns & G.A. Johnson (2002) Medical residents' first clearly remembered experiences of giving bad news. *J Gen Intern Med.* 17, 825-831.

Orth, J.E., W.B. Stiles, L. Scherwitz, D. Hennrikus & C. Vallbona (1987) Patient exposition and provider explanation in routine interviews and hypertensive patients' blood pressure control. *Health Psychol.* 6, 29-42.

Pantell, R.H., T.J. Stewart, J.K. Dias, P. Wells & A.W. Ross (1982) Physician communication with children and parents. *Pediatrics.* 70, 396-402.

Parkes, C.M. (1972) *Bereavement: studies of grief in adult life.* New York: International Universities Press Inc.

Parsons, T. (1951) *The Social System.* New York: Free Press.

Participation in the Bayer-Fetzer Conference on Physician-Patient communication in Medical Education (2001) Essential elements of communication in medical encounters: the Kalamazoo consensus statement. *Acad Med.* 76, 390-393.

Pendleton, D., T. Schofield, P. Tate & P. Havelock (1984) *The Consultation: an approach to learning and teaching.* Oxford: Oxford University Press.

Pendleton, D., T. Schofield, P. Tate & P. Havelock (2003) *The New Consultation.* Oxford: Oxford University Press.

Peppiatt, R. (1992) Eliciting patients' views of the cause of their problem: a practical strategy for GPs. *Fam Pract.* 9, 295-298.

Perrin, E.C. & P.S. Gerrity (1981) There's a demon in your belly: children's understanding of illness. *Pediatrics.* 67, 841-849.

Peterson, M.C., J. Holbrook, D. Von Hales, N.L. Smith & L.V. Staker (1992) Contributions of the history, physical examination and laboratory investigation in making medical diagnoses. *West J Med.* 156, 163-165.

Pinder, R. (1990) *The Management of Chronic Disease: patient and doctor perspectives on Parkinson's disease.* Londen: MacMillan Press.

Pinnock, H., R. Bawden, S. Proctor, S. Wolfe, J. Scullion, D. Price & A. Sheikh (2003) Accessibility, acceptability and effectiveness in primary care of routine telephone review of asthma: pragmatic, randomised controlled trial. *BMJ.* 326, 477-479.

Platt, F.W. & J.C. McMath (1979) Clinical hypocompetence: the interview. *Ann Intern Med.* 91, 898-902.

Platt, F.W. & V.F. Keller (1994) Empathic communication: a teachable and learnable skill. *J Gen Intern Med.* 9, 222-226.

Platt, F.W., D.L. Gaspar, J.L. Coulehan, L. Fox, A.J. Adler, W.W. Weston, R.C. Smith & M. Stewart (2001) 'Tell me about yourself': the patient-centred interview. *Ann Intern Med.* 134, 1079-1085.

Platt, F.W. & C.M. Platt (2003) Two collaborating artists produce a work of art. *Arch Intern Med.* 163, 1131-1132.

Poole, A.D. & R.W. Sanson-Fisher (1979) Understanding the patient: a neglected aspect of medical education. *Soc Sci Med.* 13A, 37-43.

Priest, V. & V. Speller (1991) *The Risk Factor Management Manuel.* Oxford: Radcliffe Medical Press.

Prochaska, J.O. & C.C. DiClemente (1986) Towards a comprehensive model of change. In: R. Miller & N. Heather (red.) *Treating Addictive Behaviors.* New York: Plenum Press.

Ptacek, J.T. & T.L. Eberhardt (1996) Breaking bad news: a review of the literature. *JAMA.* 276, 496-502.

Putnam, S.M., W.B. Stiles, M.C. Jacob & S.A. James (1988) Teaching the medical interview: an intervention study. *J Gen Intern Med.* 3, 38-47.

Quill, T.E. (1983) Partnerships in patient care: a contractual approach. *Ann Intern Med.* 98, 228-234.

Quill, T.E. & H. Brody (1996) Physician recommendations and patient autonomy: finding a balance between physician power and patient choice. *Ann Intern Med.* 125, 763-769.

Reilly, S. & B. Muzarkara (1978) *Mixed Message resolution by disturbed adults and children.* Behavioral Sciences Clinical Research Center, Philadelphia State Hospital. A paper presented at the International Communication Association Annual Conference, Chicago, IL.

Rhoades, D.R., K.F. McFarland, W.H. Finch & A.O. Johnson (2001) Speaking and interruptions during primary care office visits. *Fam Med.* 33, 528-532.

Riccardi, V.M. & S.M. Kurtz (1983) *Communication and Counseling in Health Care.* Springfield, IL: Charles, C. Thomas.

Richard, R. & M.T. Lussier (2003) *Dialogic index: a description of physician and patient participation in discussions of medications.* Paper presented at the National Association of Primary Care Research Group Annual Conference, Banff, Alberta, 21-25 oktober 2003.

Robinson, A. & R. Thomson (2001) Variability in patient preferences for participating in medical decision making: implication for the use of decision support tools. *Qual Health Care.* 10 (Suppl. 1), 134-38.

Robinson, J. (2001) Soliciting patients' presenting concerns. In: J. Heritage & D. Maynard (red.) *Practicing Medicine: structure and process in primary care encounters.* Cambridge: Cambridge University Press.

Robinson, J.D. (1998) Getting down to business: talk, gaze and body organisation during openings of doctor-patient consultations. *Health Commun.* 25, 97-123.

Robinson, J.D. (2001) Closing medical encounters: two physician practices and their implications for the expression of patients' unstated concerns. *Soc Sci Med.* 53, 639-656.

Rogers, C.R. (1980) *A Way of Being.* Boston, MA: Houghton Mifflin.

Rogers, M.S. & C.J. Todd (2000) The 'right kind' of pain: talking about symptoms in outpatient oncology consultations. *Palliat Med.* 14, 299-307.

Rollnick, S., C.C. Butler & N. Stott (1997) Helping smokers make decisions: the enhancement of brief intervention for general medical practice. *Patient Educ Counts.* 31, 191-203.

Rollnick, S., P. Mason & C. Butler (1999) *Health Behaviour Change: a guide for practitioners.* Edinburgh: Churchill Livingstone.

Rost, K.M., Flavin, K. Cole & J.B. McGill (1991) Change in metabolic control and functional status after hospitalisation. *Diabetes Care.* 14, 881-889.

Roter, D.L. (1977) Patient participation in the patient-provider interaction: the effects of patient question asking on the quality of interaction, satisfaction and compliance. *Health Educ Monogr.* 5, 281-315.

Roter, D.L. & J.A. Hall (1987) Physicians' interviewing styles and medical information obtained from patients. *J Gen Intern Med.* 2, 325-329.

Roter, D.L. & J.A. Hall (1992) *Doctors Talking with Patients. Patients Talking with Doctors.* Westport, CT: Auburn House.

Roter, D.L., J.A. Hall, D.E. Kern, R. Barker, K.A. Cole & R.P. Roca (1995) Improving physicians' interviewing skills and reducing patients' emotional distress. *Arch Intern Med.* 155, 1877-1884.

Roter, D.L., M. Stewart, S.M. Putnam, M. Lipkin jr., W. Stiles & T.S. Inui (1997) Communication patterns of primary care physicians. *JAMA.* 277, 350-356.

Roter, D. (2000) The enduring and evolving nature of the patient-physician relationship. *Patient Educ Couns.* 39, 5-15.

Roter, D. (2002) Three blind men and an elephant: reflections on meeting the challenges of patient diversity in primary care practice. *Fam Med.* 34, 390-393.

Rowe, M.B. (1986) Wait time: slowing down may be a way of speeding up. *J Teacher Educ.* 37, 43-50.

Rutter M. & A. Cox (1981) Psychiatric interviewing techniques. I. Methods and measures. *Br J Psychiatry.* 138, 273-282.

Ruusuvuori, J. (2001) Looking means listening: co-ordinating displays of engagement in doctor-patient interaction. *Soc Sci Med.* 52, 1093-1108.

Sandler, G. (1980) The importance of the history in the medical clinic and the cost of unnecessary tests. *Am Heart J.* 100, 928-931.

Sanson-Fisher, R.W. (1981) Personal Communication. Faculty of Medicine. New South Wales, Australie: University of Newcastle.

Sanson-Fisher, R.W., S. Redman, R. Walsh, K. Mitchell, A.L.A. Reid & J.J. Perkins (1991) Training medical practitioners in information skills: the new challenge. *Med Educ.* 25, 322-333.

Sanson-Fisher, R.W. (1992) *How to Break Bad News to Cancer Patients. An interactional skills manual for interns.* The Professional Education and Training Committee of the New South Wales Cancer Council and the Postgraduate Medical Council of nsw Australia. nsw, Australië: Kings Cross.

Santrock, J.W. (1998) *Child Development.* New York: McGraw-Hill.

Schmidt, H.G., G.R. Norman & H.P. Boshuizen (1990) A cognitive perspective on medical expertise: theory and implication. *Acad Med.* 65, 611-621.

Schofield, T., G. Elwyn, A. Edwards & A. Visser (2003) Shared decision making. *Patient Educ Couns.* 50, 229-230.

Schulman, B.A. (1979) Active patient orientation and outcomes in hypertensive treatment. *Med Care.* 17, 267-281.

Scott, J.T., V.A. Entwistle, A.J. Sowden & I. Watt (2001) Giving tape recordings or written summaries of consultations to people with cancer: a systematic review. *Health Expect.* 4, 162-169.

Seidel, H.M. (2003) *Mosby's Guide to Physical Examination.* St. Louis, mo: Mosby.

Sepucha, K.R. & A.G. Mulley (2003) Extending decision support: preparation and implementation. *Patient Educ Couns.* 50, 269-271.

Seymour, C.A. & P. Siklos (1994) *Clinical Clerking: a short introduction to clinical skills.* Cambridge: Cambridge University Press.

Silverman, J., S. Kurtz & J. Draper (1998) *Skills for Communicating with Patients,* first edition. Oxford: Radcliffe Medical Press.

Simpson, M., R. Buckman, M. Stewart, P. Maguire, M. Lipkin, D. Novack & J. Till (1991) Doctor-patient communication: the Toronto consensus statement. *BMJ.* 303, 1385-1387.

Slack, W.V. (1977) The patient's right to decide. *Lancet.* 2, 240.

Smith, R.C. & R.B. Hoppe (1991) The patient's story: integrating the patient and physician-centred approaches to interviewing. *Ann Intern Med.* 115, 471-477.

Sommer, R. (1971) Social parameters in naturalistic health research. In: A. Esser (red.) *Behavior and Environment: the use of space by animals and men.* New York: Plenum Press.

Sowden, A.J., C. Forbes, V. Entwistle & I. Watt (2001) Informing, communicating and sharing decisions with people who have cancer. *Qual Health Care.* 10, 193-196.

Spiegel, D., J.R. Bloom, H.C. Kraemer & E. Gottheil (1989) Effect of psychosical treatment on survival of patients with metastatic breast cancer. *Lancet.* 2, 888-891.

Spiro, H. (1992) What is empathy and can it be taught? *Ann Intern Med.* 16, 843-846.

Spitzer, J. (2003) *Caring for Jewish Patients.* Oxford: Radcliffe Medical Press.

Starfield, B., C. Wray, K. Hess, R. Gross, P.S. Birk & B.C. D'Lugoff (1981) The influence of patient-practitioner agreement on outcome of care. *Am J Public Health.* 71, 127-131.

Steele, D.J. (2002) Overcoming cultural and language barriers. In: S. Cole & J. Bird (red.) *The Medical Interview: the three-function approach.* St. Louis, MO: Mosby Inc.

Steptoe, A., I. Sutcliffe, B. Allen & C. Coombes (1991) Satisfaction with communication, medical knowledge and coping styles in patients with metastatic cancer. *Soc Sci Med.* 32, 627-632.

Stevenson, F.A., C.A. Barry, N. Britten, N. Barber & C.P. Bradley (2000) Doctor-patient communication about drugs: the evidence for shared decision making, *Soc Sci Med.* 50, 829-840.

Stewart, M.A., I.R. McWhinney & C.W. Buck (1979) The doctor-patient relationship and its effect upon outcome. *J R Coll Gen Pract.* 29, 77-82.

Stewart, M.A. (1984) What is a successful doctor-patient interview? A study of interactions and outcomes. *Soc Sci Med.* 19, 167-175.

Stewart, M.A. (1985) *Comparison of two methods of analysing doctor-patient communication.* Paper presented at the North American Primary Care Research Group Conference, Seattle, 14-17 april 1985.

Stewart, M. & D. Roter (red.) (1989) *Communicating with Medical Patients.* Newbury Park, CA: Sage Publications Inc.

Stewart, M.A. (1995) Effective physician-patient communication and health outcomes: a review. *Can Med Assoc.* 152, 1423-1433.

Stewart, M.A., J. Belle Brown, W.W. Weston, I. McWhinney, C. McWilliam & T. Freeman (1995) *Patient-Centred Medicine: transforming the clinical method.* Thousand Oaks, CA: Sage.

Stewart, M., J.B. Brown, A. Donner, I.R. McWhinney, J. Oates & W. Weston (1997) *The Impact of Patient-Centred Care on Patient Outcomes in Family Practice.* Ontario: Thames Valley Family Practice Research Unit.

Stewart, M., J.B. Brown, H. Boon, J. Galajda, L. Meredith & M. Sangster (1999) Evidence on patient-doctor communication. *Cancer Prev Control.* 3, 25-30.

Stewart, M., J.B. Brown, A. Donner, I.R. McWhinney, J. Oates, W.W. Weston & J. Jordan (2000a) The impact of patient-centred care on outcomes. *J Fam Pract.* 49, 796-804.

Stewart, M., L. Meredith, J. Belle Brown & J. Galajda (2000b) The influence of older patient-physician communication on health and health-related outcomes. *Clin Geriat Med.* 16, 25-36.

Stewart, M. (2001) Towards a global definition of patient-centred care. *BMJ.* 322, 444-445.

Stewart, M.A., J.B. Brown, W.W. Weston, I.R. McWhinney, C.L. McWIlliam & T. Freeman (2003) *Patient-Centred Medicine: transforming the clinical method,* second edition. Oxford: Radcliffe Medical Press.

Stiles, W.B., S.M. Putnam, S.A. James & M.H. Wolf (1979) Dimensions of patient and physician roles in medical screening interviews. *Soc Sci Med.* 13A, 335-341.

Stilman, P.L., D.L. Sabars & D.L. Redfield (1976) Use of paraprofessionals to teach interviewing skills. *Pediatrics.* 57, 769-774.

Stimson, G.V. & B. Webb (1975) *Going to See the Doctor.* Londen: Routledge and Kegan Paul.

Strull, W.M., B. Lo & G. Charles (1984) Do patients want to participate in medical decision making? *JAMA.* 252, 2990-2994.

Suchman, A., E. Deci, S. McDaniel & H. Beckman (2002) Relationship centred administration. In: R. Frankel, T. Quill & S. McDaniel (red.) *Biopsychosocial Care.* Rochester, NY: University of Rochester Press.

Suchman, A.L., K. Markakis, H.B. Beckman & R. Frankel (1997) A model of empathic communication in the medical interview. *JAMA.* 277, 678-682.

Suchman, A.L. (2001) The influence of healthcare organizations on well-being. *West J Med.* 174, 43-47.

Suchman, A.L. (2003) Research on patient-clinician relationships: celebrating success and identifying the next scope of work. *J Gen Intern Med.* 18, 677-678.

Sutherland, H.J., H.A. Llewellyn-Thomas, G.A. Lockwood, D.L. Tritchler & J.E. Till (1989) Cancer patients: their desire for information and participation in treatment decisions. *J R Soc Med.* 82, 260-263.

Svarstad, B.L. (1974) *The Doctor-Patient Encounter: an observational study of communication and outcome.* Madison, WI: University of Wisconsin.

Tait, I. (1979) *The History and Function of Clinical Records.* Cambridge, University of Cambridge:.

Tate, P. (1997) *The Doctor's Communication Handbook,* tweede editie. Oxford: Radcliffe Medical Press.

Tate, P. (2003) *The Doctor's Communication Handbook,* vierde editie. Oxford: Radcliffe Medical Press.

Tates, K. & L. Meeuwesen (2001) Doctor-patent-child communication. A (re)view of the literature. *Soc Sci Med.* 52, 839-851.

Tattersall, M.H., P.N. Butow, A.M. Griffin & S.M. Dunn (1994) The take-home message: patients prefer consultation audiotapes to summary letters. *J Clin Oncol.* 12, 1305-1311.

Thiel, J. van, H.F. Kraan & C.P.M. van der Vleuten (1991) Reliability and feasibility of measuring medical interviewing skills: the revised Maastricht-Taking and Advice Checklist. *Med Educ.* 25, 224-229.

Thiel, J. van & J. van Dalen (1995) MAAS-*Globaal criterialijst, versie voor de vaardigheidstoets Medisch Basiscurriculum.* Maastricht: Universiteit van Maastricht.

Thornton, H., A. Edwards & M. Baum (2003) Women need better information about routine mammography. *BMJ* 327, 101-103.

Toon, P.D. (2002) Using telephones in primary care. *BMJ.* 324, 1230-1231.

Towle, A. & W. Godolphin (1999) Framework for teaching and learning informed shared decision making. *BMJ.* 319, 766-771.

Tresolini, C.P. & The Pew-Fetzer Task Force (1994) *Health Professions Education and Relationship-Centred Care.* San Francisco, CA: De Pew-Fetzer Task Force on Advancing Psychosocial Health Education, Pew Health Professions Commission and the Fetzet Institute.

Trevena, L. & A. Barratt (2003) Integrated decision making: definitions for a new discipline. *Patient Educ Cons.* 50, 265-268.

Truax, C.B. & R.R. Carkhuff (1967) *Towards Effective Counselling and Psychotherapy.* Chicago, IL: Aldine.

Tuckett, D., M. Boulton, C. Olson & A. Williams (1985) *Meetings Between Experts: an approach to sharing ideas in medical consultations.* Londen: Tavistock.

Verderber, R.F. & K.S. Verderber (1980) *Interact: using interpersonal communication skills.* Belmont, CA: Wadsworth.

Vetto, J.T., N.C. Elder, W.L. Toffler & S.A. Fields (1999) Teaching medical students to give bad news: does formal instruction help? *J Cancer Educ.* 14, 13-17.

Vrolijk, A. (1991) *Gesprekstechniek.* Houten: Bohn Stafleu van Loghum.

Waitzkin, H. (1984) Doctor-patient communication: clinical implications of social scientific research. *JAMA.* 252, 2441-2446.

Waitzkin, H. (1985) Information giving in medical care. *J Health Soc Behav.* 26, 81-101.

Wasserman, R.C., T.S. Inui, R.D. Barriatua, W.B. Carter & P. Lippincott (1984) Pediatric clinicians' support for parents makes a difference: an outcome-based analysis of clinician-parent interaction. *Pediatrics.* 6, 1047-1053.

Watzlawick, P., J. Beavin & D. Jackson (1967) *Pragmatics of Human Communication.* New York: ww Norton.

Weinberger, M., J.Y. Greene & J.J. Mamlin (1981) The impact of clinical encounter events on patient and physician satisfaction. *Soc Sci Med.* 15^E, 239-244.

White, J., W. Levinson & D. Roter (1994) 'Oh, by the way' – the closing moments of the medical interview. *J Gen Intern Med.* 9, 24-28.

White, J.C., C. Rosson, J. Christensen, R. Hart & W. Levinson (1997) Wrapping things up: a qualitative analysis of the closing moments of the medical visit. *Patient Educ Couns.* 30, 155-165.

Wissow, L.S., D.L. Roter & M.E.H. Wilson (1994) Pediatrician interview style and mothers' disclosure of psychosocial issues. *Pediatrics.* 93, 289-295.

Woolley, H., A. Stein, G.C. Forrest & J.D. Baum (1989) Imparting the diagnosis of life-threatening illness in children. *BMJ.* 41, 1623-1626.

Wouda, J., H. van de Wiel & K. van Vliet (1996) *Medische communicatie, gespreksvaardigheden voor de arts.* Utrecht: Lemma.

Wright, L.M., W.L. Watson & J.M. Bell (1996) *Beliefs: the heart of healing in families and illness.* New York: Basic Books.

Young, B., M. Dixon-Woods, K.C. Windridge & D. Heney (2003) Managing communication with young people who have a potentially life-threatening chronic illness: qualitative study of patients and parents. *BMJ.* 326, 305.

Register

339

Over de auteurs

Dr Suzanne M. Kurtz, PhD, is docent aan de faculteiten Education and Medicine aan de universiteit van Calgary, Canada. Zij heeft zich gespecialiseerd in de communicatieve en onderwijskundige aspecten van de gezondheidszorg, de ontwikkeling van leerstof op dit gebied en de beoordeling van klinische vaardigheden. Ze heeft gewerkt met studenten, co-assistenten, praktiserende artsen, verpleegkundigen, patiëntenverenigingen, docenten en cursusleiders. Al bijna dertig jaar is zijn betrokken bij het onderwijs in communicatie aan de medische faculteit in Calgary en haar expertise over het opzetten van effectieve communicatieprogramma's is in binnen- en buitenland zeer gevraagd. Ze heeft deelgenomen aan diverse internationale ontwikkelingsprogramma's op het gebied van gezondheidszorg en onderwijs in Nepal, Zuidoost-Azië en Afrika. Een van haar eerdere publicaties is het boek *Communication and counseling in health care* (Charles C. Thomas), dat zij samen met V.M. Riccardi schreef.

Dr Jonathan Silverman, FRCGP, is Associate Dean en hoofd communicatiestudies aan de School of Clinical Medicine, University of Cambridge en huisarts in Linton. Sinds 1988 is hij actief betrokken bij de ontwikkeling van lesprogramma's voor communicatievaardigheden en begeleidde tot 1999 post-graduate studenten die een huisartsenopleiding volgden aan de East Anglia Deanery. In 1993 nam hij zes maanden verlof om met Suzanne Kurtz aan de medische faculteit in Calgary communicatievaardigheden te doceren en te onderzoeken. In 1999 werd hij hoofd communicatiestudies aan de University of Cambridge. Overal in Groot-Brittannië, in Europa en de Verenigde Staten heeft hij seminars gehouden over communicatievaardigheden. Hij is extern adviseur van de MRCS Clinical Communication Skills Examination en is nauw betrokken geweest bij de ontwikkeling van lesprogramma's communicatievaardigheden voor opleidingen veeartsenijkunde in Groot-Brittannië. Hij is medevoorzitter van de Medical Interview Teaching Association.

Dr Julier Draper, FRCGP, MD, is hoofd van het leerproject cascade communicatievaardigheden aan de Eastern Deanery in Groot-Brittannië. Ze heeft zich teruggetrokken uit de huisartsenpraktijk en brengt haar tijd nu overwegend door met het trainen van docenten, evalueren en helpen van artsen die moeite hebben met hun communicatievaardigheden. Ze is nog altijd geïnteresseerd in multidisciplinair onderwijs en het verband tussen communicatievaardigheden en therapie.

Over de bewerker

Drs. Jan van Dalen is afgestudeerd in de klinische psychologie. Sinds 1978 is hij verantwoordelijk voor het onderwijs in, en de toetsing van communicatievaardigheden in het Skillslab van de medische faculteit in Maastricht. Hij trainde communicatievaardigheden met artsen en verpleegkundigen in verschillende landen. Hij is medeauteur van enkele boeken en publiceert onderzoeksbevindingen over onderwijs in communicatie tussen medische hulpverleners en hun patiënten. Hij is directeur van het Maastrichtse Master of Health Professions Education (MHPE) programma.